YOGA es vida

Marta Pérez Rodríguez

Pautas, ejercicios y clases para combatir el estrés y mantener la salud

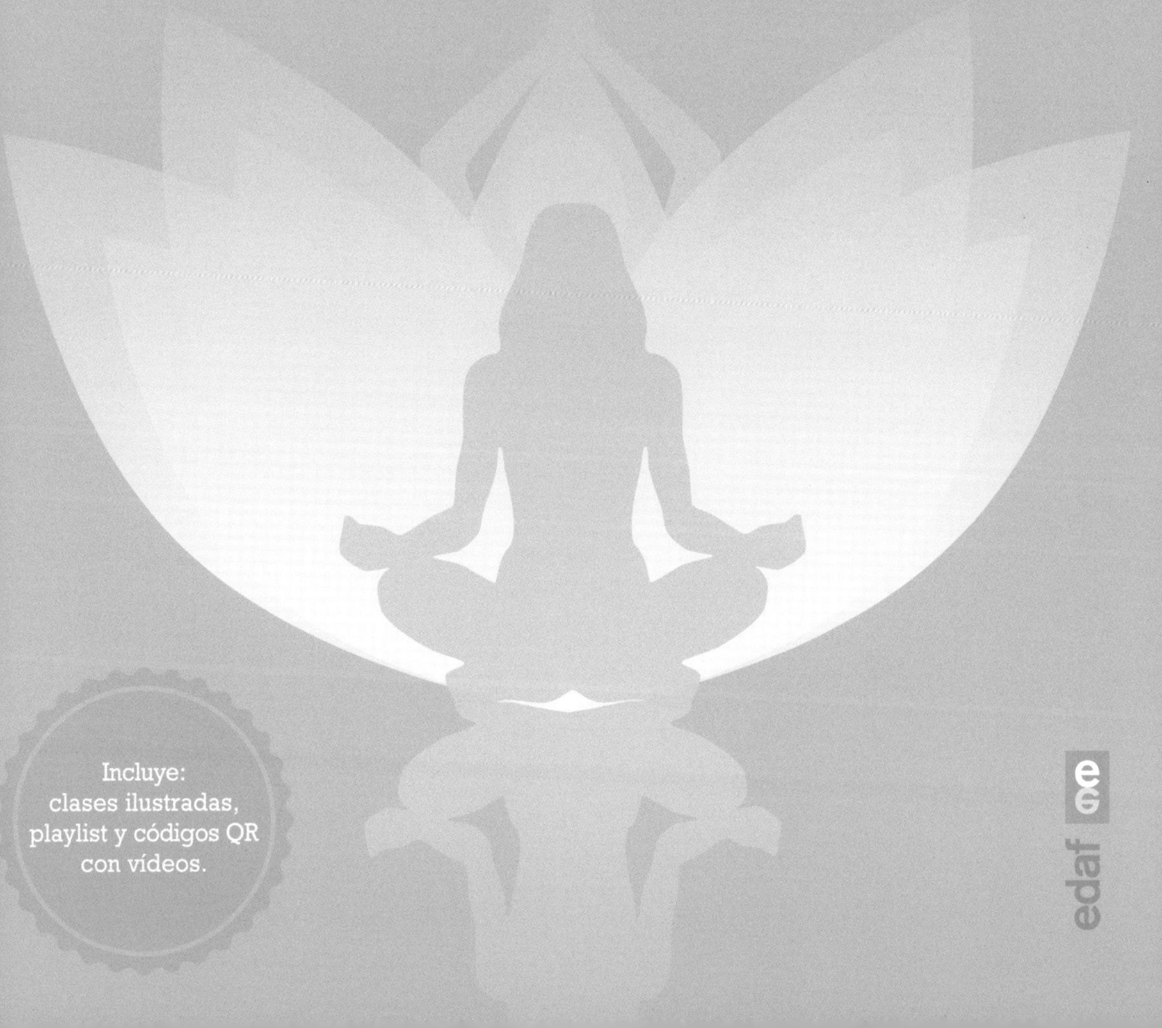

Incluye:
clases ilustradas,
playlist y códigos QR
con vídeos.

edaf

A mi hija Carla, por enseñarme tanto
y dejarme descubrir cosas nuevas junto a ti todos los días.
A Javi, mi pareja y padre de mi hija, por ser el mejor compañero de vida
y la luz que ilumina mi día a día.
A mis grandes maestros, mi familia, de la que disfruto
y aprendo a diario.

YOGA es vida

Marta Pérez Rodríguez

Pautas, ejercicios y clases para combatir el estrés y mantener la salud

edaf

www.edaf.net

MADRID - MÉXICO - BUENOS AIRES - SANTIAGO

2021

Diseño de la cubierta: Marta Elza
Diseño de interior y maquetación: Diseño y Control Gráfico, S.L.
Fotografías de interior: Miguel González y Archivo Gráfico Autora

Editorial Edaf, S.L.U.
Jorge Juan, 68,
28009 Madrid, España
Teléf.: (34) 91 435 82 60
www.edaf.net
edaf@edaf.net

Ediciones Algaba, S.A. de C.V.
Calle 21, Poniente 3323 - Entre la 33 sur y la 35 sur
Colonia Belisario Domínguez
Puebla 72180, México
Telf.: 52 22 22 11 13 87
jaime.breton@edaf.com.mx

Edaf del Plata, S.A.
Chile, 2222
1227 Buenos Aires (Argentina)
edaf4@speedy.com.ar

Edaf Chile, S.A.
Coyancura, 2270, oficina 914, Providencia
Santiago - Chile
comercialedafchile@edafchile.cl

Enero de 2021

ISBN: 978-84-414-4051-7
Depósito legal: 31186-2020

PRINTED IN SPAIN IMPRESO EN ESPAÑA

COFÁS

Índice

Agradecimientos

Gracias al yoga por llegar a mi vida hace más de 15 años, que me ayuda a ser consciente de mis emociones, a enfocar mi mente y trabajar mi cuerpo para ser «el cambio que quiero ver en el mundo».

Me siento profundamente agradecida a mis alumnos, que cada día me enseñan y me inspiran a preparar mis clases. Gracias a ellos me encuentro en el camino de la investigación y el estudio continuo.

Honro a mis maestros y profesores de yoga que me guían en el maravilloso mundo del yoga, del que aprendo cada día cosas nuevas, entre los que cito en estos momentos a Cristina A., Sonia C., Susana B., Or Aleluya, Víctor de Miguel, Paloma L. y Sol G. Mención especial a Miguel González, magnífico profesor de yoga cuya afición es la fotografía y que siempre me cede generosamente sus imágenes. Miguel es capaz de captar la esencia del instante.

En este libro tengo la suerte de contar con expertos y amigos que desde su experiencia profesional aportan luz y perspectiva a las situaciones expuestas en él. Gracias por vuestras palabras, compartir vuestro conocimiento y darle más fuerza a lo que quiero transmitir con él. Gracias, entre otros, a Israel Pérez, al doctor Domingo Pérez León, Nuria-Lorite Ayán, Javier Foz, Tania Hoyos, Adrián González, Magda Reanau, Graziela Ugarte y Héctor Puche.

A mis dos angelitos que me protegen y guían, Lucía y Pamela, y que vibramos en la misma frecuencia. Con solo mirarnos a los ojos, sabemos qué ocurre y qué hacer.

A Lucía Prieto, a la que admiro por su bondad y disciplina. La vida siempre nos mantiene unidas por trabajo y afición y gracias a su ayuda he sido capaz de organizar las ideas de este libro.

A Pamela Álvarez, «mi hermana del alma», por su confianza y por ir de la mano en el camino de la evolución personal. Te admiro por tu fortaleza interior y por buscar la ecuanimidad en cada cosa que haces.

Deseo agradecer a la editorial EDAF la oportunidad que me ha dado de poder comunicar y mostrar mi conocimiento y experiencia a través de este libro, su flexibilidad y su ayuda, especialmente al equipo editorial: a mi editora, Esperanza, por su cariño, ayuda y disposición día y noche; a Ana, de Diseño y Control Gráfico, por su paciencia y creatividad, y a Marta Elza, ilustradora, que ha sabido plasmar a la perfección las asanas de yoga a través de las ilustraciones.

Gracias a todas las personas, buenas y no tan buenas que me han llevado hasta donde estoy, porque formáis parte de mi camino en esta vida. Por ser mis maestros de evolución.

A mis grandes referentes, mi familia, de los que disfruto y aprendo a diario.

A mi madre, por ser una gran mujer de la que he aprendido la compasión, la bondad y a escuchar. De mi padre, el hombre más divertido y disciplinado a la vez. Mención especial a mi pareja, Javi, que me ayuda a hacer realidad la mayoría de las ideas que aparecen en mi cabeza y también a tomar tierra. Por ser la mejor pareja y compañero, gracias al cual emprendimos el mejor de los viajes, el nacimiento de nuestra hija Carla.

Si tuviese que quedarme con alguien a quien dedicar este libro, sería a mi hija Carla. Mi enanita, con la que disfruto y me divierto cada día. La encanta hacer yoga, meditar y venir conmigo a las clases. Con mi hija descubro y aprendo cada día lo que es el amor, siendo su guía, y a hacer las cosas con alegría y la mejor de las sonrisas.

Gracias, gracias, gracias.

Prólogo

Vivimos en una sociedad que no se parece en nada al entorno natural en el que evolucionamos durante millones de años. Muchos de nosotros y de nuestros pacientes trabajan muchas horas, cumplen plazos, van de la clase de fútbol a la de ballet, ya no tienen tiempo para estar tranquilos con sus amigos y familiares, para disfrutar del sol al aire libre...

La población actual mundial ejerce una gran presión sobre los recursos de nuestro planeta y sobre nosotros mismos como seres humanos. Hemos creado algo parecido a una «industria alimentaria» que no cumple ni exige, con rigor, los cánones que la podrían definir como sana (procesos, elaboración, insecticidas, etc.), y por tanto con consecuencias para el valor nutritivo y los nutrientes que proporcionan los alimentos, que después «llegan» a nosotros.

La mala alimentación, la falta de ejercicio y de contacto social, el estrés emocional, así como la presencia de toxinas ambientales o la falta de sueño provocan un desequilibrio en nuestras vidas. El entorno interno de nuestro cuerpo se esfuerza siempre por estar en homeostasis, en equilibrio. Ocasionalmente, un estrés corto e intenso como los que hemos experimentado a menudo durante nuestra evolución, como el hambre, la sed, el calor, el frío, nos saca de la homeostasis y pone en marcha mecanismos de acción que nos devuelven a ella en un tiempo razonable. Hasta aquí todo claro, pero si este estrés es continuado en el tiempo y no remite, y no somos capaces de combatirlo con las herramientas adecuadas, podemos llegar a sufrir enfermedades que pueden ser muy perjudiciales para mantener nuestra salud.

Gracias a *Yoga es vida*, de Marta Pérez, una gran profesora de yoga y amante de la vida y la salud, el lector podrá acceder a todas las herramientas y claves para, con todo rigor y profesionalidad que la caracteriza, tener un plan de vida sano, fácil y eficaz que perdure en el tiempo con la práctica de yoga. Ayudados de las técnicas adecuadas de respiración y relajación para mantener una óptima calidad de vida, día a día, las clases ilustradas y los conocimientos que aporta, el hábito del yoga nos proporcionará un estímulo hormonal fisiológico a corto plazo que es saludable y crucial para mantener la salud, es decir, para mantenernos flexibles, porque estaremos manteniendo alejado el eje HHA (Hipotálamo-Hipófisis-Suprarrenal), llamado el eje de estrés.

Cada vez que nuestro cerebro percibe un estresor se activa un sistema neuroendocrinológico: el eje hipotalámico-hipofisario-adrenal (HHA), que si es durante un período prolongado y la homeostasis se ve perturbada durante mucho tiempo, como por desgracia ocurre en muchas personas, la producción sostenida de cortisol puede causar importantes problemas de salud. Una de las intervenciones cruciales de un profesional de la salud, y en este caso el de Marta, pero también de un ejercicio tan completo y beneficioso como el yoga es calmar el eje HHA, para que el cuerpo tenga ocasión de volver a un estado de homeostasis.

El mayor problema se presenta cuando este nivel elevado de cortisol se produce de manera crónica, y pueda derivar en distintos síntomas:

- **Problemas digestivos:** Debido a una producción menor cantidad de enzimas digestivas y se absorberá menor cantidad de minerales y nutrientes.
- **Problemas de sueño.**
- **Aumento de peso:** El exceso de cortisol hace que aumente el apetito y que se tenga mayor predilección por los dulces y carbohidratos, lo que provocará que muchas personas aumenten de peso a costa de acumular grasa, especialmente en la zona central del cuerpo.
- **Efectos negativos sobre la piel:** Los niveles elevados de cortisol producen deshidratación en la piel, cuya principal consecuencia será la aparición de arrugas en ella dando un aspecto envejecido.
- **Cambios** en el estado de ánimo y en el humor.

Por si fuera poco, además, en el caso de mujeres puede darse un aumento de la cantidad de vello corporal, incluso producirse irregularidades en el periodo menstrual.

Por último, la importantísima labor del libro *Yoga es vida*, de Marta Pérez Rodríguez, es que nos enseñará, de forma sencilla y muy práctica, a dar tono al «nervio vago», el nervio de la socialización, de la relajación, de la tranquilidad, del sosiego a través de la producción de oxitocina, hormona que producimos cuando estimulamos el nervio vago, mediante las técnicas de yoga, respiración consciente, meditación, ejercicio y complementos dietéticos nutricionales adecuados.

Aprenderemos a vernos bien por fuera y sentirnos mejor por dentro. Les animo, queridos lectores, a que lo intenten. Se trata de mantener y cuidar nuestro bien más preciado: la salud.

Dr. Domingo Pérez León

Introducción

> La salud no es todo, pero sin ella todo lo demás es nada.
>
> Arthur Schopenhauer

El estrés es la enfermedad del siglo XXI y la causa de que cada día empeore la calidad de la vida de miles de personas. Según un estudio realizado en Harvard, el 80% de los estadounidenses viven estresados, con problemas de ansiedad que pueden derivar en depresión, y constituye la principal causa de visitas médicas. Pero no solo en Estados Unidos, que es uno de los referentes para medir los niveles de distintos trastornos, sino que se extiende, por desgracia, a muchas zonas y cada vez más amplias.

De un tiempo a esta parte he percibido un auge de estas situaciones en mis clases de yoga (estrés, ansiedad, depresión, insomnio, problemas intestinales, etc.), razón por la cual me animé a desarrollar y embarcarme en este proyecto con editorial Edaf e intentar dar algo de luz para recuperar calidad de vida y sentirnos mejor. Por dentro y por fuera.

En Occidente solo acudimos a los médicos cuando nos sentimos enfermos. El concepto del estrés no existe en Oriente, siendo lo más parecido en idea a una desconexión o interferencia en el equilibrio del corazón frente al cuerpo y la mente.

Occidente = estrés

Oriente = desequilibrio de la energía del corazón, cuerpo y mente

Estrés crónico deriva en ansiedad

Ansiedad crónica derivará en depresión

Emoción común: MIEDO

Existen diferentes grados de estas enfermedades que, de afectarnos, dependerá exclusivamente de nosotros el tomar las riendas de la situación, como impulsores del cambio en nuestras vidas. Por el contrario, si no lo hacemos, mes tras mes y año tras año, estas situaciones se cronifican, y cuando un estado de nuestra vida cotidiana entra a formar parte de nuestro día a día y estar en ella, se hacen enfermedades crónicas, más complicadas y difíciles de tratar y poner solución, porque requerirán de un nivel de esfuerzo muy alto.

Es por ello que en este gran libro *Yoga es vida* deseo poner mucho énfasis en lo que sería la piedra angular para que lleguemos a entender hasta qué punto es importante el conocimiento y la práctica del yoga, como disciplina capaz de controlar la causa de los males mayores de nuestra salud por dentro y por fuera: el estrés.

El estrés sostenido o crónico es el que tiene lugar cuando permanecemos diariamente preocupados, por lo que provoca un nivel de cortisol elevado. Y podemos citar, entre algunas consecuencias del estrés, las siguientes:

- *A nivel muscular,* sarcopenia, es decir, destruye las microfibras que forman los músculos. Y también acelera la osteoporosis, que destruye hueso.
- *A nivel cerebral,* crea apoptosis o destrucción de neuronas.
- *A nivel interno,* desequilibra los neurotransmisores, genera problemas intestinales como disbiosis intestinal creando «porosidad intestinal», por lo que se produce una deficiente malabsorción intestinal y se pueden producir, en consecuencia, diferentes enfermedades gastrointestinales.

En concreto el estrés es capaz de cambiar tu vida y tu salud si no le pones freno. La prevención nos ayudará a corregir hábitos erróneos aprendiendo nuevas técnicas de gestión ante las diferentes situaciones propuestas.

Pero no solo para combatir el estrés es importante introducir en nuestra vida el yoga, sino por todos aquellos pequeños trastornos que puedan surgir en la vida cotidiana que nos afectan o invalidan: ansiedad, insomnio, entre otros, a los que le dedicaremos capítulos aparte, al igual que el estrés, para conseguir una perspectiva más amplia de todo lo que puede llegar a cambiar, mejorar y modificar la práctica del yoga. Porque cuando somos capaces de entender a qué niveles puede actuar, será mucho más fácil ponernos manos a la obra y empezar a vivir, porque el *Yoga es vida.*

Y antes de entrar de lleno en el contenido de los capítulos centrales del libro dedicaremos un capítulo a la explicación de los pilares del yoga, su historia, sus herramientas principales, como la meditación y la respiración, así como todos los aspectos que pueden favorecer la práctica diaria y para cualquier público y edad, de esta disciplina que es vida.

> «Para el que quiere cambiar encuentra cómo,
> el que no, encuentra una excusa».

Pautas para utilizar esta guía

Antes de comenzar a leer y a poner en práctica todo el material de este libro, ten en cuenta que esta obra es una guía para que en función de tu nivel y del tiempo del que dispongas puedas poner en práctica las diferentes técnicas.

La mayoría de las personas que se acercan al yoga en Occidente es porque alguien se lo recomienda a raíz de un problema de salud. La mejor de las situaciones es hacer yoga cuando no tenemos problemas de salud porque sin duda será la mejor manera de prevenirlos.

Este libro está pensado para que escribas, subrayes o señales y para que pongas en práctica todo lo que te propongas. Quizás no es un libro para leerlo en un día y necesitas 6 meses o un año para poder acceder a toda la información que te facilito en él. Tómate el tiempo que necesites para disfrutarlo y aprender los beneficios que genera para tu salud hacer yoga.

¿CÓMO HE DE USAR ESTE LIBRO?

- ✓ *Si eres principiante,* puedes comenzar con clases y meditaciones más cortas. Las clases pueden ser de 20 minutos y las meditaciones de 5 minutos, y según te sientas cómodo puedes ir ampliando el tiempo.
- ✓ *Si tienes un nivel avanzado* y quieres dar un paso más, realiza clases y meditaciones más largas. Cuanto más tiempo mantengamos las posturas mayor beneficio sentiremos a todos los niveles (físico, mental y emocional).
- ✓ *Si eres profesor,* te ayudará a configurar las clases, porque te servirá de inspiración para poder crear tus propias clases completas, desde el inicio hasta el final.

Además del texto, este libro contiene material audiovisual con el que podrás complementar y comprender mucho mejor (audios, vídeos y QR).

- ✓ En relación con las relajaciones, meditaciones y visualizaciones puedes realizarlas como mínimo una semana o dedicar 21 días a una meditación en concreto. Ese tiempo es el que el cerebro necesita para plantar «la semilla del cambio». El primer día comienzas con 5 minutos de meditación y vas ampliando día a día minutos, de tal manera que casi sin darte cuenta estarás meditando 25 minutos, al cabo de esos 21 días.
- ✓ Respecto a las clases de yoga que encontrarás a final de cada capítulo te recomiendo que mires la clase un par de veces antes de realizarlas. Las clases están configuradas desde el inicio hasta el final, pero tú mismo puedes modificar el inicio y el final si te sientes más cómodo practicando otras técnicas de meditación o relajación.

Deja que la respiración sea tu guía entre las posturas y tras el calentamiento, mantén las posturas al menos un minuto para poder disfrutar de todos los beneficios.

Deseo que lo disfrutes y que ayudes a las personas de tu entorno a recuperar la salud a través del Yoga.

Namasté

1

Yoga:
La práctica que da la vida

El yoga es una disciplina o método que nos ayuda a mejorar todos los aspectos de nuestra vida. *Yoga,* significa «unión», unión entre mente-cuerpo-espíritu. Esta práctica milenaria nace en la India bajo la corriente religiosa y filosófica de dos religiones: el hinduismo y el budismo, y con grandes maestros o pensadores que ya lo practicaban. Es uno de los seis Darshanas, las corrientes clásicas de pensamiento emanadas de los Vedas. Su origen está recogido en *Yoga-Sutra* de Patanjali, el primer texto de yoga conservado íntegramente, una síntesis extraordinaria sobre la estructuración, las funciones y los estados de la mente, en la práctica del yoga. Pero el yoga siempre buscará la neutralidad religiosa.

Existen diferentes estilos y escuelas de yoga. Este libro se basa en las enseñanzas adquiridas de *Hatha Yoga*. *Ha*, significa «sol» y *Tha,* «luna», estilo que nos habla de la eterna dualidad que existe en todo lo que nos rodea, ya desde sus orígenes y práctica milenaria con disciplinas y filosofías orientales basadas en el Yin y el Yang o pares de opuestos: entre lo femenino y masculino, lento y rápido, flexible y rígido, inhalar y exhalar.

Si unimos estos dos conceptos Hatha y Yoga, conseguiremos la unión y la dualidad del ser.

> «Honremos y escuchemos nuestro cuerpo, para recuperar nuestro control interno».

Áreas de trabajo del yoga

El yoga trabaja principalmente tres aspectos o campos: cuerpo, mente y espiritualidad.

1. **Cuerpo.** No es necesario estar en una excelente forma física para realizar yoga. Se puede realizar, aunque únicamente se puedan mover los dedos de los pies y de las manos. El yoga siempre será adaptable a la persona y cuando esté conseguida la flexibilidad corporal, esta misma hará posible que la mente también lo sea.
   A través de las posturas, que tratan de flexibilizar las estructuras, conseguiremos aumentar la fuerza y el tono muscular. Los estiramientos producen masajes a las estructuras rígidas y bloqueadas. Las contracturas crean tensión externa (músculos) e interna (en los órganos).
2. **Mente.** Si la mente está tranquila, nuestros sistemas y órganos funcionarán mejor. Conseguiremos centrar nuestra mente en los aspectos prioritarios, dejando en un segundo plano situaciones que nos mantienen enfadados o preocupados gran parte del día. En las clases suelo contar: «en la actualidad somos bombardeados de exceso de información y nuestra mente va saltando de una idea a otra». El control de la mente y conseguir dirigirla es uno de los grandísimos beneficios que puedes incorporar a tu vida con el yoga.
3. **Espiritualidad.** Somos seres espirituales, viviendo una experiencia humana. Haciendo yoga conectamos con nuestra espiritualidad, consiguiendo comprender los aspectos elevados del ser. La conexión con el mundo, con la vida, se consigue si previamente estableces la conexión hacia ti mismo (cuerpo-mente).

La disciplina es una actitud o valor que no está vinculado a ninguna religión, más que a la conexión de uno mismo y de la vida. Y os hablo de disciplina para que entendáis todo lo que os quiero contar a continuación. Por eso, antes de adentrarnos en profundidad, me voy a permitir contaros quién soy, para que tengáis en cuenta cómo y por qué el yoga en mi vida, y por qué el yoga es *más vida*. Os contaré cómo ha sido mi camino de evolución continua.

Nací en una familia maravillosa que me enseñó la importancia del deporte, de cuidar el cuerpo y la alimentación. Los principales valores que me transmitieron son: la ayuda incondicional y la reflexión ante problemas o situaciones. Esto me lo enseñó mi madre (de ahí mi vocación a mostrar el yoga). Y de mi padre aprendo la constancia y perseverancia en las cosas que hago, así como la importancia de la música para sanar mi alma. De ambos heredé el sentido del humor y el hacer las cosas, siempre, con amor.

Por cierto, si no has reflexionado nunca acerca de los valores que te destacan como persona, es un buen momento para hacerlo ahora. Asimismo, en este libro encontrarás espacios para la reflexión escrita, que también es una terapia en sí misma.

Valores que tengo/Cualidades/

____

____

____

La búsqueda en mi vida siempre ha sido y será «el equilibrio». La ecuanimidad la experimento cada día a través de lo que son mis dos profesiones y pasiones: la radio y el yoga.

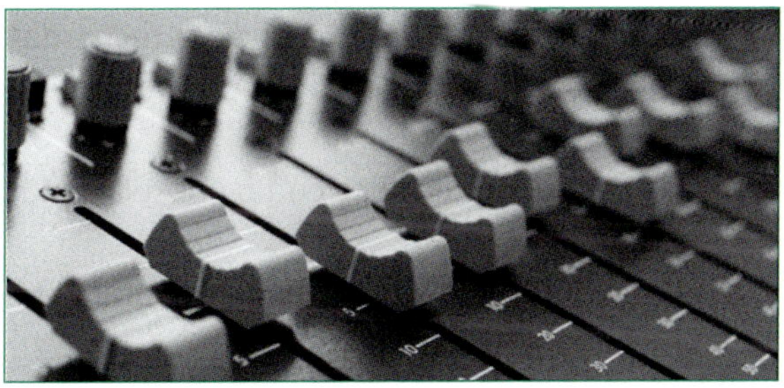

La radio

Al ser un medio caliente, me hace trabajar la rapidez y la anticipación. Mi mente siempre piensa en el futuro próximo y mi cuerpo permanece en una tensión sostenida durante las horas en las que me dedico a ella. En la radio trabajo principalmente de técnico de sonido (mezclando diferentes señales de sonido para que desde casa puedas escuchar y entender lo que ocurre en el mundo).

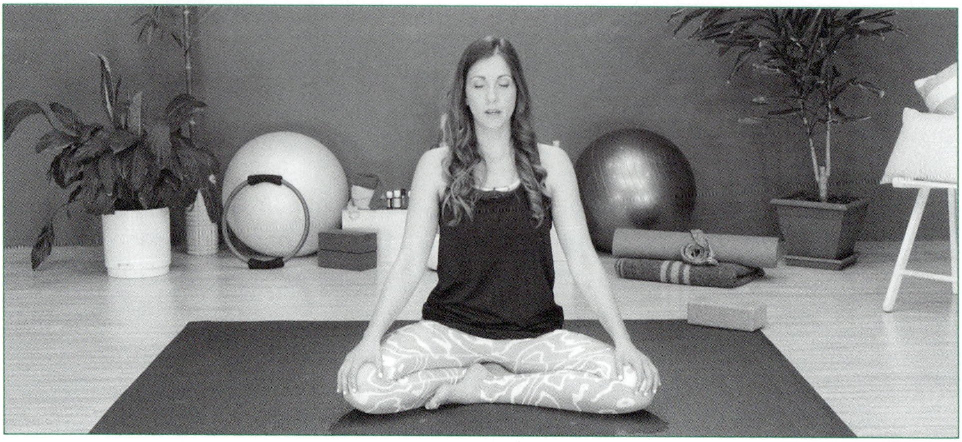

El yoga

Esta práctica diaria del yoga provoca beneficios a distintos niveles: me hace vivir el presente y mi cuerpo, mi mente y mi voz se relajan; me hace sacar la mejor versión de mí misma, y me trabaja interiormente ante las situaciones que me pone la vida en mi camino. El yoga, en definitiva, consigue lo más importante: crea mi equilibrio interno y externo, es decir, la coherencia entre mis emociones y mis palabras.

En definitiva, la radio y el yoga crean la dualidad de mi realidad.

El yoga es mucho más que hacer posturas, tiene su propia filosofía, basada en 8 principios escritos, como ya hemos referido que se encuentran en el manuscrito de Patanjali, el *Yoga sutra*. Son los primeros textos de yoga que nos recuerdan que el yoga tiene su propia filosofía, y que sin esos principios el yoga no es yoga.

1. **Yama.** Se refiere a la conducta exterior y cómo nos relacionamos con el mundo y la vida.
    a. Ahimnsa, es el principio de la «no violencia». Tratar al mundo con respeto (personas, animales, objetos, etc.).
    b. Satya, se refiere a «la verdad». Estableciendo la coherencia en tus palabras y en tus actos.
    c. Asteya, «no robar o no codiciar». No hacer nuestro lo que no es. Se refiere a ideas, cosas materiales, etc.
    d. Brahamacharya se refiere a preservar «la energía sexual» y no malgastarla, para conseguir elevar la vibración interna.
    e. Aparigraha, «no ser avaricioso», y saber no tener apego a las personas, objetos, etc.

2. **Niyama.** Estas normas están relacionadas con cómo eres contigo y ser consciente de ello.
    a. Saucha, «la pureza», o la limpieza, que ha de estar presente a nivel físico y mental y emocional.
    b. Santosha, «hallar el contentamiento interior», conseguirlo independientemente de la situación de la vida en la que nos encontremos.
    c. Tapas, «La perserverancia o disciplina» que no debemos relacionar con el ego.
    d. Shvadyaya. Nos invita a la «reflexión y a la instrospección». Conectar con nuestra luz interior.
    e. Ishvara-pranidhana, «conexión con lo superior, entrega a lo divino».
3. **Asana.** Son las posturas físicas que se realizan con el fin de «tomar asiento», mejorando nuestro bienestar. El objetivo de las asanas es flexibilizar y preparar el cuerpo para la meditación. Existen 5 grupos de posturas que realizamos con nuestra columna, el eje corporal:

    1. Extensión lateral
    2. Flexión anterior y posterior
    3. Torsión
    4. Equilibrio
    5. Inversión y relajación

4. **Pranayama.** Técnicas respiratorias que nos ayudan a ampliar o disminuir el «prana o energía», en función de las técnicas elegidas.
    En una misma clase pueden llegar a realizarse varias de estas técnicas con el fin de controlar la energía vital. No somos conscientes de lo importante que es saber respirar y dominar diferentes técnicas para que cuando sintamos que estamos estresados, con ansiedad o insomnio, usar esta maravillosa herramienta.
    A medida que vayamos dominando las técnicas básicas de respiración, podremos practicar algunas más complejas. En el libro encontrarás algunas de ellas, que, acompañadas de vídeos y audios, seguro que te resultan agradables y muy útiles. Dedicaremos un capítulo a su estudio.
    Conocerás respiraciones que eliminan la frustración y el estrés, pranayamas que equilibran la mente, o que nos cargan de energía y calor. Incluso técnicas que aliviarán tus digestiones y están muy recomendadas para casos de insomnio.
5. **Pratyahara.** Es el control de los sentidos para evitar las distracciones externas. Centrarnos en controlar la información que recibimos de los 5 sentidos: vista,

olfato, oído, tacto y gusto que pueden llegar a ser controlados, dirigiéndolos hacia dentro. En páginas posteriores analizaremos este concepto para que puedas comprenderlo y lo encontraremos en código QR.

La distracción externa nos aleja de nosotros mismos. Con los dispositivos electrónicos (tabletas, ordenadores, móviles, etc.) y auriculares, vivimos desconectados de las personas y de nosotros mismos. Vivimos en la era de la información excesiva y esto provoca que con un solo clic tengamos disponibles la información que necesitamos, pero también la que ni necesitamos ni queremos. Leemos demasiado, sin llegar a comprender lo que leemos. Escuchamos demasiado ruido exterior, sin escucharnos a nosotros mismos; nuestro palpitar, nuestra respiración, etc. Tocamos y cogemos cosas sin sentir lo que hacemos. Comemos sin control y sin conciencia, etc.

Es necesario replegar los sentidos hacia dentro y conectar con nosotros, cada día. A diario, permanecemos enchufados a la información y a redes sociales. En la actualidad no se sabe qué consecuencias negativas traerá esto en un futuro, seguro que muchas. Por eso el yoga, a través de este principio, nos ayuda a conectar con uno mismo, a querernos y a respetarnos por lo que somos, y no a buscar la aceptación de uno mismo por lo que otros piensen de nosotros. Es importante que te conozcas a ti mismo, y con este principio conseguirás disminuir las distorsiones que impiden tu evolución personal.

6. **Dharana.** Se refiere a la concentración que conseguimos cuando somos constantes en la práctica.
7. **Dhyana** o Meditación. La meditación se consigue cuando logramos mantener todo lo de fuera, fuera de nosotros (ruidos mentales, ruidos externos, sensaciones corporales, etc.). No consiste en evitarlos, sino dejarlos fuera, dejar que pasen como nubes en el cielo que se mueven por el aire. No apegarse a los pensamientos, ni a lo que la mente te propone, sino dejarlos ir. Cuando hacemos yoga y ralentizamos los movimientos, conectando con la respiración es como si estuviésemos meditando.

   Además, la meditación tiene múltiples beneficios que irás conociendo a lo largo del libro, entre ellos que nos ayuda a liberar el estrés y a conseguir una mayor claridad mental, lo que favorecerá la concentración en lo que realmente es importante en tu vida, y lo que no lo es.
8. **Samadhi o «la iluminación»**. Es el despertar del sueño, del YO. Consiste en crear una conexión interior tan profunda, que nos permite permanecer conectados al exterior (a la madre tierra, a la vida, al universo, etc.), con lo más elevado.

   Samadhi es desprenderse del Yo físico y mental, para ir más allá, conseguir llegar a los estados más elevados del ser.

Reflexión:

Cuando comprendemos e integramos estos 8 pasos en las clases y en la vida se produce crecimiento interior y nos transforma.

A lo largo del libro te propongo varias técnicas y herramientas para conocerte mejor y aliviar los estados de estrés, ansiedad, depresión, etc.

Vídeos de yoga

> «El cuerpo es nuestro templo sagrado y debemos cuidarlo».

Llevo muchos años trabajando en programas de salud en la radio, con los que he aprendido y afianzado mi idea de que todo importa y que pequeñas modificaciones (dieta, suplementación, hábitos saludables) pueden generar un gran cambio y mejorar nuestra salud.

De la mano de *Mundo Natural* grabé mis primeros vídeos de yoga que en muchos momentos os servirán de guía, y para ampliar algo más sobre dos conceptos que también recomiendo en el libro: alimentación y suplementación, y la suplementación la aprendí de mi madre. En casa siempre tenía vitaminas para prevenir los catarros del frío invierno, aloe para cicatrizar las heridas, cremas y aceites vegetales de todo tipo, y sus vitaminas para el pelo. Recuerdo el olor de ese cajón, cada vez que lo abría.

Realmente a todos nos viene bien estar más relajados en caso de ser o estar nerviosos, o saber de qué manera animarnos en caso de estar tristes y alicaídos, suplementando con vitaminas y aminoácidos. Recuerda el concepto de la no permanencia o inmutabilidad de las cosas, la vida es cíclica y nada permanece.

La respiración

Existen diferentes tipos de prana o energía: la comida, el ejercicio, el sol, el pensamiento, pero sin duda lo que más energía nos aporta es la respiración.

La respiración es clave para mantenernos sanos física, mental y emocionalmente. Respirar es lo primero que hacemos al nacer y lo último que haremos en la vida.

La palabra *respiración* significa «conectarse de nuevo con el espíritu».

Funciones si respiramos bien

1. Oxigena.
2. Limpia el 70% toxinas del organismo.
3. Nos informa de cómo nos relacionamos con el mundo, a través de nuestro sistema nervioso, controlado por nuestro cerebro.
4. Modifica el pH, el estrés nos acidifica y la relajación alcaliniza.

La respiración está unida íntimamente por nuestro sistema nervioso, es involuntaria y automática, surge sin que pensemos en ella.

> «Si todos respirásemos mejor, tendríamos un mundo mejor».
>
> Anders Olsson

Si respiramos mal

- ✓ *A nivel físico*: nuestro corazón latirá más rápido y generamos estrés a nivel interno, gases, irritación, dolores de cabeza, etc.
- ✓ *A nivel mental*: la mente se bloquea.
- ✓ *A niveles profundos*: queremos retener algo en nosotros por encima de todo.

ÓRGANOS IMPLICADOS EN LA RESPIRACIÓN

- **Faringe y laringe.** Permite el paso del aire desde la nariz o la boca hacia la tráquea. Se divide en dos conductos, el esófago y la laringe, separados por una membrana (tráquea).
- **Tráquea.** Donde se produce el intercambio de aire entre el pulmón y el exterior.

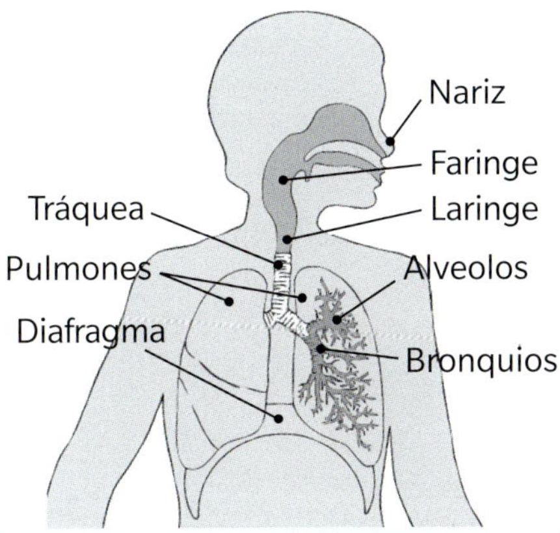

- **Pulmones.** Son los órganos más importantes de la respiración.
  Son elásticos y se expanden cuando el diafragma baja durante la inhalación y se contraen en la exhalación. No tienen el mismo tamaño, porque el corazón se sitúa entre ambos pulmones hacia el lado izquierdo. Su movimiento se genera por la acción de otros músculos externos como el diafragma, los intercostales, etc.

Existen diferentes pranayamas que flexibilizan e incluso limpian los pulmones.

MÚSCULOS IMPLICADOS EN LA RESPIRACIÓN

Diafragma

Es el músculo más importante de la respiración. Mueve la respiración y, situado entre la cavidad abdominal y torácica, con forma de medusa, en la inhalación desciende y en la exhalación se contrae. Un correcto manejo de este músculo permite masajear los órganos internos.

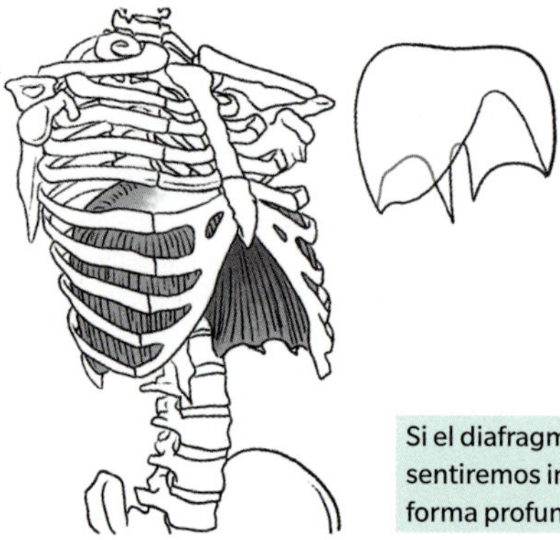

Si el diafragma se bloquea, nos sentiremos incapaces de respirar de forma profunda.

El diafragma se bloquea ante situaciones emocionales de tensión (estrés, ansiedad, depresión) y ante el sedentarismo.

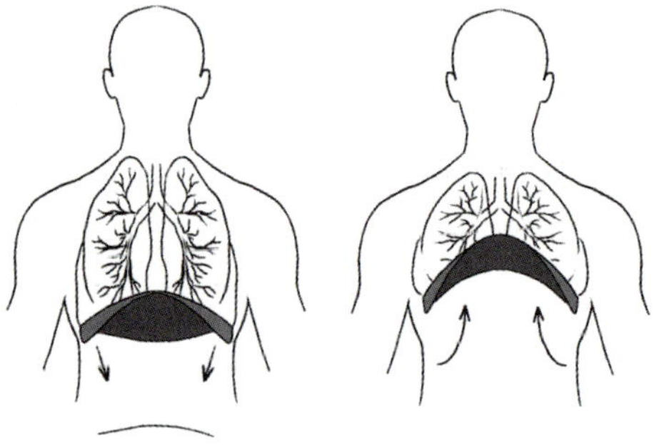

Movimiento del diafragma durante la respiración; inhalando, desciende y se contrae; exhalando, asciende y se expande.

El estrés, la ansiedad, los bloqueos emocionales y respirar de manera incorrecta bloquean el diafragma y cuando esto ocurre hablamos de una separación entre corazón y la razón. Cuando respiramos, creamos una conexión con nosotros, con una frecuencia más elevada y conseguimos conectar con nuestro corazón, donde reside el amor.

El diafragma se desbloquea con técnicas respiratorias y fisioosteopáticas.

A través de las asanas o posturas de yoga le aportamos la flexibilidad y el descanso necesario para que vuelva a ser funcional. Además, determinados pranayamas lo ayudarán para que se libere; por ejemplo, las apneas que veremos a lo largo del libro.

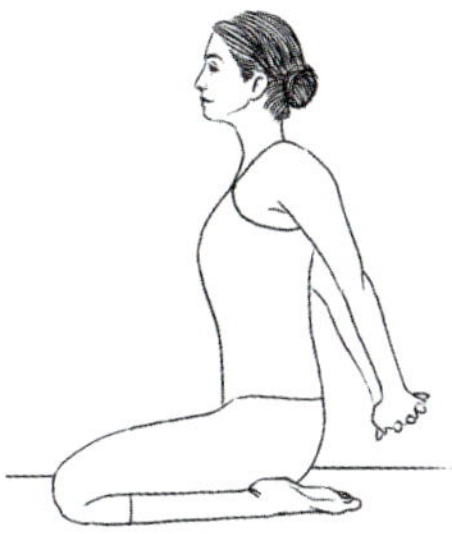

Vajrasana (posición en la que el diafragma está en reposo y favorecemos la respiración profunda).

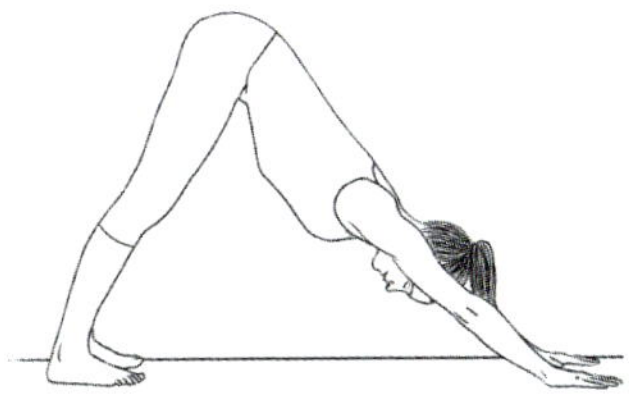

Adho Mukha Svanasana (aportamos flexibilidad al diafragma, al ser una postura invertida).

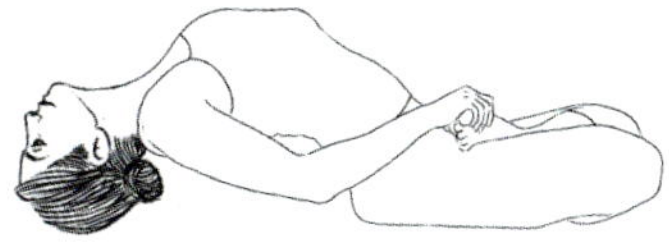

Matsyasana (generamos apertura en el diafragma que mejorando nuestra capacidad respiratoria).

Además de la respiración, el diafragma se usa en otras funciones:

- Reflejas: vómito, hipo, eructar, etc.
- Voluntarias o no reflejas: como al empujar para hacer de vientre, o en el caso de las mujeres al dar a luz en parto natural.

Dedicaremos una clase específica para desbloquear y mejorar la funcionalidad del diafragma en el capítulo de la ansiedad. Y si te interesa conocer una meditación a través de la visualización del diafragma, podrás encontrarla en mi canal de youtube Yogaesvida.

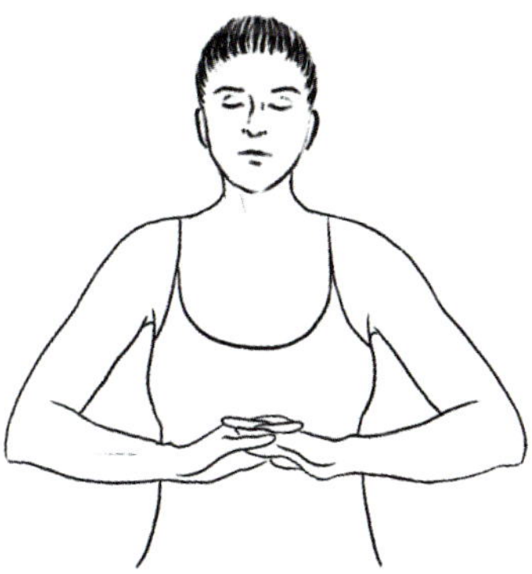

Las manos imitan el movimiento que realiza el diafragma en la respiración.

Músculos abdominales

Son profundos y superficiales e intervienen en la respiración. En yoga los tenemos muy en cuenta en las exhalaciones profundas, ya que conseguimos activar el transverso (musculatura interna).

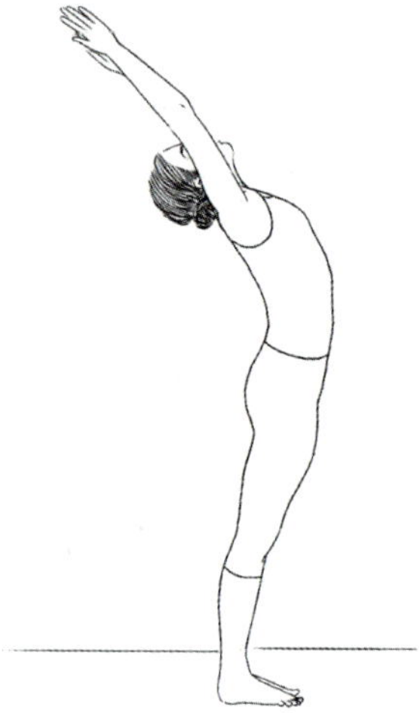

Postura que estira los abdominales y da espacio al diafragma.

Músculos intercostales

Intervienen para generar apertura a toda la zona torácica y crean espacio en el diafragma.

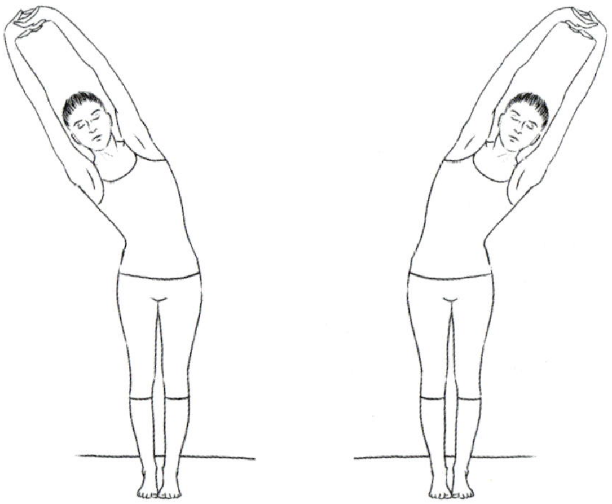

Estiramiento de costados que genera flexibilidad en los extremos del diafragma.

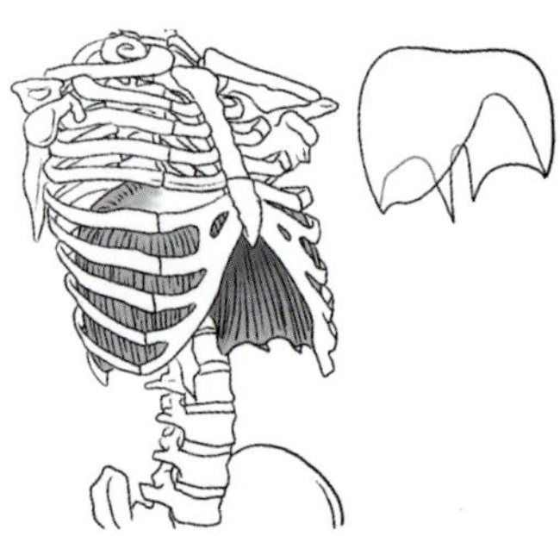

¿EXISTE ALGUNA MANERA DE LIMPIAR LAS FOSAS NASALES Y PREPARARLAS PARA LAS TÉCNICAS DE PRANAYAMA?

Limpieza nasal o Jala Neti

En yoga usamos un irrigador nasal llamado Neti, la limpieza de las fosas nasales en un kriya o limpieza que se conoce como Jala Neti. Esta limpieza es recomendable hacerla cada día, y que os recordaré en sucesivos capítulos por su importancia. De la misma manera que cada día lavamos los dientes, podemos limpiar los conductos nasales. Consta de los siguientes pasos:

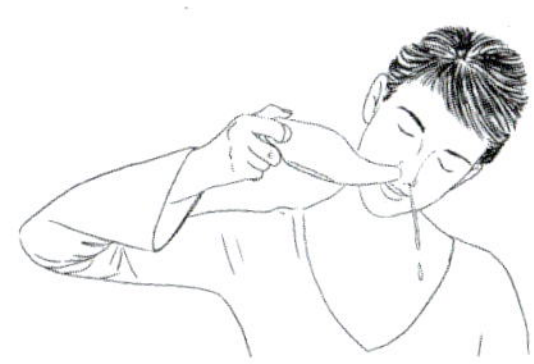

1. Llena el irrigador o Neti de agua templada con una pizca de sal del Himalaya.
2. Inclínate en el lavabo e introduce el saliente del irrigador en una fosa nasal, ladea la cabeza hasta que notes que el agua sale por la fosa nasal contraria. Vacías la mitad de la jarra en una fosa y la otra mitad en la contraria.
3. Cambias de lado y repites los pasos.

Esta técnica de yoga está comercializada por marcas farmacéuticas, pero puedes realizarlo tú cada día con esta jarrita que es mucho más económica y con sal del Himalaya, de la que hablaremos más adelante, muy beneficiosa para la salud y que además podemos usarla para cocinar.

¿DE QUÉ MANERA DEBO RESPIRAR EN EL DÍA A DÍA?

La respiración abdominal es la respiración que deberíamos realizar en el día a día. Nos permite respirar de forma larga y profunda.

Cuando somos niños respiramos con el abdomen, pero, según cumplimos años, perdemos esta facultad. La manera más sencilla de sentir esta respiración es realizarla tumbados y colocando peso en el abdomen (saquito de semillas, bloque de yoga, etc.).

Al inhalar el abdomen se infla y al exhalar el abdomen se desinfla. Hemos de imaginarnos que nuestro abdomen se hincha como un globo al inhalar y al exhalar se relaja.

Al respirar de esta manera, relajamos el sistema nervioso y disminuimos el tono de los músculos.

Mi respiración. Mi pasaporte en la vida

- Personas con ansiedad y estrés la respiración se eleva siendo clavicular; además, al respirar agitadamente se tiende a mover los hombros hacia arriba, este gesto lo realizan para sentir que les entra más aire, pero lo que provocamos con este gesto es aumentar la tensión en los hombros y en el cuello al tiempo que presionamos las cervicales. Estas respiraciones son poco profundas y cortas.

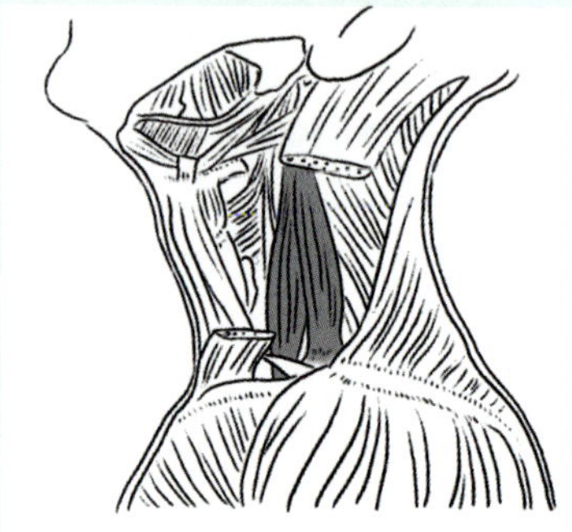

Tensión de escalenos al respirar con ansiedad.

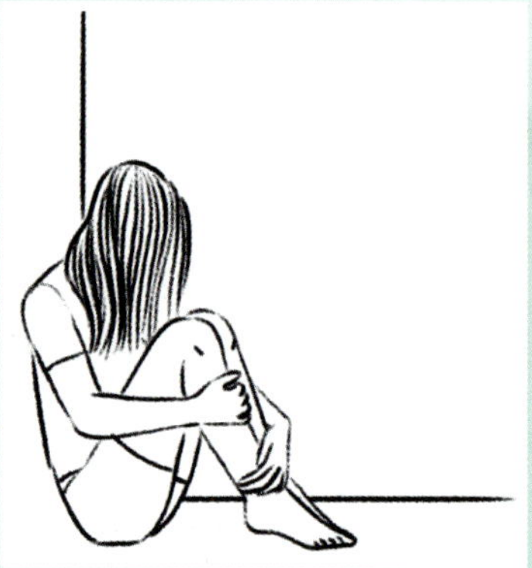

- Las personas con depresión tienden a cerrar su postura hundiendo el pecho y el corazón. Este lenguaje corporal nos transmite que la persona experimenta tristeza interior. Inhalan poco profundo y las exhalaciones son más largas.

Persona con depresión, pecho hundido y cabeza caída, por los pensamientos catastrofistas.

La respiración calma la excitación neuronal que sentimos en casos de estrés y ansiedad. A lo largo del libro descubrirás aspectos de la respiración que quizás desconoces:

- ✓ Si alargamos la exhalación, relajaremos el sistema nervioso.
- ✓ Si enfatizamos en la inhalación, activamos el sistema nervioso y el sistema límbico (el relacionado con las emociones), que será recomendable en casos de depresión, como descubriremos más adelante.

El sistema respiratorio y el nervioso están íntimamente ligados gracias a la ayuda del nervio vago, del que os hablaré en el capítulo final de la magia de los 3 cerebros.

Ejercicio propuesto

- ✓ Coge un cronómetro y respira durante 1 minuto.
- ✓ Contando el número de respiraciones que realizas. Contaremos inhalación como exhalación, como una respiración.
  La media se sitúa al minuto (10-16 respiraciones por minuto).
  Se produce taquipnea, si excedemos las 20 respiraciones por minuto. Más común en personas que vivimos en ciudad y estresados y que, de manera involuntaria, respiran más veces al minuto.

Cuando hacemos yoga, especialmente en meditación, bajamos de manera considerable el número de respiraciones al minuto. A los pocos días de hacer yoga, nos daremos cuenta de lo poco conscientes que somos de nuestra respiración a lo largo del día.

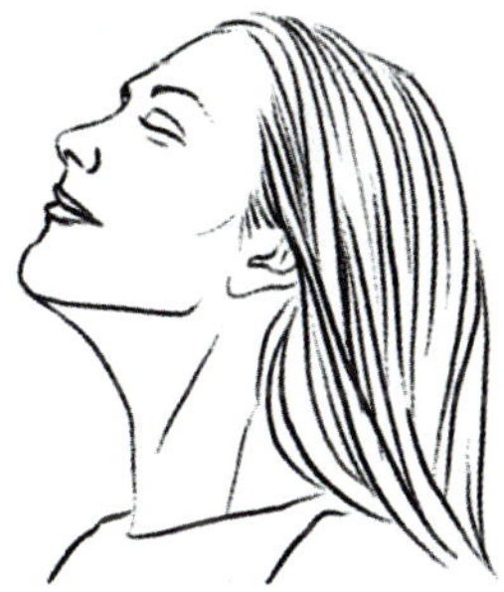

Respiración en yoga o pranayama

> El pranayama aporta estabilidad emocional y autocontrol,
> al tiempo que mejora las facultades de la mente
> (memoria, concentración y lucidez).
>
> *Manual de Hatha Yoga*, Gilda Giannoni

Durante las asanas, meditación, visualización, etc., respiramos por la nariz. La respiración se inicia antes que los movimientos y no debemos retener el aire al pasar de una a otra postura; es la que guía la práctica de las asanas, y hemos de entender que será ella la que nos ayuda a entrar en las posturas, a mantenerlas y a salir de ellas.

Las técnicas de pranayama descritas a continuación pueden realizarse en las clases de yoga o fuera de ellas, encontrando un lugar tranquilo para practicarlas.

En ocasiones recurriremos a otros pranayamas en los que la respiración se realiza por la boca, pero estos pranayamas los realizaremos durante unos minutos, siendo la respiración nasal la que predomina durante las sesiones de yoga (asanas, meditación, etc.).

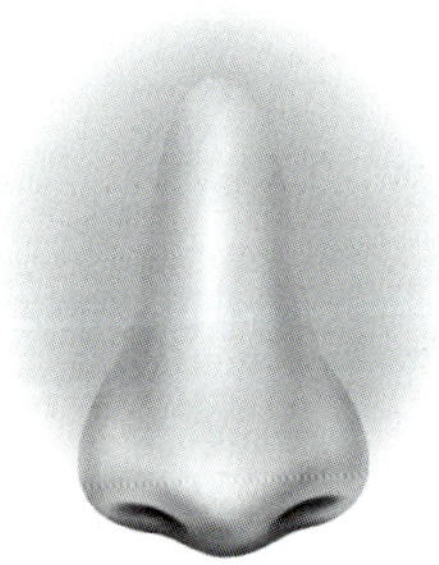

Beneficios de la respiración nasal

- Utilizamos los pelitos de la nariz para purificar y filtrar el aire que entra.
- Calentamos o enfriamos el aire para que siempre entre a la misma temperatura a nuestros pulmones.
- Relaja el sistema nervioso.
- Disminuye la tensión.

Fases de la respiración

- La **inspiración** es el viaje que inicia el «prana o energía» hacia el interior de nuestros pulmones. En yoga, cada vez que inspiramos y la caja torácica se expande, tenemos la sensación de expandir creando espacio y sintiendo que nuestro cuerpo y mente tienen más espacio que esa zona en concreto se vuelve más grande.

Cuando inhalamos de manera superficial nos demuestra que somos personas que nos cuesta trabajo que nos presten ayuda y seremos personas con tendencia a tener una baja autoestima.

- **La espiración.** Es el viaje que el *prana* o energía de desecho realiza desde el interior del cuerpo al exterior. Cuando expulsamos el aire en yoga, tenemos la sensación de que esa zona en concreto se exprime y la caja torácica se contrae, mientras los pulmones vuelven a su posición. Cuando nos cuesta exhalar profundo se habla de que a la persona le cuesta soltar o deshacerse de aspectos de su vida que le pesan.
- **La retención.** Este proceso estimula que el *prana* o la energía se implante en nuestro cuerpo. La sensación que produce esta apnea es de parar y asentar el prana mientras el organismo queda en un agradable *pause* que nos genera la sensación de flotar. A los minutos notaremos nuestro cuerpo y mente rebosantes de energía nueva. Esta apnea o kumbhaka respiratoria la podemos realizar:
  - antes de la inhalación.
  - después de la exhalación.

¿CÓMO CIRCULA EL PRANA EN EL CUERPO?

A través de los 72 000 nadis, que son canales de energía por donde fluye el prana.

PRANAYAMA

Para descubrir los grandes beneficios que nos aporta, podremos observar cómo la respiración genera un movimiento interno.

En el yoga hablamos de que la respiración es prana (energía que entra en la inhlación) y apana (energía de desecho que sale durante la exhalación).

> «La respiración es la llave que desbloquea la tensión del cuerpo».

Cuando hacemos yoga, devolvemos la conciencia a la respiración, consiguiendo romper con los automatismos respiratorios que realizamos de manera incorrecta, lo que nos lleva a no aprovechar el máximo rendimiento de nuestro cuerpo. Acumulamos energía en los centros nerviosos y mejoramos el rendimiento de todos los órganos (pulmones, diafragma, intestino, páncreas, etc.).

Respirar conscientemente nos permite vivir en el presente y es accesible para todas las personas. Puede realizarse en posiciones inmóviles o en movimiento. En las clases siempre comenzamos estableciendo esta conexión hacia la respiración para traer la atención al presente, para mejorar la postura y generar energía interna.

> **La respiración expande la energía vital y nos mantiene conectados al presente, a la vida.**

Cuando la persona se carga de prana, rebosa luz, fuerza y energía y las personas que lo rodean podrán sentir para sí mismos esa fuerza y energía.

EJECUCIÓN DE PRANAYAMAS. POSTURAS QUE DEBEMOS ADOPTAR PARA REALIZAR PRANAYAMAS

✓ **Postura:** sentada o tumbada, pero nunca ha de ser un impedimento para practicar pranayama.

- Sentados, esta postura ayuda a nuestra mente a estar centrada. Nos podemos sentar en un zafú de meditación o silla (en el trabajo o coche). Sea donde sea la espalda hemos de colocarla estirada en una posición digna y no militarizada (o tensa).
- Tumbados, nos sentiremos menos fatigados. Pero en esta postura la mente tiende a desconectarse con mayor facilidad.

Sea cual sea la postura que elijas para realizar pranayamas, no ha de ser un impedimento, sino todo lo contrario. Ha de ser cómoda y suave para que puedas mantenerla durante unos minutos.

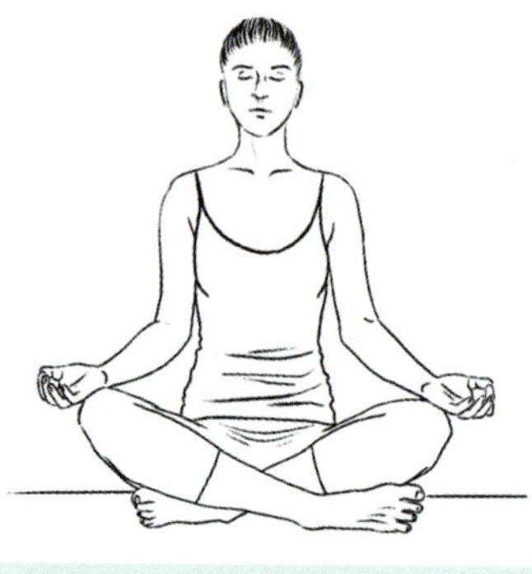

Sukhasana panayama sentado en suelo

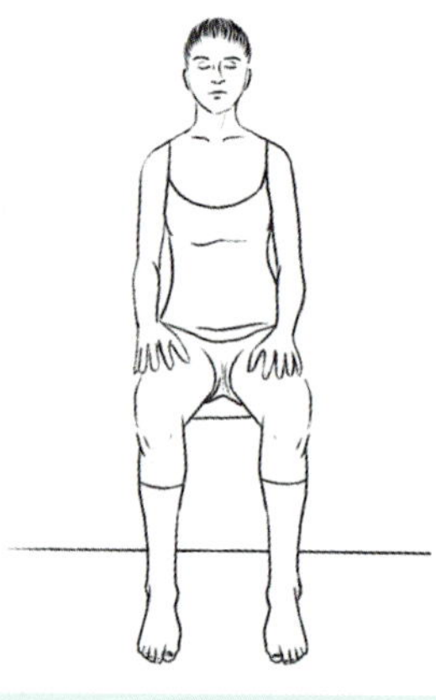

Pranayama en silla

También realizamos el giro de los muslos, para ello nos ayudamos de las manos, para abrir espacio en los isquiones:

- ✓ Girando la cara interna de los muslos hacia dentro.
- ✓ Girando la zona externa del muslo y nalgas hacia afuera.

Has de encontrar una postura que sea cómoda, sin forzar.

- ✓ Hemos de inclinar levemente la barbilla para estirar el cuello.
- ✓ En las manos, podremos aplicar mudras.
- ✓ Los ojos permanecerán cerrados o centraremos la atención en un punto fijo «suelo u objeto inmóvil».

La respiración es el hilo conductor, el director de orquesta y dependiendo de lo rápido que mueva la batuta las pulsaciones, los nervios también tomarán una velocidad u otra.

La respiración une el consciente con el subconsciente.

TIPO DE PRANAYAMA

Podríamos clasificar la respiración por los efectos que produce en el sistema nervioso:

- ✓ Relajantes, equilibrantes y tonificantes.

Cuando estamos estresados, ansiosos o padecemos depresión, creamos patrones respiratorios incorrectos que debemos corregir.

Algunos de los mejores pranayamas que veremos en el libro los explicamos a continuación.

Maha yoga Pranayama o respiración yóguica
Respiración completa

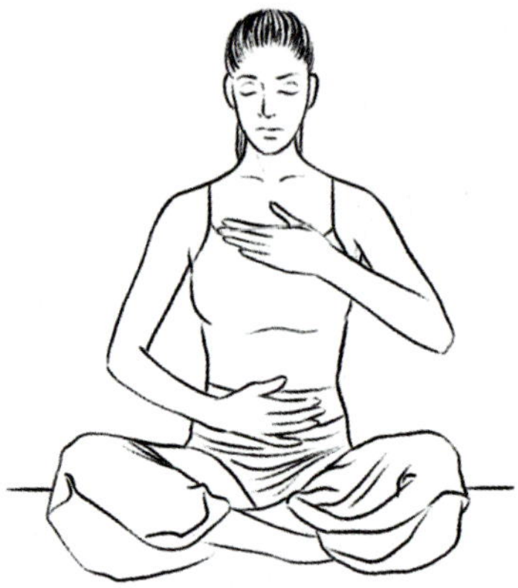

Es sumamente trasformadora, porque consigue cambiar cualquier estado mental y físico en el que nos encontremos.

En concreto, la respiración completa nos ayuda a reeducar la respiración que perdemos ante situaciones de estrés, depresión, etc.; generamos movimiento en todo el canal respiratorio.

Para conseguir activar este tipo de respiración, primeramente hemos de activar la respiracion abdominal, intercostal y clavicular.

Inhala	Exhala
1. Abdomen	1. Abdomen
2. Costal	2. Costal
3. Clavículas	3. Clavículas

**los números en este caso representan las zonas donde se localiza la respiración completa.*

Sería conveniente comenzar identificando por separado las tres zonas, realizando 10 respiraciones por zona, lo que en yoga llamamos *respiración por fases,* para finalmente realizar la *respiración completa* uniendo abdomen, costillas y clavícula. Es recomendable para todas las situaciones que os cuento en este libro (estrés, ansiedad, depresión, insomnio y conexión con los 3 cerebros).

Inhalación y exhalación lenta y profunda.

Esta técnica nos ayuda a aliviar el estrés y potencia los estados de calma. Amplía la capacidad pulmonar, relaja el diafragma, afloja el sistema nervioso mitigando el cansancio físico y mental que generan los estados de estrés. Es la respiración que realizamos a lo largo de la clase de yoga y en la mayoría de las que encontrarás en este libro, que nos invita a ampliar el trabajo de los pulmones, tanto vertical como horizontalmente, y el diafragma se mueve y se expande como una medusa en el océano.

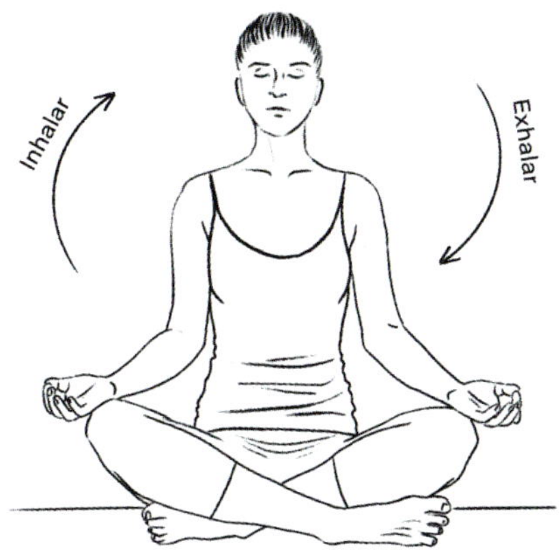

Podemos utilizarla en varios momentos al día; por ejemplo, usando una alarma cada tres horas y dedicarnos 5 respiraciones profundas para equilibrar nuestro cuerpo o mente, o podemos usarla durante una clase de yoga.

Consiste en respirar como cuando éramos niños.

EJECUCIÓN

- ✓ Podemos realizarla en cualquier postura (sentado, tumbado, de pie, etc.).
- ✓ Consiste en inhalar y exhalar por la nariz aprovechando toda la capacidad pulmonar. En las clases invito a los alumnos a visualizar el dibujo de los pulmones e imaginar cómo se inflan y se desinflan.
  Cuando inhalamos, se infla el abdomen, se expanden las costillas y se eleva sutilmente el pecho (estas tres fases se ven reflejadas en la misma inhalación).
  En la exhalación se activa el abdomen inferior, para recogerlo hacia la columna, cerrando costillas y relajando el pecho.

Depende de la escuela de yoga, la exhalación en la respiración completa puede cambiar. La exhalación puede comenzar desde arriba (pecho, costillas y abdomen) o desde abajo (abdomen, costillas y pecho).

Beneficios

- Oxigena y elimina las toxinas del cuerpo.
- Estimula la columna y masajea los órganos internos (intestino, corazón), etc.
- Afloja el sistema nervioso y beneficia en situaciones de estrés, ansiedad y depresión.
- Favorece el trabajo de los músculos implicados en la respiración.
- Abrimos los canales energéticos por los que circula el prana «Ida y Pingala y Sushuma».

Ampliamos y mejoramos la capacidad pulmonar al tiempo que mejora nuestra postura corporal.

MI EXPERIENCIA

En las clases de yoga me gusta contar a mis alumnos que al realizar esta respiración se imaginen que tienen branquias, como si fuesen peces, y así son capaces de expandir hacia todas las direcciones la respiración. A medida que dominemos este pranayama, iremos realizando otros usando de base la técnica de la respiración completa, como son: chandra y surya bheda, anuloma viloma, etc.

Ritmos

Ritmo de la respiración Yóguica

El ritmo y el volumen de la respiración son dos de los aspectos importantes que tenemos en cuenta durante las clases de yoga y al realizar pranayamas.

El primer número se refiere a la inhalación y el segundo a la exhalación.

- **Respiración Visavritti - 1:2**

  Alargamos la exhalación al doble. La proporción que se usa 1:2.

  Este pranayama nos ayuda a mantener la calma o recobrarla ante situaciones estresantes.

  Este ritmo podremos adoptarlo a lo largo de la clase o en determinadas secuencias del estrés o ansiedad para potenciar la relajación de cuerpo y mente.

- **Respiración Samavritti o «cuadrada» - 2/2/2/2**

  Respiración con efecto revitalizante para el cuerpo y para la mente que consigue centrarla, y lo usaremos siempre que necesitemos hallar el equilibrio interior (insomnio, ansiedad y estrés).

  Si visualizamos la forma de un cuadrado, los cuatro lados son iguales por lo que las fases serán iguales: Inhalación, Retención a pulmón vacío, Exhalación, Retención a pulmón lleno.

  Y es tan sencilla de practicar que aunque nunca hayas hecho yoga antes, sabrás practicarla sin complicaciones.

  La respiración cuadrada consiste en equilibrar el aire que entra con el aire que sale aplicando retenciones.

  Debemos encontrar la simetría en las 4 fases.

  Este pranayama suelo usarlo en el inicio de la práctica de yoga para devolver la consciencia a la respiración al tiempo que centramos nuestra mente en esta manera para respirar. Esta respiración la podemos realizar de 3 a 5 minutos, al inicio de la clase de yoga.

Empezamos con el ritmo 2/2/2/2 e ir ampliando 4/4/4/4, 8/8/8/8, etc., e incluso ampliar retenciones a pulmón lleno y vacío que duren el mismo tiempo.

Equilibramos «prana y apana». La energía que entra y la que sale.

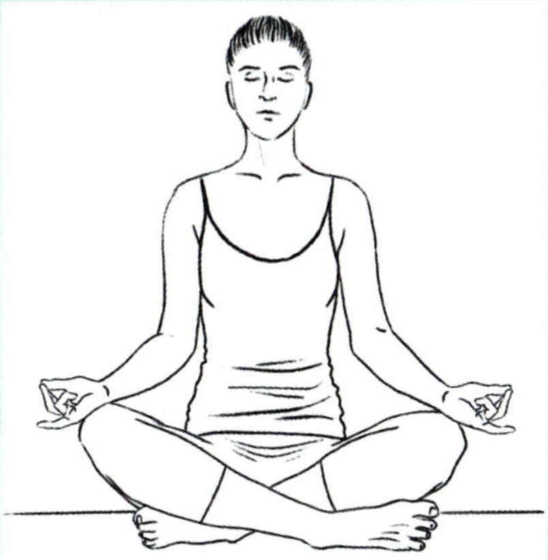

Gyan mudra, dedo índice y pulgar se conectan formando un círculo.

Si quieres realizar una meditación con este pranayama, que te aporte gran serenidad y concentración mental, puedes realizar el Gyam Mudra (gesto que realizamos con las manos), que evoca la sabiduría interior, que proporciona equilibrio en cuerpo y mente.

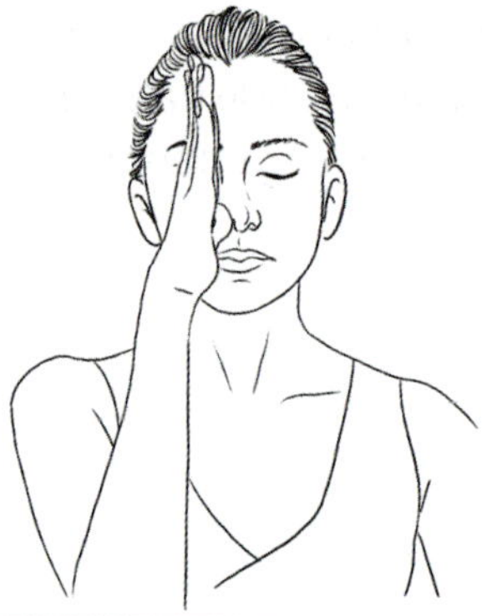

Chandra bheda pranayama

Chandra bheda pranayama, «respiración lunar»

En este pranayama usamos la fosa nasal izquierda para inhalar, retenemos a pulmón lleno, exhalamos por la derecha y retenemos a pulmón vacío.

Chandra enfría y se relaciona con el lado femenino, reflexivo, la luna, etc. Usamos la fosa izquierda para inhalar y la derecha para exhalar. Beneficioso en el estrés, ansiedad e insomnio. Podemos realizarlo 30 veces, o 3 ciclos de 10 respiraciones.

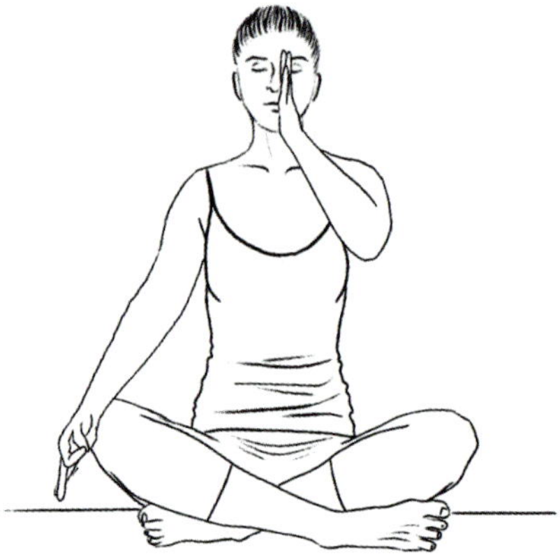

Surya bheda pranayama

Surya bheda pranayama, «respiración solar»

En este pranayama enfatizamos en activar la fosa derecha. Surya calienta y se relaciona con el lado masculino de la persona, con su fuerza, acelera el metabolismo, calienta el cuerpo, ponemos en marcha el sistema digestivo.

Podemos realizarla 30 veces, o 3 ciclos de 10 respiraciones.

✓ 1 vuelta consiste en:
Inhalamos por fosa derecha, retenemos (a pulmón lleno), exhalaremos por la fosa izquierda y retenemos (a pulmón vacío).
Podremos realizar 10 vueltas y, cuando adquirimos destreza, ampliaremos 3 ciclos de 10 respiraciones o 30 respiraciones.

Pranayama Nadi Shodana y Anuloma Viloma «respiracion alterna» sin y con retención

Es una respiración con efecto equilibrante que purifica los nadis. Este pranayama reduce el estrés y alivia la fatiga. Nos proporciona purificación y equilibrio entre ambos hemisferios cerebrales para que uno no predomine sobre el otro (lógico e intuitivo) y lo conseguimos alternando el aire entre los orificios nasales.

En yoga consideramos que el cuerpo es energía y cuando estamos estresados necesitamos compensar la actividad de ambos hemisferios cerebrales. Si lo trasladamos al campo de la salud, hablamos de encontrar un equilibrio entre calcio y potasio.

- Fosa nasal derecha asociada al sistema nervioso simpático.
- Fosa nasal izquiera asociada al sistema nervioso parasimpático.

A lo largo del día siempre una fosa nasal predomina frente a la otra. La enfermedad nos viene cuando esta alternancia no se produce cada 2 o 3 h, esto en un signo de que algo en nuestro cuerpo comienza a fallar, porque nos estamos enfermando.

Beneficios en el estrés

- Mejora la conexión intestino-cerebro.
- Equilibramos ambos hemisferios cerebrales.
- Alivia el dolor de cabeza.
- Es recomendable cuando estamos demasiado nerviosos o demasiado apagados, porque nos equilibra.
- Aporta tranquilidad y mejora la concentración.
- Alivia la fatiga.

No realizar en caso de estar acatarrados.

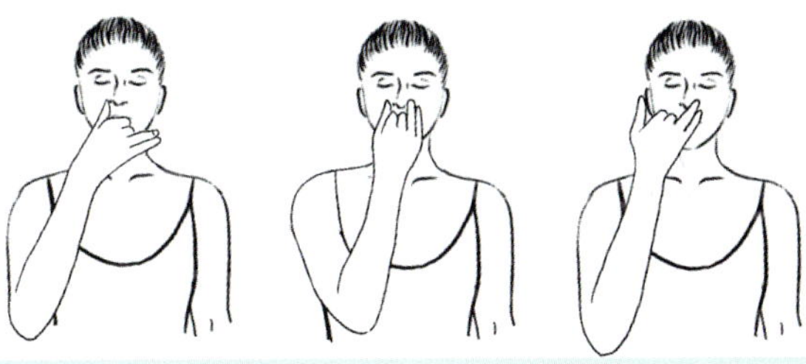

Anuloma viloma pranayama

Cuando se adquiere destreza en la práctica de este pranayama, avanzaremos aplicando retenciones a pulmón lleno tras la inhalación y la exhalación.

- Nivel 1. Respiración sin retención en inhalación y en exhalación.
- Nivel 2. Respiración alternando las fosas nasales (con retención en la inhalación).
- Nivel 3. Respiración alterna completa (retención tras inhalación y exhalación).

«La respiración que calma mente y cuerpo».

EJECUCIÓN

Usaremos los dedos de la victoria de la mano derecha en el entrecejo: el pulgar taponará la fosa derecha y el anular y el meñique la fosa izquierda. La respiración se llama alterna, porque iremos alternando los dedos y las fosas nasales. En el apartado de los vídeos de este capítulo, podrás ver la ejecución de este pranayama.

Nadi Shodana básico

NIVEL PRINCIPIANTE. NIVEL 1

Antes de comenzar hago 3 respiraciones completas y en la última exhalación comenzamos.

- Inhalo por la fosa nasal izquierda.
- Exhalo por la fosa nasal derecha
- Inhalo por la fosa nasal derecha.
- Exhalo por la fosa nasal izquierda.

Podremos realizar de 10 a 3 vueltas de 15 respiraciones.

Nadi Shodana con Viloma. Con retención a pulmón lleno y vacío

NIVEL INTERMEDIO-AVANZADO. NIVEL 2 Y 3

Este pranayama, que usa la retención a pulmón lleno y pulmón vacío, ofrece grandes beneficios para la salud. La retención consiste en retener el aliento. En tus primeras veces, puedes realizar las retenciones en la inhalación y exhalación, es decir, busca llenar o vaciar los pulmones a la mitad.

- *Kumbhaka* es la retención a pulmón lleno. Sube nuestra temperatura interna, al mantener más tiempo el oxígeno dentro del cuerpo, conseguimos metabolizarlo. Al tiempo que activamos el nervio vago.
- *Bahya Kumbhaka* es la retención a pulmón vacío. Se adquiere un estado de concentración y se consigue mejorar la energía.

Las retenciones no se deben practicar en caso de embarazo, tensión arterial alta no controlada, tensión ocular y problemas auditivos.

Vamos a poner esto en práctica.

EJECUCIÓN

Coge aire por la nariz. Recuerda que consiste en alternar la respiración entre ambas fosas nasales con retenciones.

- ✓ Posición cómoda, sentado, respetando la curvatura natural de la espalda.
- ✓ Mano izquierda sobre muslo, en tu mudra preferido.
- ✓ Inhalo profundo por el orificio izquierdo, retengo el aire taponando ambas fosas nasales. Contamos 1, 2, 3, 4.
- ✓ Abro fosa nasal derecha y exhalo, dejando que salga el aire lentamente.
- ✓ Cuando haya salido todo el aire, tapona ambas fosas y cuenta 1, 2, 3, 4.
- ✓ Inhala de nuevo por la fosa nasal derecha.
- ✓ Aguanta el aire y cuenta 1, 2, 3, 4.
- ✓ Exhala por la izquierda y retén en 1, 2, 3, 4.

Este pranayama se suele practicar en las clases, tanto presenciales como *online*.

Respiración Ujjayi o respiración victoriosa

Esta respiración calienta y prepara el cuerpo (músculos) y centra la mente para realizar vinyasas o secuencias. Consiste en evocar el sonido profundo de las olas del mar, cerrando parcialmente la glotis. Para practicar este sonido, puedes colocar una mano frente a ti y exhalar por la boca como si empañases un espejo, sacando tu calor interno o agni (fuego interno).

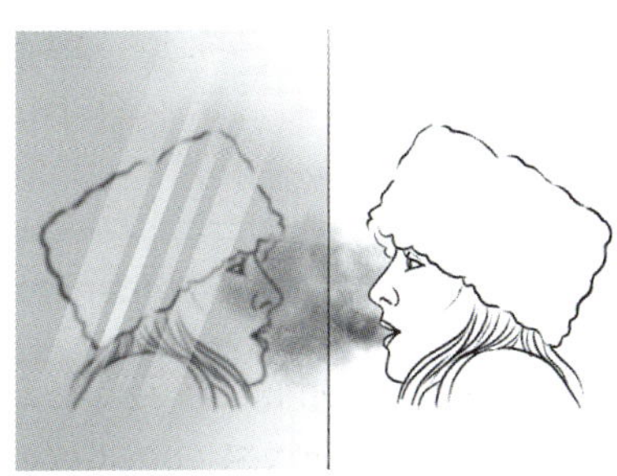

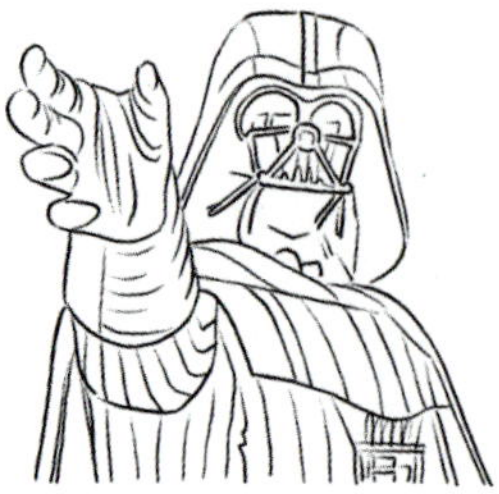

Una vez practicado este sonido, este pranayama se realiza inhalando y exhalando por la nariz. Algunos profesores de yoga comentamos que el sonido de la respiración es parecido al sonido de Darth Vader.

Es un pranayama que estimula los diferentes sistemas del cuerpo (nervioso, respiratorio, digestivo, etc.).

- Proporciona estabilidad al sistema nervioso al disminuir la presión arterial, centrando la mente y preparándola para los estados meditativos.
- Es una respiración muy beneficiosa para personas con problemas respiratorios tales como asma, bronquitis e incluso ayuda a limpiar el exceso de flema.
- El vaivén respiratorio genera un masaje a las vísceras.

El pranayama Ujjayi coordina de manera perfecta la expansión y la fuerza tanto física como mental. Esta respiración genera «calor interno» por dos motivos: cierre parcial de la glotis y por la activación del transverso del abdomen (musculatura profunda).

EJECUCIÓN

✓ La inhalación es expansiva, abre espacio en nuestro cuerpo.
✓ La exhalación nos ayuda a generar fuerza, calor y activación cuando las asanas son intensas.

Al realizar este pranayama has de buscar que la glotis emita un sonido parecido al de las olas del mar al inhalar y exhalar. Al cerrar la glotis, generamos más calor, aumentando el calor interno.

No tenses la garganta cuando practiques este pranayama e intenta que sea uniforme la inhalación y la exhalación. Es decir, que dure el mismo tiempo la inhalación que la exhalación. Este pranayama podemos realizarlo durante la práctica de Hatha Yoga o en momentos concretos en los que necesitamos fuerza y concentración para realizar determinadas asanas.

En las primeras clases de yoga es más conveniente saber respirar de manera completa, y cuando sepamos respirar correctamente entonces podremos realizar Ujjayi pranayama.

Beneficios

- Aumenta nuestra energía y vigor.
- Mejora nuestra concentración y guía a la mente al momento presente.
- Mejora los problemas respiratorios tales como el asma y la bronquitis, al fortalecer los pulmones e incrementar la capacidad respiratoria.
- Ayuda a mejorar la voz para encontrar el tono correcto (actores, locutores, etc.) mejora la evolución en caso de afonía.
- Fortalece los músculos abdominales.
- Relaja y seda el sistema nervioso.
- Permite el descenso de la presión sanguínea, mejora el trabajo de las glándulas, especialmente favorece a la tiroides.
- Nos ayuda a ralentizar el ritmo de la respiración y la profundiza por el sonido que genera al cerrar parcialmente la glotis.
- Calienta el cuerpo y centra la mente.

> **Precaución en caso de hipotensión, estados de ansiedad o estrés agudo**

La respiración Ujjayi u oceánica la podemos mantener durante la totalidad de la clase de yoga cuando realicemos asanas o vinayasas (secuencias de asanas).

Este pranayama podrás practicarlo en las clases de los capítulos estrés y de depresión.

Brahamari pranayama: La respiración del sonido del abejorro

El efecto que produce es relajante, silencia la mente y favorece la concentración. Muy útil en casos de ansiedad, para conseguir detener la rumiación de los pensamientos y ayuda en caso de insomnio.

30 respiraciones o 3 ciclos de 10 respiraciones. Podemos realizarla al inicio de la sesión de yoga o en la mitad de la clase e incluso al final de la sesión.

Inhala por la nariz y, al exhalar, pronunciamos el sonido de la «M» taponando las orejas.

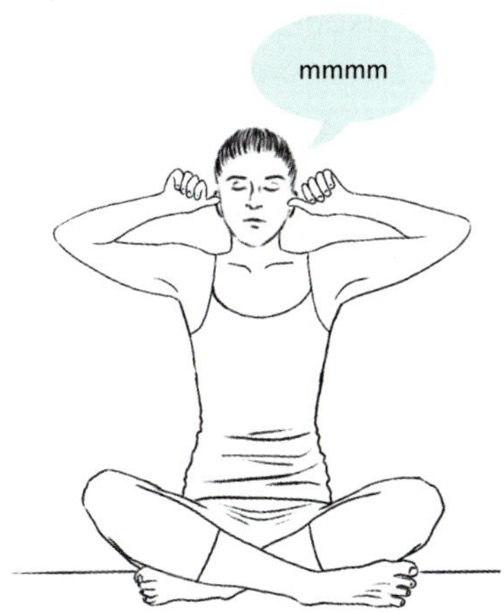

Brahamari pranayama

Sitaly pranayama

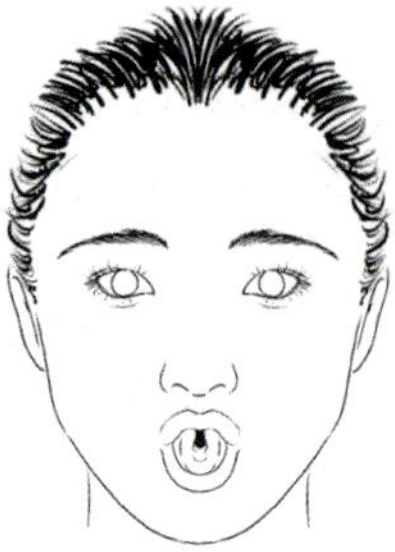

Esta respiración crea frío en el cuerpo por la forma en la que colocamos la lengua y estimula directamente la glándula pineal de la que te hablaré más adelante.

Se coge aire a través de la lengua y se exhala por la nariz.

Se recomienda realizarla cuando sentimos enfado; por ejemplo, en estrés.

EJECUCIÓN

- ✓ Haz un rollito con la lengua y vas a inhalar por la boca y a exhalar a través de la nariz. Si para ti es complicado poner la lengua de esta manera, puedes colocar la punta de la lengua en el paladar, justo detrás de tus paletos y respira de esta manera.
- ✓ Al menos 30 veces o 3 vueltas con 10 respiraciones.

Simhasana pranayama o Respiración del león

Es un pranayama que estimula el intestino y el hígado, favorece la calma mental y es aconsejable en situaciones de enfado.

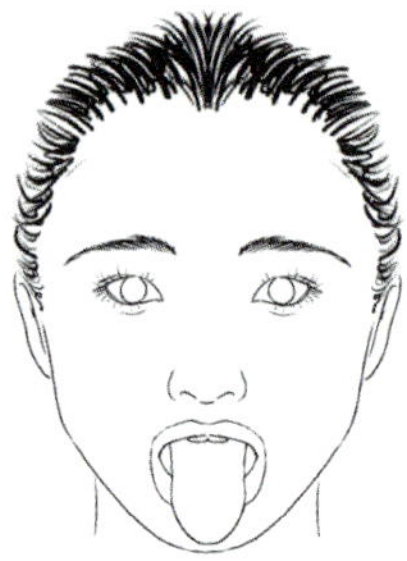

Inhalamos por la nariz y exhalamos por la boca, sacando la lengua todo lo posible, emitiendo el sonido del rugir del león.

30 respiraciones o 3 ciclos de 10 respiraciones. Podemos realizarla al inicio de la sesión de yoga o en la mitad de la clase.

Aprender a respirar y conocer estas técnicas supone una gran transformación para la vida.

Respiración Kapalabhati o Cráneo brillante

Es una respiración energizante que genera calor interno y activa el sistema nervioso simpático. Es recomendable realizarla en estados depresivos o si necesitamos activar nuestro intestino, como veremos en los próximos capítulos.

Lo llamamos «Cráneo brillante», porque nos ayuda a clarificar las ideas. Es normal las primeras veces que se practica sentir un ligero mareo. Además, limpia y fortalece el sistema respiratorio, los pulmones, el exceso de mucosidad, etc.

En este pranayama ponemos el foco en la exhalación, que será corta y sonora; el abdomen debemos empujarlo hacia adentro para expulsar el aire de golpe y las inhalaciones surgen de manera natural. Personalmente invito a mis alumnos a praticar este pranayama al inicio de la clase para generar calor interno y preparar sus mentes para la sesion de yoga.

No practicar antes de dormir o al final de la práctica de yoga. Tampoco en caso de tensión alta no controlada, embarazo, epilepsia, etc.

Este pranayama ha de ser guiado hasta que se adquiera práctica para realizarlo solo. Podemos practicar 3 vueltas de 20 respiraciones. Tiempo aproximado de 3 a 5 minutos. Entre vuelta y vuelta hacemos unas cuantas respiraciones profundas.

Bibliografía

- Arteaga Aguilar, Julia: *Yoga con humor*, Larousse, Barcelona, 2018.
- Giannoni, Gilda: *Teoría y práctica para profesores, estudiantes y practicantes*, Tutor, Madrid, 2016.
- Serrano, Isabel: *Respirando alegría*, La Esfera de los Libros, Madrid, 2018.

2
El estrés
La vida es cambio

Sé persistente con todos,
pero sobre todo contigo mismo

San Francisco de Sales

Tema

Caso real de un alumno

«Yo estoy pasando una larguísima temporada de estrés bastante fuerte, tanto que además de afectarme muscularmente la zona de la espalda, cuello y mandíbula, me está afectando al sistema digestivo. Tengo digestiones muy pesadas, independientemente de lo que coma, el abdomen inflamado e incluso dolores en toda la zona. Psicológicamente estoy un poco alterada, tengo bastantes cambios de humor y sobre todo me noto ansiedad y que me cuesta dormir profundamente y vivo en un estado continuo de agotamiento».

ALEX M.

El término *estrés*, según la RAE:

Es la adaptación gráfica de la voz inglesa *stress:* «Tensión provocada por situaciones agobiantes y que origina reacciones psicosomáticas».

La OMS (Organización Mundial de la Salud) cataloga el estrés como «la gran epidemia en el siglo XXI». Y personalmente doy fe de ello, porque más del 90% de las personas que vienen a clases de yoga es por este motivo.

Pero, dado que la redacción de este libro se ha producido en plena pandemia Covid-19, prestemos atención a lo que el propio organismo de la OMS y su presidente, el doctor Tedros Adhanom, incluso la ONU, han afirmado sobre que los grupos con mayor riesgo de sufrir consecuencias psicológicas de esta pandemia, entre ellas el estrés, la ansiedad y la depresión, serán, en este orden: los profesionales de la salud, por la sobresaturación y exceso de trabajo, así como por el estrés generado desde el comienzo de la situación y la incapacidad de gestión en muchas ocasiones; las mujeres, por los niveles altos de estrés ante la imposibilidad o incapacidad de controlar o gestionar los cambios drásticos y la incertidumbre en distintos ámbitos (laboral, personal y económico) y de los jóvenes, porque todos los problemas psicológicos o de salud mental que ya sufrían han empeorado significativamente. Mención aparte merece el grupo de mayores, sobrepasados tanto sanitaria como personalmente ante una situación tan cambiante y estresante, que además de afectarles, les ha dejado secuelas para largo tiempo.

En definitiva, el estrés está considerado como generador de trastornos nuevos, cronificación de los existentes y cajón desde donde surgirán otras nuevas y familiares enfermedades como la ansiedad o la depresión.

En España, casi la mitad de la población, el 42 %, sufre estrés con frecuencia y si nos centramos en el tramo de edad entre los 16 y los 65 años los datos empeoran, ya que nueve de cada diez han sentido estrés en el último año. Según estudios recientes de la PSICAP (Psicología en Atención Primaria), el 96% de las personas han padecido estrés en el último año, siendo las causas más frecuentes el exceso de actividad o la falta de tiempo, el cansancio y la falta de sueño, y en la mayoría de las ocasiones son factores del día a día lo que nos lo provocan.

El estrés es un problema mundial que nos provoca que enfermemos y que,

- ✓ En caso de padecer alguna enfermedad previa, empeore. Y la situación no tiene visos de mejorar, sino todo lo contrario. Los últimos estudios publicados en el ámbito de la psicología y el comportamiento advierten de cómo los patrones de maduración de nuestro cerebro están cambiando. La etapa de la pubertad comienza antes y dura más tiempo con los riesgos que ello genera. La alimentación, la mala comunicación entre nosotros y el exceso de conectividad están cambiando nuestra forma de ver el mundo. Cada vez buscamos respuestas más inmediatas, recompensas más altas y mayores estímulos, y, por desgracia, en eso nuestros adolescentes son campeones indiscutibles.

Aunque son muchas las personas que desconocen cómo se produce el estrés y sus mecanismos de acción, lo cierto es que casi todos estamos o estaremos expuestos a lo largo de nuestras vidas al temido y destructivo estrés. Por el contrario, es cierto que un poquito de estrés puede salvarnos la vida, sobre todo si estamos en medio de la selva y nos acecha un animal salvaje, o mejorar nuestra respuesta al frío en caso de bajas temperaturas, pero no es sobre este estrés natural y beneficioso del que queremos hablar, del que tenemos que huir.

Para entender el estrés debemos mirar a nuestro alrededor, fijarnos en la naturaleza para darnos cuenta de que los animales tienen etapas cortas de estrés, que saben expulsar de su cuerpo a través del movimiento. Sin embargo, las personas que vivimos estresadas de manera continuada (exceso de tareas, juicios sociales, laborales, etc.)

no tenemos recursos internos para deshacernos del estrés mantenido, a no ser que echemos mano de técnicas que lo alivien, como es el caso del yoga.

El estrés es positivo si nos ayuda a adaptarnos al mundo que nos rodea para gestionar las situaciones que jalonan nuestro día a día y que nos obligan a salir de nuestra zona de confort. Los problemas llegan por nuestra forma de reaccionar, de sentir y asumir situaciones tan cotidianas como un atasco, un desengaño amoroso, un problema en el trabajo o hasta una mudanza. No todos reaccionamos de la misma manera y ante las mismas situaciones. Pero también las cosas buenas nos generan estrés: la familia, los hijos, el colegio de los niños y la pareja, entre otros. Aunque parezca mentira, los estudios confirman que la mayor fuente de estrés es la familia.

La observación y la introspección nos puede ayudar a conocer qué nos altera, qué nos sobrepasa y con qué síntomas.

Utiliza unas líneas para escribir *qué te produce estrés.* Saber identificar qué es lo que nos produce estrés es esencial, porque para unos puede ser uno de nuestros hijos, un proyecto concreto en el trabajo, salir a cenar con amigos, etc., pueden ser una o varias situaciones y personas al tiempo.

SÍNTOMAS DEL ESTRÉS

La sintomatología del estrés varía en función de la persona. Puedes señalar de esta lista los síntomas que sientes tú en concreto y así serás consciente de ello.

Orgánico

- Molestias intestinales, malas digestiones, etc.
- El cansancio y falta de sueño reparador.

- Aumento de la frecuencia cardiaca.
- Estrechamiento de las arterias coronarias, provocando problemas en el corazón.
- Dilatación de pupilas.
- Sudor de manos o manos frías.
- La respiración se acelera y se aumenta, por el aumento de la presión sanguínea.
- Dolor de cabeza, espalda y cuello.
- Molestias musculares, contracturas.
- Desequilibrio hormonal, el cortisol se mantiene día y noche, y no en el día el cortisol y en la noche la melatonina. Así que dificulta el sueño y el descanso.
- Limita la asimilación de nutrientes en la dieta, empeorando las digestiones.
- Problemas de fertilidad.

Además, hay algunas muy comunes según los estudios de PSICAP: la irritabilidad, la ansiedad, el insomnio, los dolores de cabeza, los dolores musculares y la fatiga física.

Mental o emocional

- Pérdida de memoria y pérdida de concentración.
- Miedo y ansiedad.
- Cambios continuos del estado de ánimo.
- Sensación de boca seca y pocas ganas de hablar y hacer nada.

Cambios de conductas cuando tenemos estrés

- Mayor o menor ingesta de alimentos azucarados, como chocolate, bollería, etc.
- Dificultad para expresar lo que sentimos.
- Llanto fácil.
- Aumento del consumo de sustancias como drogas, alcohol y tabaco.
- Insomnio y problemas en el descanso.

Cada síntoma conductual está asociado a una acción y reacción que se produce en nuestro interior. Quizás el síntoma que mejor reconocemos es la inquietud, el desasosiego que se padece cuando sufrimos un estrés prolongado en el tiempo y que se manifiesta por la activación excesiva y sostenida del sistema simpático. El estrés puede dañarte más de lo que puedas imaginar.

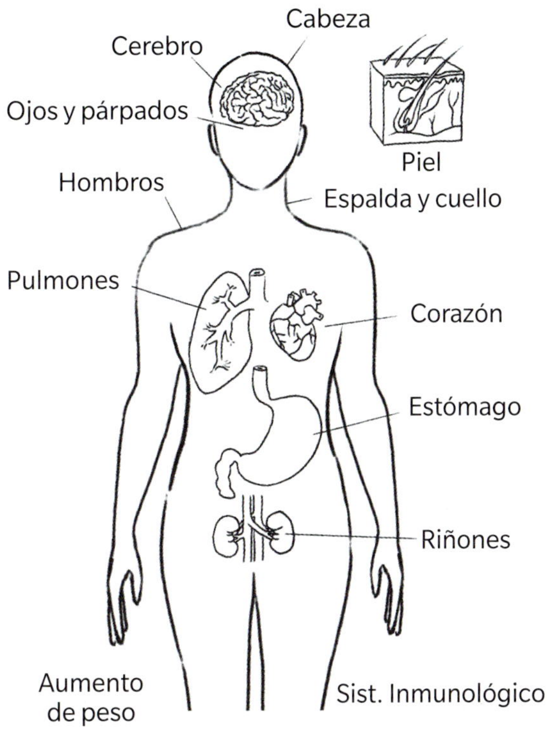

Como puedes ver en este dibujo, el estrés afecta a todo nuestro organismo, desde las capas más internas a las más externas. Aunque pueda parecer extraño, para medir nuestro nivel de estrés deberemos mirar a nuestros riñones, a las glándulas suprarrenales, que es donde se produce la hormona del estrés, el cortisol que en cantidades pequeñas es asumible y beneficioso para el cuerpo, pero, cuando su liberación es excesiva y está acompañada de la liberación sostenida de la adrenalina y la aparición de la noradrenalina, indica que hemos entrado en un estadio más agudo, sufrimos estrés crónico. Lo veremos más adelante con detalle.

Las consecuencias de esta cadena pronto se perciben en nuestro cerebro, porque se destruyen neuronas, se deteriora el sistema locomotor y el aparato digestivo, y deprime el sistema inmune, que nos deja a merced de las temidas enfermedades autoinmunes u otras agresiones externas.

Sobre el papel esto se puede traducir en un aumento de peso, problemas de piel, insomnio, debilidad ósea, agravamiento de enfermedades y otras patologías que trataremos de explicar a lo largo de este libro. En resumen, el estrés nos perjudica y nos deteriora, y no hay mejor medicina que la prevención, el conocimiento pleno de nuestras emociones, es decir, ser consciente y observación plena de nuestra respiración, la gran herramienta con la que podemos cambiar el signo de nuestro sistema nervioso.

En estos años de experiencia en la práctica de yoga, he observado que el estrés no solo lo padecemos la gente joven, sino que en las personas de avanzada edad, cuando les sucede algo relacionado con su salud prolongado en el tiempo, les genera estrés y ansiedad. El no saber qué nos ocurre y encontrarnos mal durante largo tiempo nos crispa los nervios y nos provoca inseguridad.

El exceso de pensamiento en el presente provoca estrés.

Vamos a ver con más detalle cómo afecta el estrés al organismo.

El estrés se inicia en el cuerpo con el sistema nervioso, que pone en marcha las catecolaminas, que son enviadas al cerebro para activar las hormonas y alertan a los diferentes sistemas de nuestro organismo. Las distintas disciplinas y herramientas que descubrirás en este capítulo te harán entender cómo el yoga y el *mindfulness*, por ejemplo, nos pueden ayudar a entender desde el interior el cómo y el porqué de estas situaciones y corregir la respuesta del sistema nervioso en general y la química cerebral en particular.

Nuestro cerebro y el sistema que lo rige están compuestos por infinitas conexiones de las que todavía nos queda mucho por aprender. Nuestro cerebro ha evolucionado desde uno primitivo en el que dominaban las emociones, que dieron paso, tras la evolución a los pensamientos. Ese cerebro primitivo es la amígdala y juega un papel fundamental en nuestras reacciones nerviosas y conductuales, sobre todo las más básicas e infantiles. Cuando sufrimos un episodio de estrés agudo, nuestra amígdala se contrae, queda como «secuestrada» a merced de impulsos primitivos y violentos y que se reconocen fácilmente en los niños (rabietas, morder, gritar y otros comportamientos que escapan del control).

LO QUE OCURRE EN NUESTRO CEREBRO Y GLÁNDULAS

Cuando padecemos de estrés crónico en el cerebro tiene lugar la *apoptosis neuronal* que destruye neuronas afectando directamente a la memoria, la concentración y dificulta la atención.

El estrés inflama nuestro cerebro.

Las partes a destacar sobre el cerebro son:

- La **amígdala:** tiene el tamaño de un guisante, se activa de una manera u otra en función del estímulo visual o auditivo que reciba. En función de esto, generará cólera o miedo, las emociones más primitivas.
- El **hipocampo:** es donde se registra nuestra memoria de defensa ante situaciones del presente que nos recuerdan a alguna situación pasada.
  Por ejemplo, sonidos fuertes que nos asustan porque nos recuerdan a algo que en el pasado nos produjo algún tipo de paralización.
- El **hipotálamo:** es responsable de los movimientos involuntarios (palpitaciones excesivas, salivación, rubor, lagrimeo, etc.).

Saber manejar y mantener equilibradas las funciones cerebrales para que funcionen de manera correcta es fundamental para que el estrés que se genera en la cabeza no derive en algún órgano. Esto es lo que se llama *conflicto biológico*.

El estrés somatiza en el cuerpo y os lo voy a describir con un ejemplo y una descripción metafórica, pero real. Por ejemplo, una situación intragable genera problemas en el esófago; una situación difícil se nos focaliza o "agarra" al estómago; la rabia genera bilis y agarrota el cuerpo; cuando creemos que algo es inadmisible, se agarrará al intestino delgado, y si nos sentimos invadidos, se agarrará a los bronquios.

«Las personas somos una fábrica química».

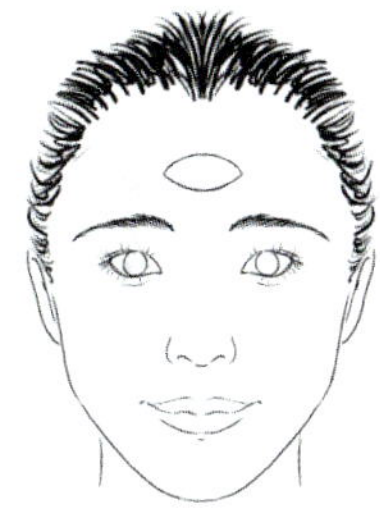

- **La hipófisis o pituitaria.** Regula el sistema endocrino. En esta glándula que en yoga trabajamos a través de la conexión con el tercer ojo, o Ajna chakra. Contiene hormonas y sustancias químicas y cabe señalar distintas funciones, entre las que señalamos:
  - Dirige la glándula tiroides.
  - Produce espermatozoides y óvulos.
  - Es la responsable del crecimiento de los huesos, por eso es denominada la hormona del crecimiento.
  - Genera oxitocina, «la hormona del amor».

  Se puede regular el funcionamiento de esta glándula con la meditación hacia el tercer ojo. Sin duda, lo mejor es meditar, como veremos más adelante en meditación con Ajna chakra, así como que cada chakra tiene una equivalencia a un órgano, emoción, etc.

- **La glándula timo.** Es la responsable del sistema inmune, la llave maestra del sistema energético y reacciona frente al estrés generando linfocitos T y secretando

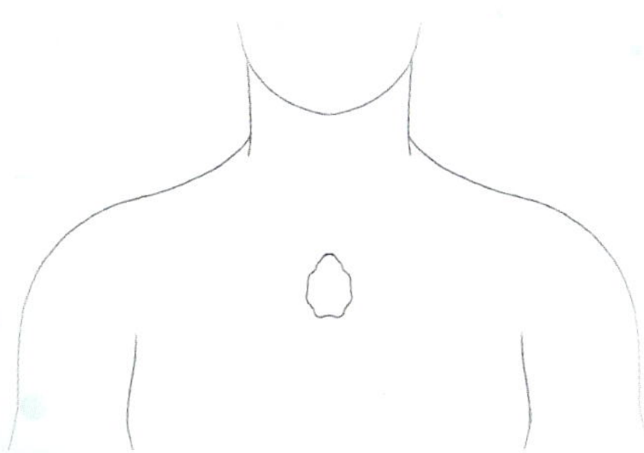

hormonas del crecimiento. Esta glándula tan importante está condicionada por el estrés y los estados emocionales, llegando a disminuir a la mitad. Por ejemplo, es muy recomendable estimular esta glándula, y está demostrado científica y médicamente en enfermedades autoinmunes como el lupus, la diabetes tipo 1 y la fibromialgia.

La timo se agranda cuando estamos alegres, por lo que personas que a nivel emocional están afectadas por emociones de tristeza y falta de confianza, sería muy recomendable despertar y activar esta glándula maestra, puesto que su tamaño se reduce y con el paso de los años, si no se estimula, tiende a calcificarse. Lo óptimo es que esté agrandada.

La timo y su estimulación

- ✓ Está relacionada con el chakra del corazón, el chakra que equilibra los chakras físicos (chakra 1, 2 y 3) con los espirituales (5, 6 ,7), por lo que posturas que abren el pecho y elevan el esternón ayudarán a estimular la timo.
- ✓ En yoga son beneficiosas las posturas invertidas.
- ✓ Activar pensamientos y emociones positivas, etc.
- ✓ Dar ligeros golpecitos: al ritmo del 1,2,3 como el ritmo de vals.
- ✓ Practicar o cantar canciones positivas con golpecitos, etc.

Recuerdo en mis primeras formaciones de yoga, cuando mis maestros me contaron la gran repercusión para nuestro organismo de esta glándula, sobre todo en la formación de yoga de niños y desde entonces a mis alumnos mayores y niños les cuento siempre la importancia de esta glándula maestra.

En estos años he tenido la ocasión de conocer y ayudar a muchos alumnos y amigos de alumnos con enfermedades. Es el caso de Ana María Collino, que padece fibromialgia, es autora del libro *Fibromialgia, mi gran amiga*, y con la que tuve el placer de colaborar, escribiendo un capítulo de cómo el yoga ayuda a las personas que padecen este tipo de enfermedad. La autora dedica en el libro un capítulo completo para explicar la glándula del timo, importantísima a lo largo de toda nuestra vida: tras la infancia tiende a empequeñecer, aunque se mantiene activa a lo largo de nuestra vida y está en nuestras manos mantenerla estimulada y despierta, y esto puede ser a través de toquecitos en el pecho, olores, palabras y pensamientos positivos.

Veremos en este importante capítulo cómo afecta el estrés a distintos niveles de nuestro organismo para, desde entonces, poder ir acotando y tratando este trastorno y concluir en la importancia del yoga para tratarlo.

El estrés a nivel físico

El estrés incide de forma directa e importante en distintos ámbitos de nuestro organismo y cuerpo, también en el aspecto mental, pero estudiaremos los aspectos físicos e iremos avanzando en el estudio de otros niveles afectados.

A nivel de los músculos

El estrés a nivel muscular se ve reflejado en el cuello, los hombros, el trapecio y la espalda, que es la zona del cuerpo más vulnerable al estrés a nivel muscular, y que principalmente se debe a malas posturas, falta de fuerza y exceso de sedentarismo en la vida. Por ejemplo, los periodistas, administrativos, etc., personas que trabajen frente al ordenador muchas horas al día, los músculos será la zona del cuerpo más vulnerable que deben estirar y fortalecer.

El estrés continuado genera un problema interno a nivel de los músculos, destruyendo las microfibras, es la denominada *sarcopenia,* que se traduce en dolor en las estructuras: músculos, tendones y articulaciones. Este proceso tiene lugar sobre todo cuando vamos cumpliendo años, con lo que el envejecimiento corporal y la oxidación son evidentes por regla general.

Pero es muy importante saber que el estrés provoca que nuestro cuerpo comience a envejecer más rápidamente. Si a este factor le añadimos que una persona pueda ser nerviosa es más probable que tu cuerpo tienda a destruir hueso.

Si optamos por una vida tranquila, además de vivir más años, nuestro cuerpo se oxidará más despacio.

A nivel de los órganos

El estrés afecta a los riñones, y es, según la MTC y el yoga, donde se acumula el miedo. El miedo es una emoción que comparten el estrés, la ansiedad y la depresión.

Los riñones

Tras la activación del sistema nervioso simpático, se ponen en marcha los riñones que por el estrés mantenido expulsan de las glándulas suprarrenales dos hormonas muy perjudiciales para la salud, si se encuentran en niveles altos.

1. **El cortisol:** conocida como la hormona del estrés. Su exceso genera glucosa para que nuestros músculos se activen. El exceso de cortisol funciona en nuestro cuerpo como un villano, deteriorando nuestro bienestar general. Se crea en las glándulas suprarrenales, que son como dos pequeños sombreritos que se sitúan sobre los riñones.
   El aumento y el mantenimiento de niveles altos de cortisol afecta al sistema inmune, al intestino y al aumento de insulina en el páncreas, por lo que una de las peores consecuencias de su alto nivel es la inflamación interna que genera.
2. **La adrenalina:** es una hormona que se libera en casos de peligro y que estimula nuestros sentidos.
   Lo que ocurre con el estrés es que el cuerpo considera que está en peligro permanente, liberando en cantidades ingentes estas dos sustancias que agotan nuestro organismo, por mantener activo todo el organismo 24 horas por 7 días a la semana. Su activación pone en alerta el sistema nervioso simpático que «nos destruye», preparando el cuerpo para una activación prolongada elevando el ritmo cardíaco y la tensión arterial, disminuyendo el sistema inmune y alterando la flora intestinal.
3. **La noradrenalina:** que aumenta el ritmo cardíaco y la presión arterial.

Cuando padecemos de estrés crónico, disminuyen los niveles de neurotransmisores importantes como la dopamina, serotonina, oxitocina, etc.

El intestino

Nuestro organismo necesita descansos y pausas. Pero quizá el lugar donde debemos centrar nuestra atención cuando tenemos estrés o ante una situación prolongada en el tiempo de tensión, para dar equilibrio y tranquilidad, es el intestino, ya que el estrés altera la microbiota intestinal, matando las bifidobacterias beneficiosas o «buenas» y provocando permeabilidad intestinal y, en consecuencia, generando la disbiosis intestinal, aspecto sobre el que nos extenderemos más adelante en el capítulo dedicado a la conexión intestino-cerebro-piel, a los problemas digestivos a las órdenes de los tres cerebros.

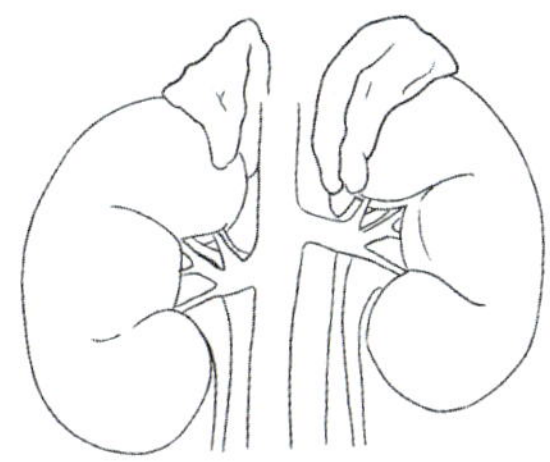

Es muy difícil imaginar el entramado de conexiones nerviosas, y secreción de hormonas que se producen en nuestro organismo cuando padecemos de estrés, pero si hablamos de emociones y pensamientos nos es más fácil entender y nombrar aquello que nos está pasando. El cómo reaccionamos ante las cosas, los problemas, los retos... está determinado por nuestra mochila vital llena de valores heredados, conductas adquiridas y aprendidas, casi de forma mimética e inconsciente. El hecho de que seamos optimistas o pesimistas puede cambiar no las cosas, pero sí la percepción de las mismas y nuestra reacción, motivo por el que el estrés es personal e intransferible y la razón por la que se hace imprescindible que el trabajo para calmar los nervios y recobrar el equilibrio sea individual, lo que los psicólogos clínicos describen como la terapia cognitiva conductual y relajación conductual.

El *mindfulness* y la *meditación* nos ayuda a retirar el velo con el que en ocasiones vemos y sentimos la realidad que llega a distorsionarse por nuestros miedos, deseos y expectativas, que ejercen en nosotros un efecto negativo que alimenta el estrés y sus derivados.

Los gestos

Gestos como fruncir el ceño, apretar los dientes, encoger los hombros o la tensión corporal general indican el nivel de tensión que padecemos. Actuar sobre el cuerpo, relajando los músculos y soltando las fascias ayuda a equilibrar toda la química corporal.

El primer paso que debemos dar es el reconocimiento, la observación de nuestro cuerpo sin juicios; en yoga se suele recomendar a los alumnos que se conviertan en observadores conscientes de su cuerpo, primero en quietud, luego en movimiento. Reconocer desde una posición de relax, como la savasana, la tensión en las mandíbulas y la rigidez abdominal que acorta nuestra respiración es condición *sine qua non* para cambiar e influir sobre nuestras respuestas a los retos cotidianos y la vida en sí misma.

A rasgos generales, el estrés nos provoca inflamación interna en los diferentes órganos, lo que provoca que el trabajo que han de desarrollar las diferentes partes del cuerpo, no se haga de la manera correcta. Por ello, y para combatir, en general, trastornos y malestar que nos hacen tener mala calidad de vida, es recomendable practicar yoga. Como veremos a continuación.

Yoga para el estrés

«El estrés lo cambia todo».

Experiencia de un alumno

«Mi mejor amiga iba a clases de yoga, hace años. Y fue ella la que me dio la idea. Yo quería sentirme más tranquila, pero no tenía las herramientas para poder hacerlo. Así que decidí ir a yoga y como creí que a mi madre también le vendría bien, nos apuntamos las dos a las clases de Marta. Mi madre padece depresión desde hace años y tiene una enfermedad autoinmune que le produce mucho dolor en los músculos y en los huesos».

Alex M.

PLAN DE TRABAJO DE *YOGA ES VIDA* PARA EL ESTRÉS

Practicar yoga nos permite, entre muchos beneficios más:

- Vivir el aquí y el ahora, el presente que es desde donde construimos nuestra vida.
- Fortalecer el sistema inmune, en mi opinión de los aspectos más vulnerables y más importantes de trabajar en el estrés, ya que este sistema inmune se trabaja desde el cuerpo y desde el cerebro.

- Establecer la conexión cerebro-cuerpo, y cuerpo-cerebro. Todo lo que llega al cerebro se traslada al cuerpo y viceversa, todo lo que haga el cuerpo se registra en el cerebro. Si establecemos la quietud de la mente, devolveremos la consciencia al cuerpo, y la dejaremos reposar, y al revés. En momentos de meditación trabajará la mente y descansará el cuerpo.
- Relajar el sistema nervioso, encontrando el estado de calma, aquietando la mente, disminuyendo el exceso de pensamientos y la preocupación que los acompaña. Y así lograremos el equilibrio entre la activación y la desactivación del sistema nervioso. El estrés nos hace permanecer en simpaticotonía; sin embargo, en yoga enfatizamos en aflojar sobre el sistema nervioso parasimpático, que es el que nos repara.
- Equilibrar los neurotransmisores, entre los que cabe citar:
  - *Dopamina*, que es la hormona que nos anima a realizar proyectos o *hobbies*.

    Al salir de casa o del trabajo e ir a las clases de yoga, estemos acatarrados o cansados, porque nos gusta y nos apetece, estamos aumentando nuestros niveles de dopamina.
  - *Endorfinas*, responsables de poner nuestros músculos en movimiento.
  - *Serotonina*, regula el ánimo, el sueño, la memoria. En yoga decimos que cuando relajamos nuestro cuerpo por unos minutos, el descanso equivale a horas de sueño profundo. Cuando realizamos una meditación, *mindfulness* o relajación guiada aumentamos los niveles de serotonina.
  - *Oxitocina*, es la hormona de la felicidad. Cuando salimos de la clase y sentimos la sensación de felicidad hasta en los poros de la piel.
- Ser conscientes de nuestras emociones y aprender a trabajar con ellas.
- Aprender a interpretar las señales de nuestro cuerpo, los síntomas previos a contraer enfermedades (dolor, molestia, etc.).
- Mover todo el organismo, y el estrés lo que necesita es movimiento. Las posturas generan espacio dentro y fuera del cuerpo.
- Comprender los conceptos de perseverancia, la rendición y la aceptación. Seremos menos reactivos ante las situaciones, y sabremos relajarnos no dando excesiva importancia a las situaciones que ocurren a nuestro alrededor.
- Aprender diferentes técnicas respiratorias y de meditación con las que, como decía el sabio Patanjali, «frenaremos las fluctuaciones de la mente», para aprender a relajarnos.
- Amarnos a nosotros mismos y ser más asertivos: «la capacidad de saber expresar lo que queremos o sentimos sin dañar a los demás».

Realizar yoga cuando padecemos estrés nos permitirá progresar en mantenernos relajados y sanos a través de las posturas o asanas. El yoga nos enseña a potenciar los aspectos más importantes que tenemos, como la respiración, poder controlar y gestionar nuestra mente y disfrutar de la danza de la vida.

A nivel físico

Las asanas unen cuerpo y mente. Producen diferentes beneficios al organismo, equilibran los diferentes sistemas aumentando y estimulando las defensas. Al realizarlas de manera lenta y coordinando con la respiración, conseguiremos integrar la lentitud en nuestra vida, que, por si no lo sabías, es un factor de protección interno.

Lentitud= factor interno de protección

Cada postura nos enseña a encontrar el equilibrio entre las fuerzas de la acción y de la inacción. En cada postura observaremos la fuerza y la relajación a través de la consciencia. Al igual que una tienda de campaña necesita repartir su peso para que no se desmonte, necesitamos encontrar el equilibrio en nuestra balanza de manera continua.

Este es el principio de Sthira-Shukam: no todo es flexibilidad, ni tampoco fuerza; el yoga es equilibrio.

Cuello

El cuello es la zona más vulnerable en la persona al padecer estrés, el cuello nos duele, y sentimos que la cabeza nos pesa demasiado. El exceso de pensamiento hace que nuestra cabeza, unido al dolor de cuello, sea uno de los síntomas físicos que se hacen presentes en la persona que padece estrés. Debemos esforzarnos en estirarlo y relajar la ATM (articulación temporo mandibular para relajar la carga a la que la sometemos cuando tenemos bruxismo), y constará de una serie de ejercicios que aprenderemos a realizar para hacerlos incluso en el trabajo.

Trapecio

La musculatura que parte del cuello va hacia los hombros y recorre parte de la espalda, tiende a contracturarse en caso de estrés. Existen estiramientos para la zona baja, media y alta.

Hombros

Los hombros es otra de las zonas vulnerables del cuerpo ante el estrés; son los grandes olvidados, que solo les prestamos atención cuando duelen. Zona muy propensa a las lesiones, casi los más involucrados y que sufren en el sedentarismo y las malas posturas y, por supuesto, como ya hemos referido, en el estrés. Los hombros tienen la función de acercar y alejar las cosas hacia nosotros, además de levantar peso.

El hombro es la unión de los brazos al tronco, y la correcta movilidad de ellos permite que tanto el codo, muñeca y dedos de las manos, puedan moverse con libertad. Cuando llevamos los hombros caídos hacia delante, afecta de manera directa a nuestros tendones. La molestia en los hombros suele ser bastante común, quizás por la gran movilidad de esta articulación, que genera a su vez inestabilidad. Suelo decir a los alumnos que prestamos poca atención a los hombros, porque como normalmente funcionan no somos conscientes de lo mucho que los necesitamos y que necesitan cuidados específicos. Las lesiones más comunes son tendinitis, bursitis, dislocaciones y roturas producidas por realizar movimientos repetitivos erróneos.

¿Qué necesitan y que nos proporcionan los hombros?

- *Necesitan movilización, estiramiento y tonificación*. En mi opinión diría que casi por partes iguales. Una de las clases que suelo realizar que más les gusta a los alumnos es precisamente una en la que observamos en cada asana la postura que adoptan los hombros. A través de la clase y la secuencia de posturas que les propongo, es cuando son conscientes de los hombros, no solo en el día de la práctica, sino en los sucesivos, porque suelen tener agujetas por un trabajo bien realizado.
  Para una correcta colocación de los hombros es imprescindible que hablemos sobre el romboides, que es un músculo subyacente al trapecio, situado en la parte inferior de la nuca y superior dorsal y que se extiende desde la columna vertebral al borde de la escápula.
  La estabilización del romboides consigue que las escápulas se mantengan orientadas hacia la columna, consiguiendo así que los hombros adopten una mejor posición. Por ejemplo, cuando escribimos en el ordenador o queremos saber cuál es la mejor manera de sentarnos. No es necesario buscar una activación al 100% de este músculo, pero cuando somos conscientes de él, y nuestro cuerpo coge fuerza, movilidad y flexibilidad, gracias al yoga nos aseguramos de que nuestro hombro será funcional, es decir, que nos funcione para el día a día.

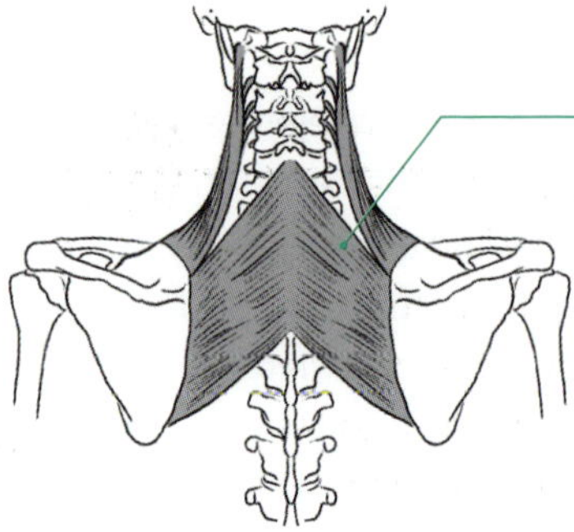

- *Nos ayudan a regular la temperatura*. Al destaparlos, conseguimos disminuir la temperatura y, al taparlos, la aumentamos. Esta sensación la sentimos de forma clara en verano, cuando hay noches más fresquitas y nos tapamos los hombros, al cabo de unos segundos se regula la temperatura.
  Este consejo suelo darlo a los alumnos, mayoritariamente mujeres, que al asistir a las clases de yoga tienen mucho calor. También puede ser un buen consejo para las mujeres en periodo premenopáusico. Al finalizar este capítulo, encontrarás una práctica destinada a la movilización de los hombros. En yoga, cuando hablamos de estrés, es primordial la correcta colocación de los hombros, porque afectan directamente al pecho, que es el chakra del corazón y de emociones tan importantes como el amor y la fuerza interior. Asimismo, prestaremos mucha atención a la glándula del timo y a la colocación de la columna.

> El exceso de responsabilidad se manifiesta en el bloqueo o tensión de los hombros.

MI EXPERIENCIA

Los alumnos que asisten a las clases de yoga en un 40% aproximadamente suelen mostrar molestias o lesiones previas en los hombros, al comienzo de la práctica de yoga. Según avanzan en las clases y van trabajando, la movilidad, la fuerza y la flexibilidad y la colocación, el 100% mejoran. Sobre todo porque esa conciencia generada en las clases, la siguen en sus rutinas diarias.

La espalda

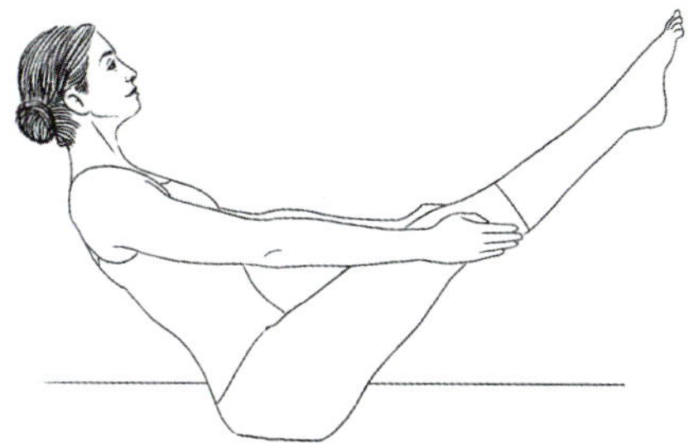

La columna es nuestro eje. Si nuestro eje es flexible, también lo será el sistema nervioso, el músculo-esquelético y la mente. La movilización de la columna será, junto a la respiración, la primera fase de toda clase de yoga, para despertar la apertura de los vórtices energéticos o chakras en el despertar de la conciencia.

Provocada por el estrés ocasionan molestias y dolor a lo largo de la columna. En yoga decimos que la edad de las personas se mide por la flexibilidad de la columna; por ello, personas de edades avanzadas siguen siendo ágiles, debido a su gran movilidad en la articulación de la columna.

A nivel de la musculatura, no podemos pasar sin hablar de uno de los centros de unión de nuestro cuerpo y un auténtico termómetro del estrés, hablamos del *psoas*.

El psoas

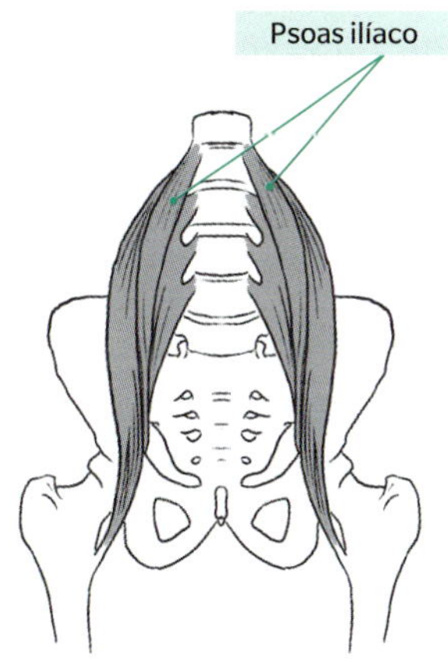

Se conoce como «el músculo de la lucha y la huida», y también «el músculo del alma». Un psoas tenso se relaciona con la activación del sistema nervioso simpático, frente a un psoas relajado, que tiene relación con el sistema nervioso parasimpático, en el que la persona tiende a sentirse sosegada y tranquila y no en una eterna lucha, que es lo que nos produce el estrés.

Es el nexo de unión entre el tronco y las piernas y tiende a contraerse ante situaciones de tensión, al tiempo que puede perder elasticidad y plasticidad si no se estira. Su localización lo convierten en el engranaje entre las dos partes del cuerpo, inferior y superior, nos ayuda a transferir el movimiento de arriba abajo y de abajo arriba, por lo que cualquier tensión desde este centro del movimiento compromete el resto de músculos, fascias y órganos, lo que se traduce en rigidez en la espalda, falta de movilidad en el tren inferior y hasta la contracción de fascias que cubren las glándulas suprarrenales, que tal y como hemos explicado son fundamentales en la producción de cortisol u hormona del estrés. Debido al sedentarismo o a pasar muchas horas sentados frente al ordenador, este músculo tiende a acortarse y los efectos que tiene el tener un psoas acortado son:

- Dolor lumbar.
- Desestabilización de la pelvis al caminar.
- Falta de conexión entre el tren superior e inferior.
- Desconexión energética de los chakras inferiores (donde se sitúa el psoas) frente a los superiores o relacionados con el lado espiritual de la persona.

Por mi experiencia como profesora y practicante de yoga pongo mucho énfasis en el trabajo consciente que requiere este músculo para atenuar y mejorar los dolores de espalda, sobre todo en personas con hiperlordosis lumbar, ciática, así como para mejorar dolencias gastrointestinales, menstruación y degeneración de la articulación de la cadera, y, sobre todo, por su influencia directa en el sistema nervioso central y periférico.

No solo el estrés puede provocar molestias en este músculo; el sedentarismo o pasar muchas horas sentado puede provocar también su rigidez como hemos comentado. Cuando trabajamos sobre el psoas lo hacemos sobre toda la zona, la abdominal, visceral, afectando de manera positiva al equilibrio y la conexión del movimiento, haciéndolo más fluido. Y no solo el movimiento y la energía, sino también la respiración. El diafragma está unido al psoas a través de una fascia: plexo solar. Debemos entenderlo como un todo para comprender la importancia de mantener sano y flexible un músculo que no se ve, pero rige nuestro centro corporal, emocional y espiritual.

El piramidal

Pondremos atención al *piramidal,* un músculo pequeño que se sitúa en el interior de las nalgas y que da mucho la lata cuando se contractura. Suele contracturarse en personas que pasan muchas horas sentadas (conductores, personas que pasan muchas horas frente al ordenador, máquinas, etc.); por mi experiencia suele molestar en situaciones de estrés.

Por norma general, la persona sedentaria por trabajo o por costumbre, tiene más probabilidades de padecer estrés porque el estrés necesita movimiento para salir del cuerpo.

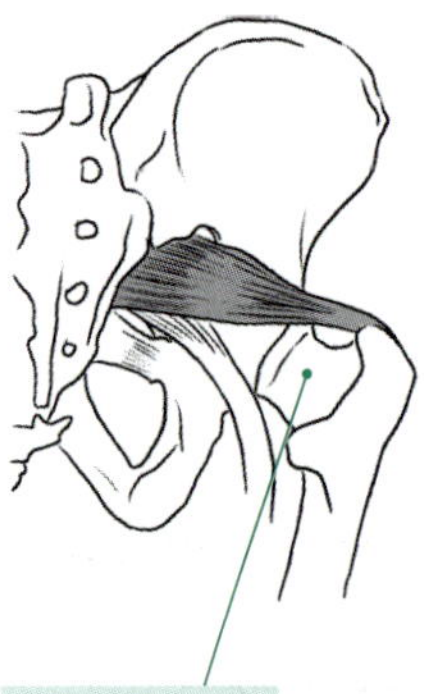

Piramidal

Uno de los aspectos importantes que nos aporta el yoga es saber activar y relajar el cuerpo, que es igualmente importante.

Si nuestro estrés está provocado por pasar demasiadas horas en el ordenador, alargaremos toda la cadena anterior. Generando espacio, apertura a la vez que relajación.

Al tener estrés mantenemos activación muscular continuada, pero depende de la persona, y resulta bastante común apretar las nalgas, que pueden ser una de las zonas que se mantienen tensas y contracturamos el piramidal.

Las fascias

Las fascias en el plano físico es igual o más importante para el conjunto que en lo espiritual. En este sentido *la fascia*, ese tejido que cubre cada órgano, cada músculo y estructura del cuerpo aportando flexibilidad, es fundamental. Trabajar sobre las fascias requiere de un trabajo riguroso, localizado y profundo. La rigidez provoca dolor en general, pero en el caso de la rigidez en las fascias el dolor se expresa en forma de migraña, bruxismo, fascitis plantar o puntos gatillo. En tanto en cuanto seamos capaces de trabajar la elasticidad y la fuerza de este tejido envolvente seremos capaces de mejorar el bienestar de aquello que envuelve. Para que nos hagamos una idea de la importancia de estas pequeñas estructuras tenemos que saber que representan el 20 por ciento de total de toda nuestra masa corporal. Al mejorar la elasticidad, mejoramos el deslizamiento de unas sobre las otras. Imaginemos un violín, solo cuando las cuerdas tengan la flexibilidad y la fuerza en equilibrio el arco que la golpea será capaz de producir armonía musical. En el cuerpo humano ese equilibrio se rompe cuando la fascia pierde la mitad de su movilidad y es entonces cuando aparece la rigidez y con ella el dolor. Uno de los factores que provoca la pérdida de flexibilidad entre las fascias son las reacciones que se generan en situaciones de estrés. Para mantenerlas muy lubricadas es importante beber agua.

Más adelante veremos otros problemas que nos genera el estrés, como el bruxismo, la migraña y la hipertensión, a las que, como son situaciones más comunes en personas con estrés crónico, les dedicaremos un apartado especial.

A nivel energético

El psoas se sitúa entre los tres chakras inferiores, lo más físicos y necesarios para emprender un trabajo espiritual camino de los chakras superiores.

En la parte práctica podrás disfrutar de una clase dedicada a los chakras.

Chakras y trabajo energético

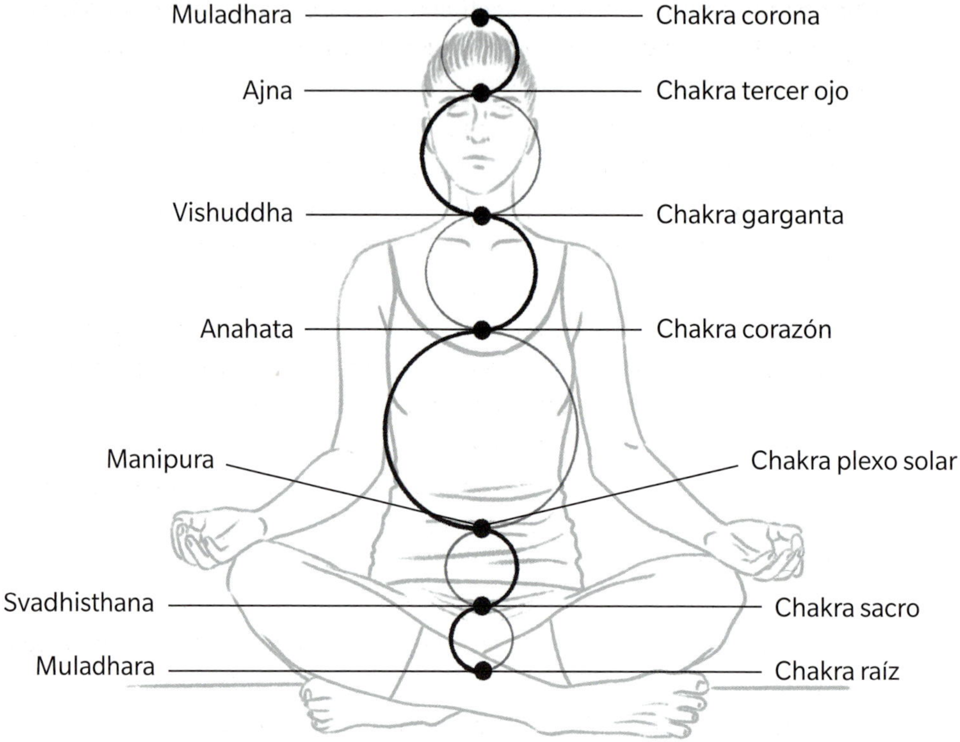

Chakras y despertar de la Kundalini.

Los chakras tienen correspondencia fisiológica y psicológica con nuestro cuerpo. Si su energía no fluye, puede provocarnos enfermedades. Cuando padecemos estrés, afecta a la integridad total de nuestro organismo, por lo que deberíamos trabajar sobre los 7 chakras principales.

Las asanas, los pranayamas, la meditación y la visualización trabajan el equilibrio de los mismos. Depende de la persona y donde somatice su estrés, se verán más afectados unos chakras frente a otros, es decir, unos órganos frente a otros.

Los chakras y sus funciones

- ✓ *Chakra raíz*: si está equilibrado, sentiremos arraigo y energía. Nos ayuda a trabajar nuestros miedos e inseguridades. Recomendable enfatizar en su apertura en casos de tristeza, indecisión, etc.
- ✓ *Chakra sacro*: cuando está equilibrado, sentimos que se expande nuestra creatividad. Lo celos y la envidia surgen cuando este chakra está desequilibrado.
- ✓ *Chakra plexo solar*: si está equilibrado, sentiremos el respeto y el valor de uno mismo, si, por el contrario, está desequilibrado, nos sentiremos nerviosos e inseguros, dudaremos de lo que hacemos y pensamos continuamente.
- ✓ *Chakra del corazón*: si está equilibrado, sentiremos el amor y la compasión en nuestro entorno. Si está desequilibrado, daremos más de lo que recibimos, y la sensación de soledad, rumiación y depresión nos invade.
- ✓ *Chakra garganta*: si está equilibrado, sentiremos la alegría y la positividad en nuestras palabras. Si está desequilibrado, notaremos el impedimento de poder expresar lo que sentimos, la mentira, y la falta de comunicación verdadera serán nuestro error continuo.
- ✓ *Chakra tercer ojo*: si está equilibrado, sentiremos una intuición y apertura mental ante las situaciones. Si está desequilibrado sentiremos una falta de concentración y desconexión hacia nosotros y hacia nuestras palabras.
- ✓ *Chakra corona*: si está equilibrado, sentiremos la iluminación y la conexión en todos los aspectos físicos y mentales de la persona, estableciendo una correcta conexión entre subconsciente y consciente. En caso de que este chakra esté desequilibrado, podremos padecer problemas psíquicos y de percepción de la realidad.

A nivel mental

Nos enfoca en el presente. Al realizar asanas o seguir las indicaciones del profesor requiere del sentido de la escucha. Así que no podemos estar pendientes de nuestros problemas o de rumiar pensamientos, porque el yoga requiere concentración.

La práctica de asanas y pranayamas despierta la consciencia interna y también nos ayuda a desconectar y volver hacia adentro y así conseguiremos sentirnos más centrados y relajados. Y solo así seremos capaces de llevar nuestro carruaje por el camino correcto. El yoga nos ayuda a entender el quinto principio que el maestro Patanjali describe como pratyahara.

A continuación te ofrecemos un código QR para entender cómo funciona el pratyahara.

Pratyahara «El control de los sentidos»

https://yogaesvida.es/yoga-para-el-estres-pratyahara/

A lo largo de este libro desarrollaremos las principales dolencias y patologías derivadas del estrés, desde el insomnio, la ansiedad, los problemas intestinales y a otras de menor rango como el bruxismo o las migrañas, no sin antes conocer de qué manera el yoga puede convertirse en nuestro gran aliado.

El ser humano evolutivamente no tiene capacidad de regular el estrés crónico, pero sí es capaz de regular estados de estrés agudo y podemos activar a través de diferentes técnicas.

«Lo agudo regula lo crónico»

- ✓ Frío intermitente.
- ✓ Ayuno intermitente, consiste en hacer pasar hambre al organismo durante 2 días a la semana.
- ✓ Pasar frío intermitente, ducha de agua caliente y después durante 1 minuto nos duchamos con agua fría hasta que sintamos que no podemos aguantar más ese frio.
- ✓ El ejercicio en cierto modo, si es de intensidad, supone un estrés para el organismo, que nos ayudará a adaptarnos y a crear nuevos patrones de comportamiento ante el estrés.

Dr. Domingo Pérez León

Respiración o pranayama para el estrés

Cuando estamos estresados necesitamos realizar respiraciones con efecto refrescante, equilibrante y purificante.

Físicamente, el estrés impide la correcta utilización del diafragma y los pulmones, por lo que respiramos de manera errónea e insuficiente. Las consecuencias son nefastas para la salud de nuestro corazón, los órganos internos se tensan y el cuerpo no consigue limpiar las toxinas que lo ensucian y entorpecen su correcto funcionamiento.

La respiración es la mejor manera de volver a uno mismo y mejorar la energía física y mental proporcionando energía y apertura a los chakras. En yoga damos importancia a la colocación de la lengua, a los ritmos de inhalación y exhalación, e incluso al uso de los orificios nasales.

Estas son algunas de las respiraciones que mejor pueden ayudarte cuando te sientas estresado. Prueba todas ellas, sin forzar, ve poco a poco y practícalas hasta que te sientas cómodo. Antes de hacerlo te contaré alguno de los amplios beneficios que nos aportan cuando estamos estresados. Ten en cuenta que cuanto más tiempo dediques a respirar, mejor te sentirás. Al menos debes realizar de 1 a 3 minutos cada respiración. Las ejecuciones de los pranayamas están descritas en el primer capítulo de este libro en la respiración.

Respiración yóguica o completa - Respiración que nos serena

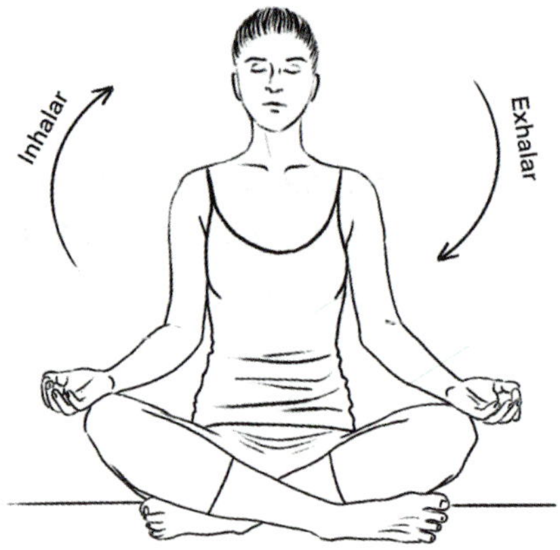

Esta técnica nos ayuda a aliviar el estrés y potencia los estados de calma.

Amplía la capacidad pulmonar, relaja el diafragma, afloja el sistema nervioso mitigando el cansancio físico y mental que generan los estados de estrés.

- Podemos realizarla en cualquier postura (sentado, tumbado, de pie, etc.).
- Consiste en inhalar y exhalar por la nariz aprovechando toda la capacidad pulmonar.
- Cuando inhalamos, se infla el abdomen, se expanden las costillas y se eleva sutilmente el pecho (estas tres fases se ven reflejadas en la misma inhalación).
- En la exhalación se activa abdomen inferior para recogerlo hacia la columna, cerrando costillas y se relaja el pecho.

Pranayama Samavritti

Este pranayama nos ayuda a mantener la calma o recobrarla ante situaciones estresantes, así como el sistema nervioso en pocos minutos. Usaremos la técnica de la respiración completa cambiando el ritmo.

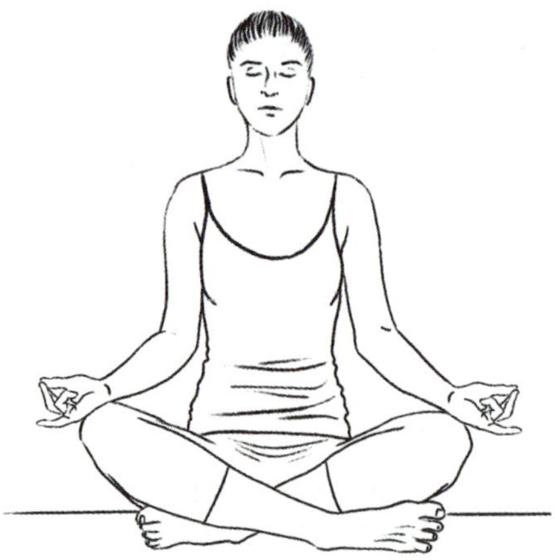

Equilibramos «prana y apana».
La energía que entra y la que sale.

La respiración cuadrada consiste en equilibrar el aire que entra con el aire que sale. Debemos encontrar la simetría en la inhalación y exhalación, y en las retenciones.

Esta respiración la podemos realizar de 3 a 5 minutos, al inicio de la clase de yoga.

Ritmo 4/4/4/4. Inhalamos en 4 tiempos; retenemos a pulmón lleno en 4 tiempos, exhalamos en 4 tiempos, retenemos a pulmón vacío en 4 tiempos.

- 8/8/8/8;
- 12/12/12/12, etc.

Respiración Ujjayi

Es un pranayama que estimula los diferentes sistemas del cuerpo (nervioso, respiratorio, digestivo, etc.), tres sistemas que se ven altamente afectados ante situaciones de estrés.

Proporciona estabilidad al sistema nervioso al disminuir la presión arterial, centrando la mente y preparándola para los estados meditativos.

El pranayama Ujjayi coordina de manera perfecta la expansión y la fuerza tanto física como mental.

Esta respiración genera «calor interno» por dos motivos: cierre parcial de la glotis y por la activación del transverso del abdomen (musculatura profunda); por ello no la recomiendo en personas con estados de ansiedad o estrés agudo.

Respiración lunar o Chandra Bheda

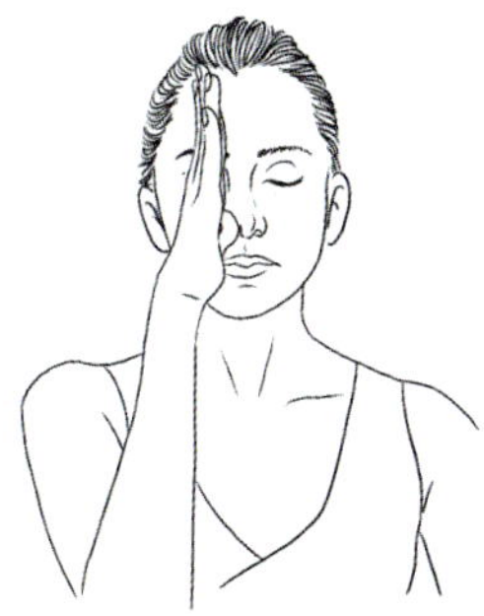

Es un pranayama que nos restaura ante situaciones de estrés.

Cuando realizamos este pranayama damos un descanso profundo al corazón, al sistema circulatorio y al nervioso.

Este pranayama aporta claridad a la mente, facilitando conciliar el sueño, mitiga la migraña y prepara la mente para estados meditativos, etc., potenciamos la fosa izquierda frente a la derecha.

Siempre que realizo este pranayama me gusta transmitir que conecto con las cualidades de la luna:

Receptividad, tranquilidad, el lado oculto y femenino.

EJECUCIÓN

Este pranayama consiste en inhalar por la fosa nasal izquierda y exhalar por la derecha. Al inhalar por la fosa nasal izquierda estamos activando la parte derecha del cerebro relacionado con visualización, creatividad, emociones, etc.

El primer número se refiere a la inhalación, el segundo a la exhalación. Puedes realizar una pequeña retención al finalizar la inhalación y al finalizar la exhalación.

RESPIRACIÓN ALTERNA; NADI-SHODHANA Y ANULOMA VILOMA

«La respiración que calma mente y cuerpo».

Este pranayama reduce el estrés. Nos proporciona purificación y equilibrio entre ambos hemisferios cerebrales, para que uno no predomine sobre el otro (lógico e intuitivo) y lo conseguimos alternando el aire entre los orificios nasales.

En yoga consideramos que el cuerpo es energía, y cuando estamos estresados necesitamos compensar la actividad de ambos hemisferios cerebrales. Si lo trasladamos al campo de la salud, hablamos de encontrar la homeostasis.

EJECUCIÓN

Usaremos los dedos de la mano derecha para taponar y destaponar las fosas nasales. La respiración se llama alterna, porque iremos alternando las fosas nasales. En el apartado de los vídeos de este capítulo, podrás ver la ejecución de este pranayama y en el capítulo inicial dedicado a la respiración.

a) Nadi Shodana básico

Nivel principiante. Nivel 1

Antes de comenzar hago 3 respiraciones completas y en la última exhalación comenzamos.

- Inhala por la fosa nasal izquierda.
- Exhala por la fosa nasal derecha.
- Inhala por la fosa nasal derecha.
- Exhala por la fosa nasal izquierda.

✓ Podremos realizar de 10 a 30 vueltas y al finalizar respiramos varias veces por ambas fosas nasales.

b) Nadi Shodana con Viloma. Con retención: Anuloma Viloma

Nivel intermedio-avanzado. Nivel 2 y 3

Este pranayama usa la retención a pulmón lleno y pulmón vacío, que, como vimos en el capítulo de la respiración del comienzo del libro, ofrece grandes beneficios para la salud.

La retención a pulmón lleno nos permite metabolizar mejor el oxígeno y activamos el nervio vago. Bahya Kumbhaka es la retención a pulmón vacío. Se adquiere un estado de concentración y se consigue mejorar la energía en caso de estrés.

> **Las retenciones no se deben practicar en caso de embarazo, tensión arterial alta no controlada, tensión ocular y problemas auditivos.**

La clave está en exhalar por la fosa nasal con la que se inhala.

- Taponas fosa nasal derecha.
- Exhalas izquierda, inhalas izquierda.
- Taponas ambas fosas para retener el aire.
- Exhalas derecha y retienes el aire.

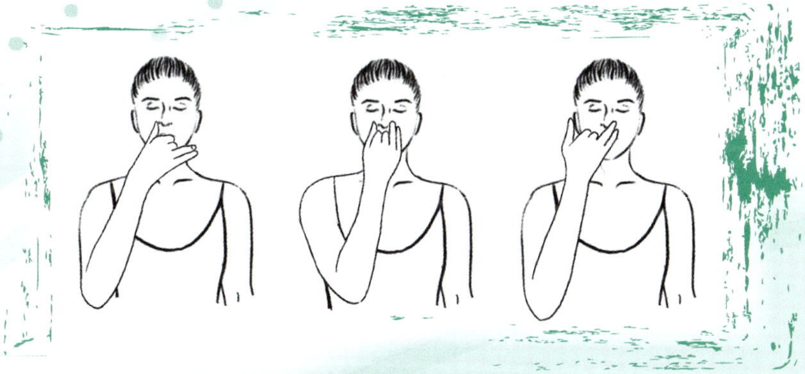

✓ Repito al menos 20 veces esta respiración alterna.

✓ También puedes realizar 3 ciclos de 10. Y entre ciclo y ciclo vuelves a la respiración completa. El tiempo aproximado serían 5 minutos para poder recibir todos estos beneficios.

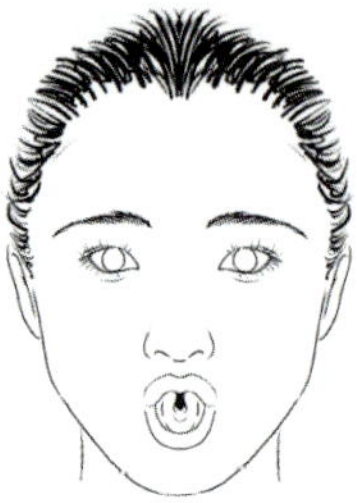

Sitali Pranayama. Respiración refrescante

El estrés por sentirnos desbordados provoca en muchas ocasiones que sintamos calor interno. Si esto te ocurre y sientes que tu cabeza es como una olla a presión, podemos realizar este pranayama que provoca un rápido efecto frío en mente y cuerpo. Hacemos 30 respiraciones o 3 vueltas de 10 respiraciones. Inhalamos por la lengua , exhalamos por la nariz.

Podrás descubrir más beneficios en el vídeo en el que hablo de esta respiración al final del capítulo.

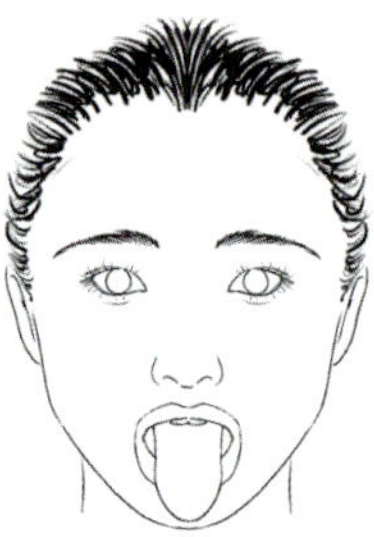

Pranayama Simhasana o Respiración del León

Esta respiración nos ayuda a aliviar el exceso de calor y enfado acumulado en el cuerpo; a relajar toda la tensión que sentimos en aquellos momentos en los que creemos que perdemos los nervios y el enfado nos invade de tal manera que saca lo peor de nosotros. Antes de que te arrepientas de tus palabras, actos o miradas llenas de ira, busca un lugar silencioso y realiza 10 respiraciones del león. Inhalo por la nariz y exhalo por la boca sacando la lengua todo lo que puedas.

Relajación

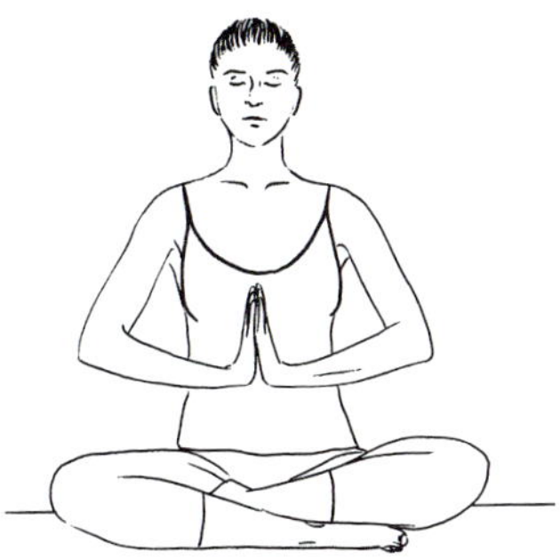

RELAJACIÓN MUSCULAR PROGRESIVA DE JACOBSON

Este método de entrenamiento consiste en pensar en relajar los diferentes grupos musculares del cuerpo. Al conocer la diferencia entre tensión y relajación conseguiremos realmente liberar la tensión que nos tiene aterrados. Son 16 grupos musculares en los que deberemos pensar para su posterior relajación y en un tiempo aproximado para ello y suelen ser 50 minutos; para completar ir pasando por cada uno de ellos esos grupos musculares de manera completa.

Se puede realizar en un formato más corto, que son los que te muestro si la queremos realizar en menos tiempo (concentrando los diferentes grupos musculares). Cuando realizamos contracciones musculares durante unos segundos, al soltar y al relajar, se ejerce un efecto calmante y relajante sobre todo el organismo incluyendo así la mente. Sin tensión no puede existir la relajación, así que si conocemos lo que es tensión, conoceremos de una manera qué es la relajación.

Indicaciones principales

- Se realiza sentados o tumbados.
- Hemos de tener en cuenta antes de comenzar esta relajación muscular progresiva que no dejaremos de tensar el cuerpo hasta que no se indique lo contrario. Aroximadamente el tiempo de contracción será de 6 segundos por zona; acabo de manera completa en ese momento, no de manera gradual.
- Y cuando se marque que acaba la relajación, soltamos por completo la zona. En ese momento no de manera gradual y tampoco han de tensarse partes del cuerpo que no sean mencionadas.

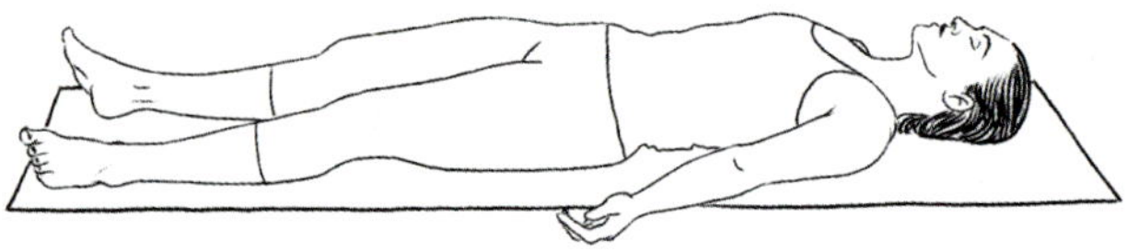

Desde la posición de Savasana, cierra los ojos y acomódate para comenzar.

Relajación progresiva (versión corta)

Una versión más corta que suelo realizar en las clases de yoga en la posición de Savasana es la siguiente:

- ✓ Inhala y, al exhalar, comenzamos a tensar pies y piernas. Mantengo la contracción 6 segundos y relajo.
- ✓ Cojo aire por la nariz y, al exhalar, llevo tensión a nalgas, abdomen, mantengo 6 segundos y relajo.
- ✓ De nuevo, inhala y, al exhalar, contrae ahora los dedos haciendo puños, muñecas codos, brazos, hombros toda la espalda; mantengo la contracción 6 segundos y relajo.
- ✓ Dirige la mirada hacia atrás todo lo que puedas, mantén 6 segundos y relaja.
- ✓ Ahora todo tu cuerpo está relajado, también tu mente. Quédate relajado unos minutos en esta posición.

RELAJACIÓN AUTÓGENA DE SCHULZ - 15 minutos

15 min

La relajación autógena es una técnica de relajación que puede ser guiada por el profesor o podemos realizarla nosotros mismos.

Consiste en repetir mentalmente las mismas frases a modo de mantra (frases cortas) para favorecer los estados de calma en el cuerpo y la mente y es muy efectivo en casos de ansiedad y estrés.

La relajación autógena que te propongo evoca la sensación de calor en diferentes partes del cuerpo. El calor se asocia con la sensación de relajación y confort y ayudará a equilibrar el sistema nervioso, que, como ya sabes, en estados de estrés permanecemos en simpaticotonía durante prácticamente todo el día, y con la relajación autógena conseguimos invertir esta tendencia.

En este método hemos de dejar un espacio de al menos 20 segundos para darnos tiempo a ir aflojando.

Beneficios

- Con este método equilibra el sistema nervioso, que con el estrés permanece en desequilibrio continuo.
- Aumento de cantidad en ondas alfa cerebrales (que son las que se activan en fase de relajación y concentración).
- Genera equilibrio entre el sistema nervioso simpático y el parasimpático.
- Aumento de la temperatura corporal y la piel (sobre todo si evocamos la sensación de calor en la situación propuesta).
- Mejora la capacidad respiratoria y la función cardíaca.

Rosemary A. Payne, en su libro *Técnicas de relajación*, lo recomienda para personas que padecen estrés y ansiedad ayudando al cuerpo y a la mente a relajarse. El cuerpo y la mente entran en una especie de «trance».

EJECUCIÓN

- ✓ Colócate en posición cómoda y toma conciencia de las sensaciones de tu cuerpo y aflójalas durante este rato.
- ✓ Concéntrate en mi voz y déjate llevar por las sensaciones.
- ✓ Puedes imaginarte en un sitio en el que te sientas relajado; por ejemplo, tumbado sobre la arena de la playa, en un día cálido.
- ✓ Toma conciencia de los sonidos que te rodean, los sonidos exteriores (de la casa de al lado, o de las salas contiguas adonde estás ahora, etc.). También los interiores (respiración, sonidos de las tripas, etc.) y desde ahí comienza a relajarte a través de la respiración profunda y cada vez más relajada.
- ✓ Tu cuerpo comienza a suavizarse, tomando conciencia en los puntos de contacto del cuerpo y la silla o el suelo. ¿Cuáles son tus puntos de apoyo?
- ✓ Ahora concéntrate en la respiración natural, sintiendo cómo se eleva el abdomen en la inhalación y cómo en la exhalación tu abdomen baja y se relaja. Inhalo y mi abdomen se infla y, al exhalar, se desinfla y baja (silencio).
- ✓ (Percibe que la exhalación es ligeramente más larga que la exhalación).
- ✓ Concéntrate en el lado derecho del cuerpo y repite mentalmente.

Siento mi mano derecha pesada (repito x 3 veces)
mi pulso está suave y calmado
Mi mano derecha es pesada y está relajada (repito x 3 veces)
mi pulso está suave y calmado
Siento mi mano y brazo derecho pesados (repito x 3 veces)
mi pulso está suave y calmado

- ✓ Ahora visualiza tu mano y brazo derechos en la arena de la playa sintiendo cómo se hunden y se calientan lentamente. Los tejidos más profundos de tu brazo y mano.
- ✓ Mi respiración cada vez es más profunda (silencio).
- ✓ Mi mano y mi brazo derechos están muy relajados y suaves.
- ✓ Con cada exhalación me siento más y más relajado. Mando ese mensaje de relajación a mi brazo y mano derecha.

- ✓ Dirige ahora la atención al lado izquierdo del cuerpo.
  Siento mi mano izquierda pesada (repito x 3 veces)
  mi pulso está suave y calmado

Mi mano izquierda es pesada y está relajada (repito x 3 veces)
mi pulso está suave y calmado
siento mi mano y brazo izquierdo pesados (repito x 3 veces)
mi pulso está suave y calmado
Siento una oleada cálida de relajación en mi mano y brazo izquierdo (repito x 3 veces)

- ✓ Ahora visualiza tu mano y brazo izquierdo en la arena de la playa sintiendo cómo se hunden y se calientan lentamente los tejidos más profundos de tu brazo y mano.
- ✓ Mi respiración cada vez es más profunda (silencio).
- ✓ Mi mano y mi brazo izquierdos están muy relajados y suaves.
- ✓ Con cada exhalación me siento más y más relajado. Mando ese mensaje de relajación a mi brazo y mano izquierdos.
- ✓ Ahora dirige la atención a los pies y las piernas. Evoca la sensación de pesadez en ellos.
- ✓ Repite conmigo mentalmente.

Siento mis piernas y pies pesados (repito 3 veces)
mi pulso está suave y calmado
Mis piernas y pies están muy pesados y relajados (repito x 3 veces)
mi pulso es suave y calmado
siento mis pies y piernas pesados (repito x 3 veces)
mi pulso es suave y calmado
siento una oleada cálida y confortable que invade mis piernas y pies (repito x 3 veces)
Mi pulso es suave y calmado

- ✓ Visualiza ahora tus pies y piernas en un sitio cálido, y deja que el calor penetre en los tejidos más profundos de la piel.
- ✓ Imagina que estás en un sitio cálido, ¡es tan agradable esta sensación de calor! Mi pulso está suave y calmado.
- ✓ Respira profundamente y déjate llevar un poco más.
- ✓ Envía una sugestión de relax a tus pies y piernas para que se aflojen aún más. Mi pulso es suave y calmado.

- ✓ Ahora repite mentalmente:

Siento mis pies, piernas, brazos y manos relajados (repito x 3 veces)
mi pulso es suave y calmado

Mi abdomen está relajado y siento que mi respiración relaja mi abdomen (repito x 3 veces)
mi pulso está suave y calmado
mi corazón late de forma calmada y lenta (repito x 3 veces)
mi pulso es suave y calmado
mi mente está tranquila y serena (repito x 3 veces)
Mi respiración es lenta y profunda (repito x 3 veces)

- ✓ Toda tensión o crispación que tengo en mi cuerpo se disuelve y con la respiración profunda consigo liberarme de las tensiones que me hacen sentir el encogimiento en mi cuerpo y en mi mente.
- ✓ Cada preocupación del pasado se disuelve con la respiración profunda.
- ✓ Cada preocupación por el futuro se disipa con la respiración profunda

Mi pulso es suave y calmado (repito x 3 veces)

Cualquier preocupación se disipa con la respiración.
Disfruto del momento presente *(repito x 3 veces)*
Ahora, con la liviandad que percibes, tanto en tu cuerpo como en tu mente. Libérate y disfruta de la quietud y de la inmovilidad (silencio prolongado).

MI EXPERIENCIA

Es una técnica que agrada mucho a los alumnos que acuden a las clases estresados y nerviosos. Salen de la sesión de yoga con la sensación de tener el cuerpo dormido y la mente muy relajada, llegando incluso a costarles trabajo hablar y conectar con el exterior de la relajación tan profunda y placentera que sienten.

Esta técnica puedes practicarla, a modo de herramienta preventiva o cuando estás pasando una etapa de estrés o incluso ansiedad.

RELAJACIÓN DE BENSON

El método de Benson es una técnica que nos calma cuando nos sentimos agitados; mantiene nuestra mente centrada, usamos la respiración como guía y disminuye la frecuencia cardíaca en pocos minutos.

Se recomienda realizarlo sentado, por este motivo podemos realizarlo en la oficina.

Se sustituye el mantra por la palabra «uno». Esta técnica podemos realizarla varias veces al día en el trabajo por la sencillez de su ejecución.

Beneficio

- Nos ayuda a conseguir la sensación de relajación mental y física en pocos minutos.

Breve relajación - 3 minutos

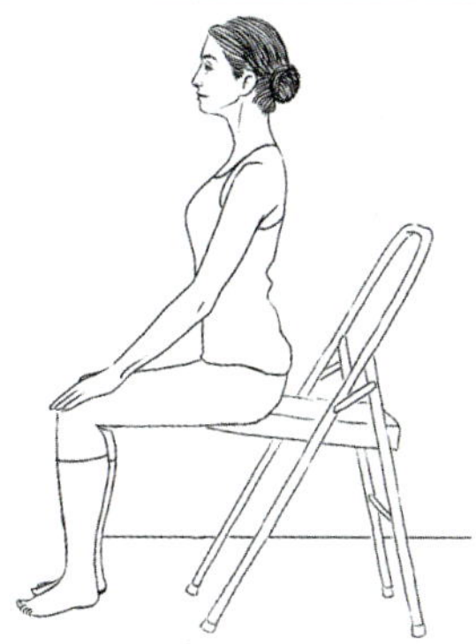

- ✓ Siéntate en posición cómoda que te permita relajarte. Vamos a aflojar la tensión desde los pies hasta la cabeza para poder comenzar.
- ✓ Cierra los ojos y dirige la atención a los pies sintiendo cómo se aflojan. Suaviza piernas, relaja caderas y nalgas.
- ✓ Ahora relaja toda la espalda y permite que se afloje el abdomen, pecho, hombros, brazos y manos.
- ✓ Relaja la garganta, el cuello, el rostro. Mandíbula suave.
- ✓ Tus ojos se hunden en las cuencas y descansan. Las cejas caen hacia los lados, permite que se alise tu entrecejo y tu cabeza se afloje y se destense.
- ✓ Ahora que te sientes profundamente relajado, lleva la atención a la respiración.
- ✓ Cada vez que eches el aire, repetirás mentalmente «uno». Puedes repetir mentalmente uno o decirlo en voz muy baja. Cogeré aire por la nariz y al exhalar, repito en voz baja «uno».
- ✓ Para finalizar, tras mantener este tipo de relajación durante unos minutos, respira profundo tres veces y abre lentamente lo ojos. Mantén la actitud pasiva durante al menos un par de minutos y comienza a desperezar tu cuerpo.

Recuerda los pasos

1. Relaja el cuerpo desde los pies a la cabeza.
2. Inhala por la nariz y, al exhalar por la nariz, repito mentalmente «uno, dos, tres...», y así sucesivamente.

Visualización

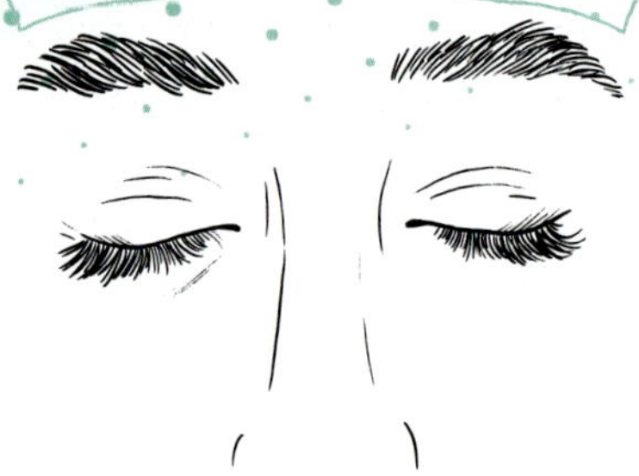

La visualización tiene unos beneficios considerables para la salud, y en casos de estrés unos resultados sorprendentes. Con las visualizaciones, descubrirás la creatividad de tu mente y conseguiremos olvidarnos durante unos minutos de lo que nos pone nerviosos. Puedes realizarlas sentado o tumbado, nos colocamos en una postura cómoda y relajamos el cuerpo desde la cabeza a los pies.

Recuerda

Puedes realizar las visualizaciones integradas en la práctica de yoga o sin integrarlas, simplemente si quieres relajar tu mente y dispones de unos minutos para ello.

VISUALIZACIÓN A TRAVÉS DEL COLOR

Imagina que respiras color «Verde», un color que se relaciona con la relajación y la armonía. Con cada respiración siente cómo el color verde te llena y se expande dentro de ti, como cuando una gota de tinta cae en el agua y se esparce y se extiende por todas partes.

Cada vez te sientes más y más relajado. La tinta se va distribuyendo por cada célula de tu cuerpo y mente. El color verde inunda todo tu cuerpo y te llenas de serenidad y de armonía en todo tu ser.

VISUALIZACIÓN DE LA PLAYA

Evocar imágenes de cuando estamos de vacaciones consigue un efecto de relajación corporal y mental. Si evocamos las situaciones positivas vividas, conseguiremos sentir la felicidad de nuevo.

Por lo general, realizar visualizaciones entorno a una playa, sea conocida o imaginaria, suele evocar sensación de calma en los alumnos. En las clases de yoga suelo contar a los alumnos que el sonido de las olas del mar y su movimiento es lo más parecido a nuestra mente: por eso, cuando vemos el mar, nos conectamos directamente con otra manera de ver y sentir las cosas. Estas emociones son las que evocaremos a través de la visualización.

VISUALIZACIÓN DE UN LUGAR ALEGRE, CUANDO ÉRAMOS PEQUEÑOS

✓ Trae a tu mente un lugar en el que eras o te sentías feliz, cuando eras pequeño.

✓ Puedes verte con la edad de ese momento, tu estatura, la ropa que vestías, tu pelo.

✓ Ahora comienza a llenar de detalles esa estancia; qué muebles y cuadros hay, de qué color son las paredes, las ventanas cómo son. El armario qué forma tiene, cuántos cajones.

✓ Ahora decides coger un juguete con el que siempre te ha gustado jugar, solo tú sabes dónde está. Cógelo e imagínate jugando y disfrutando con él.

✓ Quédate aquí disfrutando durante unos minutos.

✓ Para finalizar, deja de nuevo el juguete en su sitio y vuelve a echar un vistazo a tu alrededor, y siente que cada vez que quieras sentirte bien, puedes regresar a este espacio, que solo tú conoces.

✓ Respira profundo, haz movimientos lentos con tus pies y manos. Desperézate y vas abriendo los ojos.

✓ Sonríe por reecontrarte con tu espacio de ilusión y felicidad cuando eras pequeño.

Meditaciones y *Mindfulness*

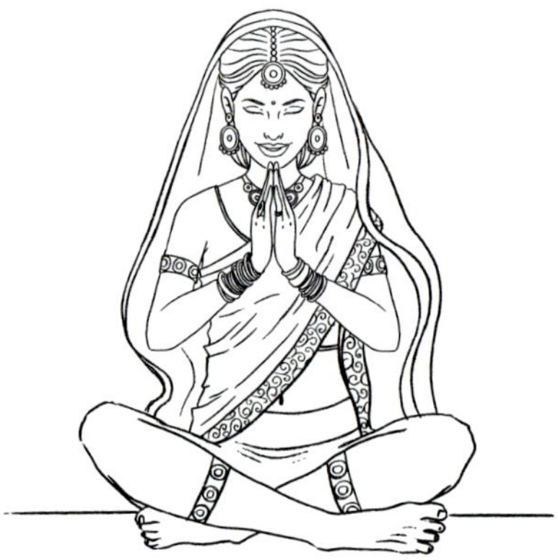

La meditación es una herramienta muy poderosa capaz de sanar la mente, el cuerpo y el espíritu.
Es un hábito para mejorar tu bienestar.
Cuando sentimos que nuestros pensamientos nos desbordan y no los podemos controlar, abraza la meditación como una herramienta para remediar la situación.

Además, está demostrado que los beneficios de la meditación no solo se experimentan en el momento, sino que perduran y nos ayudan a mejorar psicológicamente y a nivel cognitivo.

Cuando meditamos, principalmente se crean dos frecuencias en nuestro cerebro:

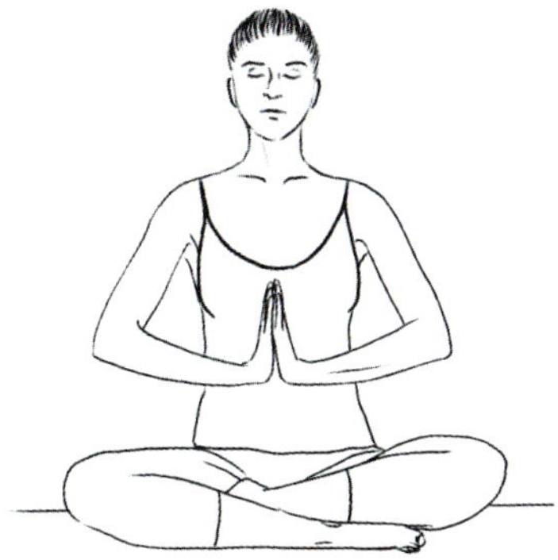

1. *Ondas alfa*. Representan una escasa actividad cerebral, tienen una onda lenta y se relacionan con los estados de comienzo de la relajación y baja actividad cerebral.
2. *Ondas gamma*. Las gamma en meditación rondan los 40 herzios.

Cuando estamos en situación de estrés, estamos en ondas betha; sin embargo, cuando estamos relajados, en alfa (que son las ondas que nos ayudas a crecer endorfinas).

Está demostrado que la meditación ayuda al cerebro a entrar en frecuencias gamma.

Podemos ver muchos gráficos que representan nuestra mente oscilando en ondas gamma, significa que nuestras neuronas trabajan rápidamente, pero en una frecuencia baja sería el resultado de que nuestra mente está adquiriendo un nivel cognitivo superior al nivel de concentración, atención y conciencia. Sin duda, la meditación nos aportará serenidad interior para ser menos reactivos ante las situaciones de estrés y por tanto no tengamos la sensación de lucha-huida de manera continuada, nos enseñará a ser menos reactivos.

Antes de comenzar a meditar, eligiendo cualquiera de las meditaciones que te propongo, has de crear un espacio de paz. Elegirás la postura que te resulte más cómoda y para hallar tu espacio interior, puedes imaginar una burbuja que te envuelve. Cada vez que te sientas dentro de esta burbuja, las preocupaciones y los pensamientos pasarán a otro plano.

Convierte la meditación en un hábito como el dormir o comer, que lo haces cada día. Medita unos minutos cada día; no te llevará mucho tiempo y notarás la diferencia.

MI EXPERIENCIA

Personalmente la meditación es como un reseteo, que necesito a diario para dejar que mi mente descanse, porque parece que somos adictos a la acción. Nos gusta hacer millones de cosas al cabo del día, pero nos cuesta parar y dedicar unos minutos a no hacer nada.

MEDITACIÓN DE LA COMPASIÓN

Según Daniel Goleman, creador de *la inteligencia emocional,* la compasión es el remedio universal que todas las religiones enseñan o intentan mostrar.

- La compasión genera empatía, despierta las neuronas espejo y provocan que empaticemos con la persona o situación que tenemos delante. Para lograr esa empatía, debemos comenzar a desarrollarla con nosotros mismos. La empatía hacia uno mismo es la clave para poder mostrar empatía o compasión universal.
- La compasión mejora los pensamientos y acciones, elevando nuestra vibración. Nos liberará de emociones negativas como el odio, el enfado.
- Nos aporta felicidad hacia uno mismo y hacia el mundo, es como en algunos textos y vídeos sobre el budismo cuentan; «la compasión es el oxígeno que necesitamos».
- Se dice que la compasión se pierde con la aceleración de pensamiento y acción, es decir, que si vivimos estresados vamos tan deprisa realizando todo lo que ocurre en el día, que el agobio que sentimos por no llegar tarde, o por no conseguir entregar a tiempo lo que se nos pide, perdemos la capacidad de comprender a las personas de nuestro entorno.

En Occidente la confundimos con la lástima, con la tristeza.

> **«La compasión nos humaniza».**
>
> Ramiro Calle
>
> **«La compasión sucede al evocar el amor a través del pensamiento y la razón».**
>
> Dalai Lama, *máximo representante del Budismo*

Conectar con la compasión

- Debemos disminuir el nivel de ego. En la sociedad actual, el ego es uno de los principales excesos que cometemos hacia uno mismo, creer que somos más importantes que el resto. Al ser compasivos con los otros, nos vemos reflejados en los ojos de los otros. La risa, un abrazo, palabras de apoyo que alienten a la persona que lo pasa mal, son actos de compasión.

- La compasión se trabaja aportando. ¿Qué puedes aportar tú a personas que lo necesiten? Si tienes dinero, quizás puedas ayudar en este sentido, si tienes tiempo, quizás puedes aportar tu tiempo, o si pones en práctica este tipo de herramientas que verás en este libro y sientes que te funcionan, puedes enseñar esas técnicas o regalar este libro a otras personas a las que quieras ayudar.

✓ Colócate en posición de meditación, y comienza a relajarte respirando. Puedes hacer cualquier movimiento que necesites para sentirte más a gusto.

A través de tu respiración, ¿cómo sientes que está tu cuerpo?

MI EXPERIENCIA

Personalmente, cada vez que bajo a Madrid a dar un paseo, y observo cómo la gente cruza los semáforos corriendo, incluso la gente que más dificultades tiene para ellos (personas lesionadas, con muletas, etc.), me da la sensación de que parece una batalla. Todos nerviosos, mirando hacia delante para ver cuándo deja de estar verde el semáforo para el peatón, mientras los coches y las motos activan el sonido de los motores, para salir los primeros.

Perdemos la empatía en los actos más cotidianos, y todo se debe al exceso de nervio interno, las carreras. La compasión nos hace estar presentes y abrir los ojos, sin negar lo que vemos y prestar nuestro apoyo, aunque solo sea estar presente con la persona que lo está pasando mal.

Me ayuda ver la compasión como un gran abrazo. Como el abrazo de un padre que comprende los errores y los pensamientos del mundo, como si fuesen los suyos propios. Para sentir compasión es necesario aceptar que no todos somos iguales, ni actuamos ni pensamos igual.

MEDITACIÓN AJNA CHAKRA - 3 minutos

3 min

Anteriormente os comentaba que el Ajna es donde se sitúa el tercer ojo y nos ayuda a liberar la capacidad de la intuición que se asocia con la glándula pituitaria.

✓ Conectamos primero con esta zona, masajeando con los dedos índice y pulgar de la mano derecha, el punto entre las cejas. Incluso si tienes alguna esencia como cedro o lavanda, puedes aplicarla en esta zona con masaje.

✓ Cerramos los ojos y nos colocamos en postura de meditación.
✓ A través de la respiración nos vamos concentrando en este centro enérgético.
✓ Continuamente, nos centramos respirando en esta zona, que se sitúa en el centro de nuestras cejas. Visualizando en nuestra pantalla mental el color índigo. Una mezcla entre el color morado y azul.

El color índigo mejora los estados de conciencia y está relacionado con la devoción, estimulando el cerebro, ampliando nuestra sabiduría.

MEDITACIÓN DE LA ACEPTACIÓN

La aceptación consiste en aceptar que hay cosas que no podemos cambiar.

La aceptación no es resignación, es hacerse consciente de que no podemos tener el control de todo, así que a veces hay que aceptar. No consiste en resignarse, porque la resignación conlleva el enfado. Este concepto lo desarrollo en muchas ocasiones con los alumnos en las clases a través de las posturas. Si no dialogamos internamente con nosotros ante las situaciones que nos estresan, lo convertiremos en enfado. Y el enfado se torna en sufrimiento y este deriva en enfermedad si dejamos que se instale en nosotros.

Respira profundo y reflexiona ante la siguiente pregunta.

¿Te aceptas? Realmente, ¿te aceptas, con tus virtudes y defectos?

Sí o No

¿Qué aspectos no aceptas de ti mismo o te gustaría cambiar?

____

____

____

Sobre lo que escribas en estas líneas, es sobre lo que puedes trabajar en tus meditaciones de aceptación.

En mis clases y en el día a día encuentro en mis alumnos una exigencia consigo mismos que llega a ser en muchas ocasiones fustigadora. Mujeres que les cuesta aceptar que su cuerpo cambia de forma con el paso de los años, principalmente en periodo perimenopáusico y menopáusico. Hombres, cuya flexibilidad o fuerza no es la misma que hace unos años y quieren a costa de todo ser lo que fueron.

El concepto de la aceptación nos hará ser sinceros y realistas con nosotros mismos; consiguiendo que nos sintamos orgullosos de nosotros mismos, de ser quienes somos y de haber llegado donde hemos llegado, y lo que queda.

> Tal y como dice el controvertido maestro Osho:
> «La aceptación nos transforma y surge como consecuencia de la consciencia de uno mismo. Consiguiendo modificar emociones como el enojo y la envidia».

Y es que el crecimiento personal consiste en ir cada día siendo un poco mejor.

Dedicar tiempo a trabajar la conciencia sobre uno mismo supone gran dedicación a través de la búsqueda de la atención plena. En esto consiste la evolución personal, en querer evolucionar y querer ser la mejor versión de uno mismo, sin que ello implique querer llegar a ser lo que fui, sino ser y estar orgulloso de ser quien eres hoy.

Trabajar en la radio y en medios de comunicación me permite conocer personas de la vida pública como políticos, actores, cantantes y directores con diversidad de opiniones respecto a todo tipo de temas, desde la actualidad, cultura, política, etc. Escucharlos durante tantas horas cada día me hizo aprender a aceptar. A aceptar sus opiniones y criterios, aunque en muchas ocasiones no los comparta, a aceptar el papel de cada una de las personas ante las tertulias. La aceptación hacia las personas se consigue escuchando al otro, sin emitir juicios.

A mí me pasó con José Luis Garci, director de cine al que admiro, respeto y del que aprendo a través de su trabajo y entrega en sus películas.

Tuve la suerte de ser invitada a disfrutar en el cine de su película *El Crack Cero,* la precuela de las maravillosas películas que protagonizó Alfredo Landa. Además de recomendaros que la veáis por su guión, argumento y trama, entre otras bendiciones, etc., principalmente me maravilló comprobar que tras cada interpretación de cada uno de los personajes de la película, veía a José Luis Garci. Su guión plasma de lleno lo que es Garci, su esencia. Conseguir transmitir a cada actor lo que quieres decir y cómo, con los gestos, tono de voz, interpretación, etc., lo considero realmente complejo y a la vez admirable. Os cuento esto porque creo que la esencia de la vida es que, en cada trabajo o acción que realicemos, debemos hacer como José Luis Garci: transmitir lo que somos, dejar la huella en cada una de las personas que están en nuestra vida. Fundamentalmente en nuestros hijos, amigos, familiares.

> **La esencia de la vida es que en cada trabajo o acción que realicemos debemos hacer como José Luis Garci, transmitir lo que somos, dejar la huella en cada una de las personas que están en nuestra vida.**

Vernos reflejados en el otro es un signo de que la vida nos devuelve para que veamos que lo que hacemos funciona de manera correcta. Inculcar los valores que tenemos cada uno, creo profundamente que todos tenemos algo que enseñar, porque de eso se trata al hablar de talentos. Así que, usando de referencia a mi querido José Luis Garci, sé el director de tu propia película, pero también el actor principal, secundario, el que hace bromas, el serio, el que se enfurece y el que ama, porque todo eso eres tú. Acéptate.

Así que nada de esto puede ocurrir sin la aceptación, sin la evolución de uno mismo.

Por ejemplo, una situación que todos vivimos en la actualidad es en el fútbol, principal motivo de rivalidad en la mayoría de las familias, por ser de un equipo u otro ya supone ser un rival o alguien que nos infunde pena por su elección de equipo. Personas que se aíslan para vivir los partidos solos porque no soportan la compañía, ni las opiniones de otros. ¿Realmente esto es sano para ti? Quizás sí, siempre y cuando sepas afrontar las derrotas, los penaltis, faltas e injusticias arbitrarias.

¿Aceptas el resultado final de una gran final? En nuestro día a día disponemos de gran variedad de ejemplos para trabajar la aceptación del otro y la nuestra propia, así que como conclusión podríamos decir que:

> Busquemos la aceptación en el otro, para encontrarla dentro de nosotros y viceversa. Pero también, y, sobre todo, puedes meditar sobre la aceptación hacia ti mismo, tu cuerpo, tu situación externa, tu estrés, etc., hacia la impermanencia, porque nada permanece para siempre, ni tu trabajo, ni tu dinero, ni el tiempo, ni, por triste que suene, las personas con las que compartes hoy tu día a día.

Meditación de la aceptación - 5 minutos

- ✓ Colócate en una posición cómoda y cierra los ojos.
- ✓ Evoca una respiración suave y profunda y deja que tu cuerpo se relaje en unas cuantas respiraciones completas. Respira al menos 10 veces.
- ✓ Observa, en este momento, en el aquí y el ahora, dónde te encuentras en tu camino en la vida. Conecta con tu corazón, con el amor que reside en tu corazón que se expande a través de la respiración, por cada célula de tu cuerpo.
- ✓ Acepta lo que eres, lo que tu aprendizaje en la vida te ha proporcionado. Acéptate con amor. Respira y de nuevo deja que el amor se expanda dentro de ti.
- ✓ Acepta soltar, tanto lo que tienes que hacer como lo que debes hacer, y encuéntrate contigo a través de la respiración profunda.

Al finalizar esta meditación agradece, colocando tus manos juntas en el corazón e inclínate hacia delante diciendo Namasté, para ir abriendo los ojos poco a poco.

MEDITACIÓN CON LAS MANOS EN EL CORAZÓN O MUDRA NAMASTÉ

Las manos son sanadoras, transmiten el amor que nace en nuestro corazón. Con las manos podemos conectar con la energía de nuestro cuerpo.

Si mantenemos el foco de luz centrada en la respiración, nuestra mente estará centrada en la respiración.

- ✓ Cierra los ojos y comienza a observar la respiración.

¿Cómo es? ¿Lenta o rápida?, ¿profunda o superficial?

En el corazón reside el amor y es donde nace la compasión, puedes colocar tu mano derecha en el corazón y la izquierda encima de la derecha.

Sientes cómo la respiración eleva sutilmente tu corazón y percibe esta sensación en la que el ritmo de tu corazón se va sincronizando con el ritmo de tu respiración.

La respiración eleva el tórax y se expande con cada inhalación. Con cada exhalación se relaja y se ablanda.

- ✓ Iguala el ritmo de tu inhalación y exhalación.
- ✓ Disfruta durante 3 minutos.

MEDITACIÓN DEL SILENCIO - 3 minutos

3 min

El silencio es el paso previo a encontrar el estado de meditación.

Necesitamos momentos de silencio y de quietud para restablecer el equilibrio y los mecanismos naturales de nuestro propio cuerpo.

Encuentra un rato cuando nada ni nadie te moleste. Apaga o silencia el móvil. Cuando padecemos estrés es porque vivimos más pendientes de las necesidades del resto que de las nuestras. Al crear espacios de silencio a lo largo del día, conseguiremos aumentar nuestro bienestar físico, mental y espiritual.

- ✓ En postura de meditación, con la espalda estirada, cierra los ojos.
- ✓ Respira profundamente y ralentizando el ritmo de la respiración. Difruta del silencio. Tras cada sonido, percibe el silencio.
- ✓ Siente que el silencio proviene de nuestro interior.
- ✓ Halla el silencio en la profundidad de tu corazón y así lograrás que nada ni nadie te perturbe.

El silencio puedes usarlo para desarrollar tu meditación, pero también en aquellos días en los que tu carácter no aporta nada bueno al mundo. En esos días en los que no te aguantes ni tú, plantéate guardar silencio. En el trabajo, habla lo justo y lo necesario y, cuando estés en casa, opta por el silencio total. El silencio resulta profundamente sanador y muy necesario.

MINDFULNESS FORMAL E INFORMAL

El *mindfulness* nos invita a detenernos y a disfrutar del momento presente, sea el que sea, hagamos lo que hagamos, y está basado en la meditación budista, al igual que muchas de las meditaciones que se usan en la práctica de hatha yoga. Vamos a ver qué meditaciones serían las más recomendables en caso de estrés y así conseguir desautomatizar muchas de las cosas que hacemos a lo largo del día, como lavarnos los dientes.

REBAP

REDUCCIÓN DEL ESTRÉS BASADO EN LA ATENCIÓN PLENA, CREADA POR JON KABAT-ZINN

Este programa se difunde por el mundo desde 1990. El REBAP es una técnica creada para las personas que no sean afines a ninguna religión, en la que la meditación es uno de los pilares fundamentales, y constituye un método de entrenamiento mental importante.

El MSBR, que es el método o curso basado en la REBAP se realiza en grupo bajo la supervisión de un experto en el método, durante 8 semanas. Y está demostrado que ayuda a disminuir el estrés.

Mindfulness al ver el número 3

Cada vez que veas el número 3, respira tres veces de manera profunda y devuelve la atención al momento presente.

Esto lo hago desde hace muchos años. Cada vez que veo el número 3, respiro profundo 3 veces. Ya sea en una matrícula de coche, en un reloj o en un cartel, cada vez que veo el número 3 es una manera de devolver la conciencia a la respiración.

Recuerda, número 3 = respiración profunda.

Si los ves dos veces; por ejemplo, 33, tendrás que realizar 6 respiraciones profundas.

Atentos a ese número, que nos hará traer la consciencia a la respiración profunda. Imagina que es una señal que te manda el Universo para relajarte.

Mindfulness al lavarte los dientes

A lo largo del día hacemos muchas cosas de manera automática; por ejemplo, lavarnos los dientes. Al cambiar el cepillo de mano, estamos modificando nuestra manera de realizar un acto cotidiano que se ha vuelto automático. Lavarse los dientes empieza cuando coges el cepillo y le pones dentífrico. Respira. Siente el cepillo en tu mano. Pon la pasta de dientes y cámbialo de mano.

Sé consciente de este momento, vive el presente de cepillar tus dientes.

Al modificar la manera en la que hacemos situaciones tan cotidianas como lavarnos, conseguiremos ser conscientes de este acto. Prueba a realizar esto cada noche, si durante el día estás agobiado por la falta de tiempo. Esta práctica me la contó Dieter Brandau, periodista del grupo Libertad Digital.

Mindfulness con esencia de menta o cedro

Las esencias siempre son una buena herramienta para calmarnos.

La esencia de menta, por ejemplo, nos ayuda a la concentración, refresca y estimula.

Si no te gusta su olor, puedes optar por la esencia de cedro, que está especialmente indicada para la meditación.

- ✓ Coloca una pequeña gota debajo de las fosas nasales, hay gente que le gusta meterla dentro del orificio nasal (si estás constipado no es una buena idea, porque la piel estará irritada). Con que la pongas encima del labio superior, podrías disfrutar de sus beneficios.
- ✓ Cierra los ojos y disfruta de la respiración y de las sensaciones ques te aporta la esencia durante unos minutos.

Esta técnica la puedes realizar si tienes dolor de cabeza o migraña.

Esencia de menta o cedro

Dedica simplemente unos minutos a respirar y a observar las sensaciones que produce esta esencia en ti.

- ✓ ¿Qué sensación notas que produce en tu mente?
- ✓ ¿Y en tu cuerpo?
- ✓ ¿En tu piel?
- ✓ ¿Sientes frío o calor?
- ✓ ¿La respiración es más amplia y profunda?
- ✓ ¿Cómo te sientes?

Personalmente la esencia de menta es la que más me gusta. Es muy versátil y con su efecto frío consigue dar frío a la cabeza para que deje de darle vueltas a las cosas y se centre.

Otras herramientas de yoga para el estrés

MUDRAS

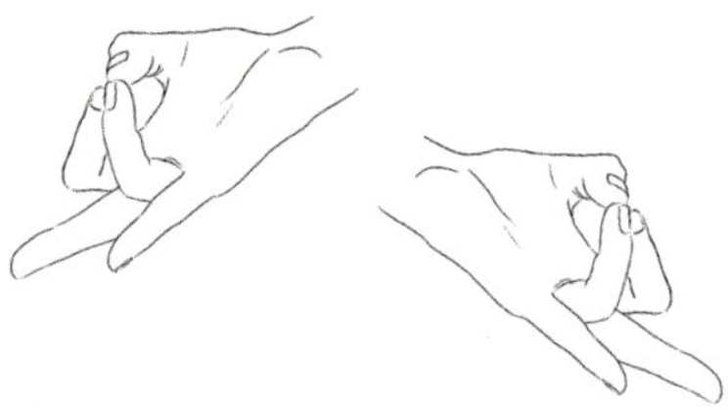

Mudra para aliviar el agotamiento *Rudra-Mudra*

Este mudra estimula el chakra del plexo solar, y nos ayuda cuando nos sentimos decaídos y agotados debido al estrés. El estrés somatiza, en función de la persona en el estómago, cabeza, pecho, etc. Al formar este círculo, concentramos la energía hacia nosotros, creando un espacio interior para la conexión individual. Y este mudra podremos realizarlo a modo de meditación o sentados en nuestra silla del trabajo, cerrando los ojos durante unos minutos.

EJECUCIÓN

- ✓ Sentados en posición cómoda unimos la parte superior de las yemas de los dedos pulgar, índice y anular, extendiendo el dedo corazón y el meñique de ambas manos, dejándolos relajados. Este mudra podremos realizarlo de 3 a 6 veces al día durante 5 minutos. Suele emplearse para personas que padecen vértigos, estados de agotamiento severos y trastornos cardíacos.
- ✓ Si realizamos este mudra, conseguimos energía y fuerza interior por la conexión que se establece en el plexo solar, donde reside la fuerza interior.

MANTRAS

Los mantras aportan armonía, que producen al ser cantados o escuchados. Favorecen que la mente entre en estado meditativo; es una técnica maravillosa para relajar el diafragma.

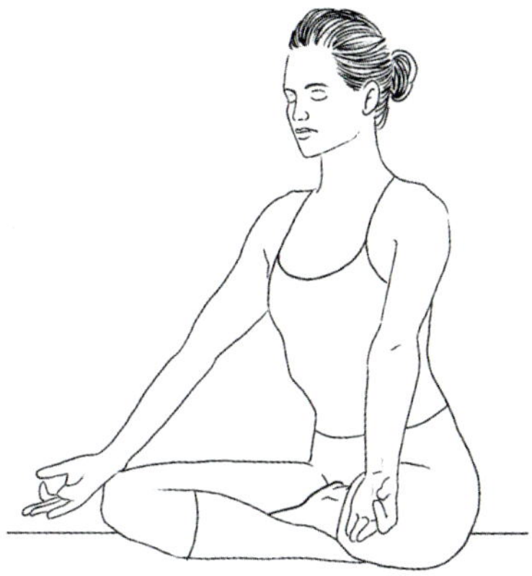

Los mantras ayudan a aquietar y relajar las mentes, y lo esencial es resguardarlas. Sus frases nos ayudan a alargar las respiraciones, al igual que sucede con los cantos gregorianos.

Mantra RA MA DA SA para la curación (de Kundalini)

Tiene el poder de autocuración o sanador para las personas sobre las que queramos meditar mientras lo escuchamos. Sería una gran idea ponerlo a las personas mayores, en los momentos en los que están ingresados, si acaban de realizarnos una operación, etc.

Este mantra se lo recomendé a una alumna que fue ingresada por Covid-19. Al regresar a casa, se sentía asustada y estresada por todo lo vivido esos días de ingreso, le aconsejé con mucho cariño que lo escuchase cada día y me comentó que sentía una gran paz y conexión con su corazón.

«Ra» significa Sol
«Ma» significa Luna
«Da» significa Tierra
«Sa» totalidad de experiencia
«So» Sentido personal de identidad
«Hum» significa vibración del infinito.

El significado sería algo así:

> Me conecto a la energía del sol, la receptividad de la luna. Echo raíces en la tierra, y mi energía se expande hacia el universo y el universo me devuelve la energía renovada y me llena la vibración expansiva.

MI EXPERIENCIA

Mi versión preferida es la de Snatam Kaur.
A nivel personal este mantra me hace vibrar con la tranquilidad y me conecta con mi esencia. Te invito a que descubras cuáles son los mantras que más te hacen vibrar. Yo lo he escuchado infinidad de veces mientras escribía este libro.
Este mantra tiene una duración de 14 minutos. En esos minutos mi estado de calma y conexión se establecen para prácticamente todo el día.
Cuando siento que necesito concentrarme y conectar con mi tranquilidad, suelo escuchar el mantra, que puedes ir entonando en el coche o mientras te duchas y te preparas para salir de casa. Incluso alguna noche lo he usado con mi hija Carla a modo de nana y para relajarme yo también, tras un día duro de actividad.

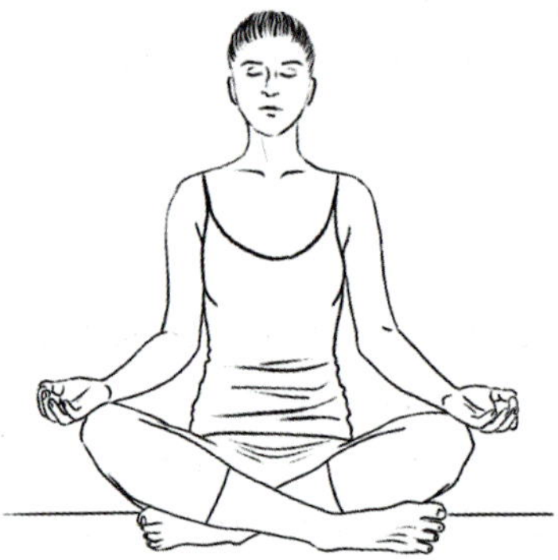

Mantra SA RE SA SA

Es la conexión con la «sabiduría del pasado, presente y futuro». Nos conecta con los chakras, y por eso este mantra es en sí una meditación que se utiliza en Kundalini, yoga unido al movimiento de las manos. Nos hará mantener la conexión con el pasado y el futuro, sin olvidar el presente que, como os comentaba, el estrés es vivir en un exceso de presente. Este mantra equilibra el concepto del tiempo.

EJECUCIÓN

Desde los chakras inferiores, conectamos con el «mudra de oración», al llegar a ajna chakra, formamos con las manos el «mudra del loto» que va creciendo hacia ajna chakra. Luego los dorsos de las manos se ponen en contacto para comenzar su viaje de descenso hacia los chakras inferiores.

MI EXPERIENCIA

Mi versión preferida es la de Prem Siri, con una duración de 11 minutos.
Este mantra me gusta escucharlo por las mañanas o ponerlo al inicio de las clases para activar el sentido de la escucha, y con la voz conectemos con la respiración mientras la mente se centra en el presente.
Te puedes levantar 15 minutos antes cada mañana y realizar esta meditación antes de ponerte en marcha.

OM MANTRA «El Sonido Universal»

Om deriva de AUM, que acortado se recita OM.

Hablamos de que el estrés afecta a la totalidad del cuerpo y la mente.

El mantra Om es el sonido universal a través del cual podemos hacer vibrar mente y cuerpo. El sonido del Om lo podemos realizar al inicio de la práctica de yoga o al final o en ambos.

Beneficios

- Nos conecta con nosotros mismos.
- Relaja y aquieta la mente, despertando los estados meditativos.
- Estimula los chakras superiores, activa la pineal y pituitaria.
- El sonido del Om nos hace alargar la exhalación al cantarlo, con los beneficios que supone para la salud, alargar la exhalación.

MI EXPERIENCIA

Recuerdo hace años que comencé a dar clases de yoga a un grupo de personas que con su horario de trabajo partido querían recibir clases.

Como anécdota os contaré que me dijeron que no les gustaba en absoluto cantar el Om al inicio ni al final. Les dije que no era necesario cantarlo, que con solo escucharlo la vibración se expandiría por sus cuerpos.

Hay personas reacias a cantar y relajar sus gargantas a través de este sonido universal, por eso siempre doy la opción de quien quiera cantarlo que observe la vibración que produce.

El sonido de la «O» se inicia en el pecho y va ascendiendo, hasta que el sonido de la «M penetra y hace vibrar la mente. Los que no desean cantarlo», dejan que el sonido que producimos el resto llegue a ellos.

EJECUCIÓN

- Espalda estirada, cuerpo relajado y ojos cerrados. Manos en Namasté.
- Inhalamos profundo y al exhalar cantamos OMMMMMMM.
- Lo hacemos tres veces.

Mantra OM GUM GANAPATAYEI NAMAH

Su significado

Me inclino ante Ganesh y rezo por sus bendiciones y su protección. Ganesh es la deidad con rostro de elefante, capaz de remover todos los obstáculos. Nos transporta con éxito a cualquier situación nueva, proporciona paz, alegría y serenidad.

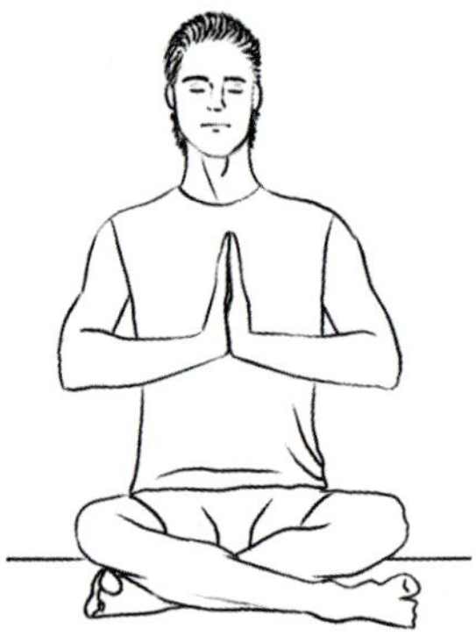

El estrés es el gran obstáculo del siglo XXI y probablemente los venideros. Puedes guardar este mantra en una *playlist* y escucharlo en los momentos en los que sientas estresado o ansioso.

MI EXPERIENCIA

También podemos escuchar y liberar la tensión con músicas que nos permitan liberar nuestra mente y cuerpo con movimientos liberadores de cuerpo y mente. Nunca he sentido vergüenza al bailar y al expresarme a través del movimiento físico, y tampoco nunca he necesitado el alcohol y otras sustancias para divertirme. Necesitaba a mis amigas y las risas siempre han estado aseguradas.

MÚSICA

La música ayuda a la *relajación* del cerebro y aflora el buen humor. La música es una de las maneras más directas para elevar nuestro espíritu y estabiliza la mente, nos penetra e introduce en las diferentes esferas, y constituye una de las terapias más usadas con personas con dificultades mentales, por la vibración que provoca en la persona. El sonido nos transporta, es como si realizásemos un viaje directo a nuestras emociones.

Escuchar música cuando estamos estresados nos hará sentir alivio profundo si elegimos la música indicada.

Utiliza estas líneas para descubrir qué canciones te hacen sentir bien y relajado.

____

____

____

____

Y tú, ¿has bailado alguna vez cerrando los ojos y dejando que la música te mueva, sin pensar? Te propongo que pongas bien alta esta canción o cualquier otra que no conozcas y dejes que tu cuerpo se exprese. Te propongo esta canción, que combina diferentes ritmos y utiliza diversidad de sonidos, para que consigas bailar y liberar tus tensiones.

Recomendación musical

ARTISTA	TRACKS
Affe	Leeu Remix

Esta lista de música puedes usarla cuando desees desarrollar alguna clase de las clases de yoga de este capítulo.

Recomendación musical

ARTISTA	TRACKS
BENJY WERTHEIMER AND DAVID MICHAEL	WITHIN
DJ DREZ	NÉCTAR DROP
JIN YEREI	CANCIÓN DE LA NOSTALGIA
KAMAL	DREAMCATCHER
MICHAEL HOPPE	EVENTIDE
ASHANA	HIM
DEUTER	LOVE SONG FROM THE MOUNTAINS
HANS ZIMMER	NOW WE ARE FREE

ESENCIAS PARA ALIVIAR EL ESTRÉS

Es posible usar multitud de esencias para poder mantener a raya el estrés, a modo preventivo y cuando pasamos situaciones difíciles.

Las podemos adquirir en forma de esencias simples o mezclas. Desde hace años se usan con fines médicos o terapéuticos. Las esencias activan el sistema límbico, «las emociones», y este se conecta rápidamente al sistema nervioso y al sistema endocrino. Si relajamos el sistema límbico que proviene de los mamíferos, lo estaremos haciendo con el sistema nervioso y el endocrino.

Las esencias simples que ayudan a mitigar el estrés son:

Cedro

Es una esencia con efecto relajante. Esta esencia la recomiendo a personas en mis clases con exceso de actividad mental, porque ayuda a calmar y a aflojar los nervios, y la podemos difundir o aplicar en muñecas y punta de la nariz, cuando nos sintamos estresados o nerviosos.

MI EXPERIENCIA

Se usa en niños y en personas con exceso de nerviosismo e hiperactividad.
Es una de las esencias que más uso en las meditaciones, en mis talleres de yoga cuando, además de concentración, necesitamos disminuir el estrés, desde niños pequeños a adultos.

Incienso-Frankincense

Aplicar una gota, y parece que es pura magia. Esta esencia no tiene que ver con los inciensos que se queman en las clases de yoga, hablo de la esencia pura de incienso. Esta precisamente tiene unos efectos muy potentes para la mente y las emociones, estimula el sistema límbico cuando lo usamos a través del olfato, pues ayuda al hipotálamo, pituitaria y pineal. Y ya sabemos que el hipotálamo es el responsable del control de la mayoría de las reacciones hormonales de nuestro cuerpo.

- Pineal: «el asiento del alma» o tercer ojo, regula los ritmos circadianos que veremos en el capítulo del insomnio.
- Pituitaria: que regula la oxitocina y la hormona del crecimiento.

El incienso es una esencia que nos ayuda a mitigar el estrés. Es la esencia ideal para la meditación, porque, entre otras cosas:

- Nos aporta paz mental.
- Ayuda a combatir el estrés oxidativo.
- Mejora la persona en casos de depresión.
- Ayuda a aumentar la inmunidad y mejora la capacidad respiratoria.

Es una esencia cara, pero muy efectiva y que merece la pena tener. Algunas de las cualidades o beneficios que aseguran los usuarios o asiduos al incienso es que ayuda al crecimiento personal, e incluso modifica nuestro ADN, según afirman algunos libros de esencias de referencia.

La podemos aplicar en muñecas y debajo de la nariz o difundir.

Elemí

Es una esencia parecida al incienso que se utiliza para el cuidado de la piel.

Su aroma ayuda a entrar en estados meditativos, mejora las digestiones y relaja los músculos tras el ejercicio. Recomendado en casos de ansiedad y estrés.

Lavanda angustifolia

Esencia muy versátil que se usa en caso de nerviosismo, estrés, insomnio y ansiedad.

Su aroma calma las emociones fuertes y relaja el cuerpo si se aplica en los músculos.

En momentos extremos a nivel emocional, puedes aplicar una gota de esencia en la lengua y frotar el paladar y provocará un efecto relajante inmediato. Por las noches puedes aplicarlo en las plantas de los pies al prepararte para descansar de manera profunda.

Es una esencia que calma y relaja, además se usa para el cuidado de la piel, hematomas, heridas y cualquier tipo de irritación cutánea.

Pomelo

Es una esencia cítrica que ayuda a elevar el ánimo, ayuda a mitigar el estrés, la fatiga.

Mejora la digestión y además podemos aplicarla en el cuerpo y ayuda a combatir la piel con celulitis.

MI EXPERIENCIA

Si lo aplicamos después de la ducha en el cuerpo, mezclado con aceite de almendras, el aroma de nuestro cuerpo es muy agradable y además nos relaja. Se puede usar en caso de migrañas y de tensión menstrual. Es una esencia que uso en las temporadas de invierno, al ser un cítrico. Recuerda que es fotosensible para la piel y no debes aplicarlo si te vas a exponer directamente al sol.

Ylang Ylang

Es una esencia muy usada en Asia para mejorar la belleza de la piel y el pelo. Con aroma floral intenso, con una gotita tenemos más que suficiente.

- Calma la respiración rápida, mejorando la función cardíaca.
- Es una esencia que equilibra las energías femeninas y masculinas.
- Alivia el exceso de activación de las glándulas suprarrenales.
- Evoca en la persona sentimientos positivos de autoestima, júbilo y armonía.
- A nivel emocional: relajar y liberar los sentimientos de rabia y frustración.

Se puede usar en difusión o aplicar a modo de perfume.

Este botecito puedes encontrarlo en diferentes plataformas, y es para llevar tus esencias contigo. A través del tapón de madera o corcho, se impregna de la esencia que llevaremos a la altura del corazón. Expande su aroma para que puedas inhalarlo durante todo el día, usándolo como tu perfume personal.

Podemos aplicarlo en el cuerpo con aceite vegetal, de almendras y así disfrutaremos todo el día de su aroma.

Estragón

Su olor es bastante conocido, ligeramente anisado, seguramente cuando lo huelas te recordará al olor a campo mojado.

- Se usa para problemas de estrés o mucha tensión, equilibrando el sistema nervioso. Es una esencia que ayuda a relajar los nervios.
- Promueve los pensamientos optimistas y da fuerza a la mente.
- Es una esencia que ayuda a las digestiones y ayuda a problemas respiratorios.

Esta esencia la podemos aplicar diluida en otro aceite vegetal portador, y aplicarla en diferentes partes del cuerpo.

SITUACIONES MÁS COMUNES QUE DERIVAN DEL ESTRÉS MANTENIDO

Migraña o cefalea tensional

La cabeza nos duele casi por todo, y un gran número de población se ve afectado por las migrañas tensionales.

En cuanto sentimos tensión, suele ser uno de los puntos débiles. Si somos personas nerviosas, tenemos más posibilidades de padecer cefalea o migraña. Es más común en mujeres que en hombres y pueden aparecer por muchas causas:

- Periodo premenstrual en las mujeres. Probablemente esta migraña sea causada por el exceso de estrógeno.
- Situaciones emocionales tensas.
- Por falta de hidratación, si no nos mantenemos hidratados, nos secamos por dentro y por fuera.
- Cambios de temperatura y presión atmosférica (viento, calor, humedad y frío).
- Forzar la voz, hablar demasiado alto, etc.

Existe una diferencia entre la migraña y las cefaleas tensionales, la primera suele presentarse con aura, es decir, que se ven puntitos o sombra cerca del ojo, y las cefaleas suelen ser tensiones musculares que pueden estar causadas por el exceso de estrés o por bruxismo del que te comentaré en páginas siguientes.

Sin duda, uno de los motivos más habituales de consultas en el médico es el dolor de cabeza derivado del estrés. Y es que cuando tenemos malas posturas o pasamos muchas horas en el ordenador o con los móviles, la zona del cuello y hombros tiende a contracturarse con gran facilidad, siendo una de las zonas más vulnerables del cuerpo. La doctora Nuria Lorite-Ayán de *La vida Biloba*, experta en MTC. Tuve la suerte de trabajar con ella en programas de salud en la radio, y con ella aprendo de su enorme conocimiento porque es una gran comunicadora y maravillosa persona. Afirma que:

«En las cervicales se acumula mucha rabia y odio». Uno de los principales motivos en su consulta de acupuntura es la migraña.

Las personas que padecen ira o enojo pueden acabar padeciendo disfunciones hepáticas y en la vesícula biliar. Personas con exceso de ira y enfado se les recomienda hacer una hidroterapia de colon, pues desaparecen los parásitos y eso se traduce en un menor irritabilidad mejorando su concentración y elevando el ánimo. Recomendable tras una terapia de colon iniciar un tratamiento de probióticos y prebióticos para mejorar la flora intestinal, porque la arrastra también junto a los parásitos.

Intestino

Si padecemos de problemas intestinales y no evacuamos bien, las toxinas se quedan en nuestro organismo. Y, si el intestino está seco, nuestras heces nos lo indican porque salen en forma de bolita; se llaman heces caprinas (como las de cabra).

MI EXPERIENCIA

Personalmente padezco migrañas desde hace más de 20 años. Es mi punto débil y mis nervios o tensión suelen afectarme en esta parte.

Las migrañas las padezco desde mis turnos de noche en la radio, a causa, entre otras cosas, de forzar la vista con ordenadores en el momento en el que mis ojos deberían descansar, por lo que soy consciente de que mis ojos son uno de los factores que más afectan y provocan mis dolores de cabeza. Mis ojos se ven enormemente afectados si paso demasiadas horas escribiendo en el ordenador o trabajando en la radio. Si en un trabajo normal, tenemos un PC (en la radio lo habitual es tener al menos 3) unido a la falta de luz natural y aislamiento de los estudios que impiden una correcta oxigenación y esto suele pasarme factura.

Las situaciones de estrés desembocan en dolor de cabeza a las 24 h de mi situación de estrés. Normalmente esto va unido a cambios de temperatura, de estar en diferentes zonas con distinta temperatura. Por ejemplo, en invierno, ola de frío en Madrid y las calefacciones y aires acondicionados tienen unas temperaturas tan elevadas, junto a algún calefactor para calentar las estancias (salas de yoga y estudios de radio, en este caso).

Mi afección de migraña, habitualmente es la suma de varios factores: molestia en los ojos por falta de lágrima, temperatura y estrés o alguna situación que por leve que parezca, irrumpe mi equilibrio interno.

Cierto es que desde hace años (desde que nació mi hija Carla) mis migrañas han disminuido mucho en intensidad y frecuencia.

Remedios de yoga ante situaciones causantes de estrés

En general, todas las asanas, pranayamas, esencias y técnicas que «generen frío» en el cuerpo nos ayudarán a disminuir el calor generado por la migraña, además de las meditaciones que favorecen los estados de calma.

Estiramientos de cuello, trapecio, movilización de hombros y espalda; sesión de yoga suave enfatizando en posturas que enfrían; invertidas y flexiones hacia delante.

Respiración

- Respiración por la fosa nasal izquierda, Chandra Bheda Pranayama.
- Respiración alterna.
- Respiración del León para eliminar la tensión y el fuego interior.
- Bostezo para eliminar la tensión.

En cuanto a la respiración, tenemos dos orificios nasales y no respiramos de manera continua por ambos, sino que cada dos horas aproximadamente predomina una frente a la otra. En determinados momentos podremos notar que no predomina una frente a la otra de una forma clara, pero al rato, seguro que sí.

Personalmente, cuando me duele la cabeza, se tapona mi fosa nasal izquierda durante periodos que superan ampliamente las 2 horas. Es decir, que respiro mucho tiempo por la fosa nasal derecha, la relacionada con la parte masculina, fuerte y enérgica. Esto me indica que es probable, no solo mi dolor de cabeza, sino un desequilibrio en alguna parte de mi cuerpo. El lado izquierdo está relacionado con la parte femenina, pasiva, receptiva.

Si esta fosa está bloqueada, quiere decir que mi cuerpo está trabajando a marchas forzadas; mi latido está ligeramente más acelerado, mi temperatura corporal cambia y principalmente, como mi respiración cambia, mi cuerpo y mi mente no se están oxigenando de la manera correcta.

Lo que suelo hacer es desbloquear la fosa izquierda, con la lota nasal Neti, que ya vimos en el inicio (véase pág. 29), si estoy en casa; si no, con una botellita de suero, hago lavado nasal de urgencia y taponando la fosa nasal derecha, fuerzo la respiración por la izquierda para poder regular de nuevo el ciclo correcto de mi respiración.

La meditación

Esa técnica suele ser de gran ayuda cuando padecemos migraña, quedarnos a oscuras y respiramos para aflojar los nervios y la tensión acumulada. La meditación nos ayuda a gestionar y redirigir las emociones y a relajar todo aquello que nos tensa.

En una ocasión una alumna me comentó que cuando le dolía tanto la cabeza, no podía meditar como siempre lo hacía, pero que intentaba, cuando se sentaba a oscuras y en silencio, evocar las mismas sensaciones que siente en las clases de yoga cuando meditamos en grupo. Aprovecho para haceros un comentario acerca de la meditación, y es que cuando una meditación es guiada y en grupo, la vibración de la sala y la concentración que se adquiere ayuda mucho al estado meditativo. Te recomiendo que pruebes ambas, meditar de manera individual y también de manera colectiva, en grupo.

Previo a la meditación realizo una serie de estiramientos de cuello y aplico digitopresión detrás de mi cabeza, debajo del cráneo a los lados del cuello, y aprieto con los pulgares durante 1 minuto aproximadamente. Esta técnica la descubrí en el libro *Yoga&medicina*, de Timothy MacCall y la realizo desde entonces y funciona muy bien.

Podemos escuchar música para realizar una meditación o simplemente para relajarnos. Dependerá de la persona, resulta agradable escuchar música relajante, o lo contrario, y lo que necesitamos es escuchar música fuerte y de ritmos rápidos, porque lo que necesitamos es sacar la tensión que llevamos dentro. Pasa lo mismo con la práctica de yoga, hay personas que buscan un yoga restaurativo ante el estrés y otras buscan un yoga más dinámico y activo para eliminar el estrés.

Mudra para los dolores de cabeza/Mahasirs-Mudra

Este mudra ayuda a aliviar las cefaleas tensionales generadas por el exceso de tensión que se genera en los hombros, cuello y ojos, ayudando a liberar el exceso de mucosidad en los senos nasales.

Ejecución

- ✓ Con ambas manos realizaremos el mismo gesto.
- ✓ Uniremos dedo pulgar, índice y corazón. El anular lo llevaremos al pliegue del pulgar (formando un cierre parecido a un círculo) y estiraremos los dedos meñiques.

Este mudra podemos realizarlo tantas veces como queramos a lo largo del día, un mínimo de 6 minutos cada vez que lo realicemos.

Durante la ejecución de este mudra podemos llevar la atención a nuestra cabeza, sintiendo cómo al inhalar entra en nosotros una oleada de frescor, como cuando hueles a tierra mojada, y con cada exhalación sentiremos relajación y calma como cuando vemos llover tras las ventanas de nuestra casa.

Otras técnicas

- Uso de esencias: menta, esencia que refresca y es de naturaleza fría; lavanda, esencia relajante de aroma floral cálido que nos ayudan a mitigar el dolor.
  Zonas de aplicación: en sienes, cuello y debajo de la nariz. Lo bueno de las esencias es que podemos usarlas siempre que necesitemos.
- Mojar muñecas, poner trapo de agua fría en la frente, esto genera un cambio inmediato en la temperatura corporal. Por ese motivo usamos esta estrategia para bajar la fiebre.
- Lavativa de café (ver el código QR de la página 345).
- Oxígeno. Una de las técnicas que se suele aplicar a las personas que acuden al médico de urgencias con migraña es el aporte de oxígeno a través de una mascarilla, y es porque las células no están recibiendo el oxígeno necesario y por esto da lugar al dolor.
  El oxígeno ayuda al buen funcionamiento de las células; si no lo tienen estas se quejan generando dolor.
  Por eso podemos aportar ácidos grasos Omega 3 que ayudan a fluidificar la sangre, que en caso de migraña los vasos y capilares tienden a contraerse. Si conseguimos que nuestra circulación sea más ligera, el oxígeno también será de mejor calidad para nuestro organismo. Y si nos ayudamos del magnesio, mineral de la relajación muscular, estaremos ayudando a nuestro cuerpo con la suplementación correcta.

Alimentación y suplementación

- Más frutas, verduras, hortalizas, etc., zumo de manzana ecológica.
- Evito alimentos que contengan sulfitos, comida preparada, cafeína, chocolate, fresas y quesos fuertes, nada de embutidos ni cava. Es recomendable realizar la dieta paleolítica que es antiinflamatoria.Apoyo nutricional.
- Sin duda, anotar y reflexionar sobre qué nos pasa en nuestra mente, cuerpo y emociones puede ayudarnos a encontrar el resultado.

El doctor Pérez León, experto en Medicina natural y antienvejecimiento, suele comentar que las migrañas son síntoma de que el hígado es lento. Si el hígado es lento y no depura bien los estrógenos, inflaman el cerebro y provoca migraña.

Curiosidad:

Cuando al consumir un alimento, nos da dolor de cabeza al poco rato, el problema es del páncreas.
Si la molestia o dolor de cabeza sobreviene a las 6-8 h, entonces es un indicador que el problemas está en el hígado.

Los mejores suplementos en caso de migraña:

1. Magnesio, «mineral de la relajación muscular», consigue disminuir el 46 % de los dolores de cabeza. El magnesio en forma quelada para conseguir la neurorelajación.
2. Omega 3 «fluidifica la sangre».
3. Q10, ayuda a la recuperación de las neuronas, y les proporciona fuerza.
4. Cúrcuma «genera un efecto antiinflamatorio natural» y genera limpieza hepática en fase 2 (la de eliminación.)

Algunos de los vídeos dedicados a la migraña son los que te ofrecemos en el siguiente código QR:

Alivia los síntomas de la migraña y el dolor de cabeza con el yoga

https://youtu.be/9AQSSr-nRcs

En algunas ocasiones la migraña viene derivada del bruxismo. De un bloqueo de la ATM que genera tensión en la zona cervical. Un porcentaje muy elevado de personas aprietan los dientes. Tanto la migraña como el bruxismo deriva de situaciones de estrés que no sabemos cómo canalizar.

Si masajeas la mandíbula, abriendo ligeramente la boca, notarás si hay contractura en tu mandíbula y si estiras las orejas hacia afuera.

Bruxismo

Apretar los dientes, y suele ocurrir tanto en el día como en la noche, dependiendo de la persona. Cada vez que lo hacemos estamos trasladando más de 300 kg de fuerza a la ATM y a la región cervical.

En el caso de Alejandra M. que es bruxista de día, y sus compañeros de trabajo se asustan incluso, de los ruidos que hace ella cuando está trabajando.

Qué provoca

- Desgaste de los dientes, especialmente en los molares.
- Contractura los músculos que envuelven el cráneo.
- Contractura de cervicales, supone el equivalente de echar un peso de 300 kg a las cervicales.

Experiencia de un alumno

«Días antes de comenzar mi primera clase de yoga, mi bruxismo se agudizó. Hacía rechinar mis dientes hasta en el trabajo y mis compañeros se asustaban de los ruidos tan fuertes que hacía. Mi dentista me comentó poner una férula porque con tanta fuerza como hacía, me podría romper los dientes, de tanta fuerza».

Alex M.

La rabia, la tensión y la agresividad es lo que genera el bruxismo. Para evitarlo podemos acudir al dentista. Si es así usaremos las férulas de descarga, que nos servirán de descarga tensional y emocional.

Herramientas de yoga contra el Bruxismo

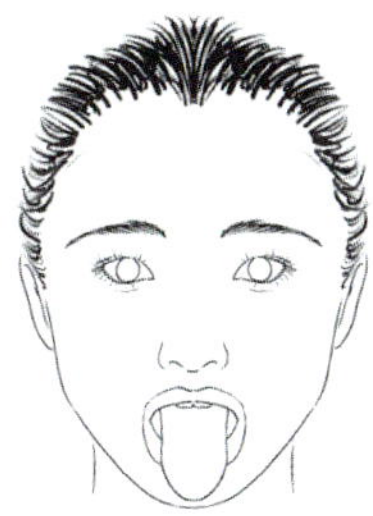

- Técnicas respiratorias que aflojen la mandíbula y ayuden a estirar la musculatura facial, como la respiración del león. Podemos realizarla 10 veces; mañana, tarde y noche.
- Meditación de soltar: pranayama Simhasana o respiración de león que consigue aflojar la mandíbula.

Otras herramientas

- Método Feldenkrais para relajar la tensión somática. El proceso de aprendizaje se hace mediante sesiones de grupo (ATM) o individuales (TF), que mejora el movimiento corporal y estado psicológico. Practicarlo habitualmente mejora la conciencia personal sobre el cuerpo, gracias al movimiento y la atención consciente.

- Relajar cuello y garganta, masajeando con aceite de coco y alguna esencia relajante. Esto nos ayudará a eliminar toxinas al tiempo que relaja la mente y nos ayuda a vehiculizar las emociones negativas, como la ira y el enfado.
- La acupuntura es de gran ayuda sobre los maseteros para descargar y relajar los músculos de la espalda superior.
- Masaje sacrocraneal, para aliviar las fascias de la cabeza y el cuello.

Hipertensión

Es uno de los efectos que provoca el estrés sostenido y genera problemas en torno al corazón. La hipertensión nos indica que durante periodos prolongados, la tensión se mantiene alta. Todo lo que esté por encima de estos valores, supone tensión arterial alta:

- 120 Sistólica (cuando el corazón contrae).
- 80 Diastólica (la relajación del corazón).

Si la tensión se mantiene alta, puede provocar dolores de cabeza.

En la práctica de yoga hay determinadas posturas que no son recomendables si la tensión arterial es alta y no controlada. Es una de las preguntas que realizo a mis alumnos al comenzar las clases.

La hipertensión no controlada y alargada en el tiempo causa multitud de complicaciones en nuestro organismo, principalmente afecta al cerebro y al corazón provocando infartos, arteroesclerosis, isquemias, etc.

Los principales factores de riesgo son;

- Sedentarismo.
- Tabaquismo.
- Obesidad, etc.

Yoga para la tensión arterial alta

Cuando hacemos yoga disminuimos la tensión arterial y por tanto el estrés.

Si la hipertensión la padeces por ser una persona demasiado nerviosa, es recomendable el Yin yoga, yoga restaurativo o realizar un Hatha yoga más suave.

Podemos hacer todo tipo de posturas durante la práctica de yoga, pero existe un grupo de posturas que no será recomendable en caso de tensión arterial no está controlada; las invertidas. Por ello, si es tu caso, si dudas es aconsejable que un profesor te guíe.

Como bien sabes existen relojes que controlan tu tensión y pulsaciones, si este tipo de dispositivos los usas al practicar yoga, entenderás cómo el yoga disminuye la tensión y nos relaja.

Los alumnos que entran el clase con estos relojes, entran a clase con 70 pulsaciones y terminan con 40. Cuando comprendemos esto, que en una hora de clase hemos sido capaces de bajar el ritmo cardíaco, seremos más conscientes a lo largo del día de que tenemos que bajar nuestras pulsaciones.

Sinceramente, no soy partidaria de usar relojes, de llevar algo tan pegado al cuerpo, que usa una pila o batería porque de alguna manera corrompe nuestro ritmo interno, pero sí lo considero muy positivo para percibir en estados de estrés o de calma cómo varía las pulsaciones y la frecuencia cardíaca.

Respiraciones calmantes y equilibrantes, como ocurre con la migraña. Existe un pranayama que ayuda a generar equilibrio interno, que es Anuloma Viloma.

La mejor manera de controlar la tensión, sobre todo las personas jóvenes es proponerles una vida más activa.

Más ejercicio y que corregir la alimentación, disminuyendo la sal, y bajando su peso en caso de estar por encima del recomendado para su altura y edad.

En el siguiente código QR podrás acceder a la información sobre cómo abordar el estrés desde un punto de vista holístico (nutrición, la voz del experto, suplementación...).

Alivia el estrés en el día a día

https://yogaesvida.es/yoga-para-el-estres-yoga-dia-a-dia/

Bibliografía

- Alidina, Shamash, *Vencer el estrés con mindfulness*, Paidós Ibérica, Barcelona, 2015.
- Dalai Lama (Diálogos científicos), *El poder curativo de la meditación.*
- Lombard, Ana, *Positive Stress*, Navona, 2019.
- Prashant S., Iyengar, *La ciencia yóguica de los órganos y los sentidos*
- Vasey, Christopher, *Alimentación alcalina. La importancia del equilibrio ácido-básico para la salud*, Edaf, Madrid, 2014.
- Wolder Helling, Ángeles, *El arte de escuchar el cuerpo*
- Yanes, Jesús, *El control del estrés y el mecanismo del miedo,* Edaf, Madrid, 2008.

Vídeos de estrés - www.yogaesvida.es		
Los beneficios de aprender a respirar a través del Yoga	El estrés en la infancia	Estiramientos de yoga para el estrés
https://youtu.be/9nZmIouGSaY	https://youtu.be/4P3A7gKcAHY	https://youtu.be/BSM8VvqMQ58
¿Sabes reconocer si estás estresado?	Yoga contra el mal humor	Sitali pranayama
https://youtu.be/nCzC6P50-Q4	https://youtu.be/Ir9TLUp1M7E	https://youtu.be/htVALN-ni_0
Estiramiento de piramidal	Lista de reproducción capítulo estrés	
https://youtu.be/KKpTwQ309IE	https://www.youtube.com/playlist?list=PLufI7P7JZZh37PIFnSuaZ9qTuodSNbOse	

CLASE 1

Estira y moviliza los hombros

- Durante esta práctica vamos a crear conciencia en la cintura escapular.
- Crearemos movilidad en la articulación del hombro, estabilización y fuerza.
- Indicaciones en todas las posturas:
  - Activa el romboides, dirigiendo las escápulas hacia la columna.
  - Usa la respiración completa como guía entre posturas. 5 respiraciones por postura.
  - Alarga el cuello, bajando la barbilla hacia la garganta suavemente y alejando los hombros de las orejas.

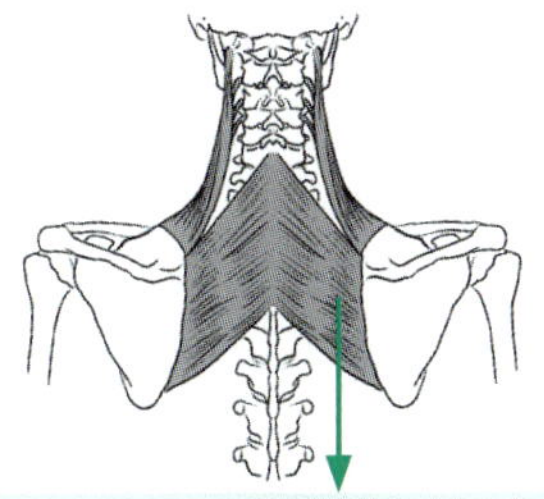

Herramientas del libro

✓ La importancia de los hombros (pág. 65).
✓ Visualización del color verde.

1 SECUENCIA DE CALENTAMIENTO DE HOMBROS

✓ 10 Respiraciones por postura.

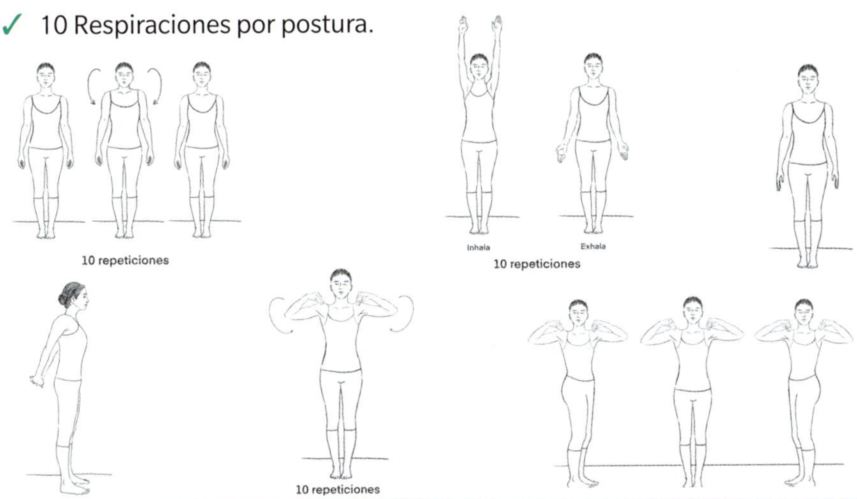

❷ SECUENCIA DE FUERZA Y ESTABILIZACIÓN DE LOS HOMBROS

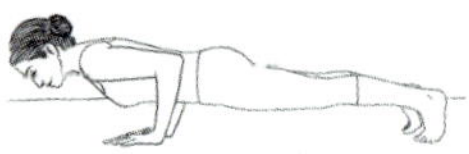

Chaturanga
Desarrolla la fuerza en hombro, brazos, muñecas y abdomen

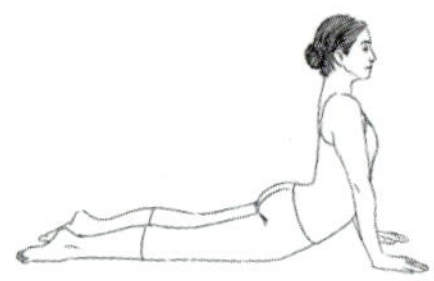

Bhujangasana
Evitamos que los hombros se caigan

Flexiona rodillas

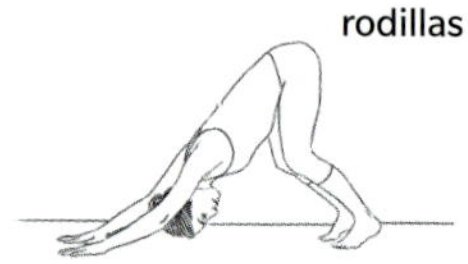

Adho Muka, variante
Alargamos profundamente la espalda y damos fuerza al hombro

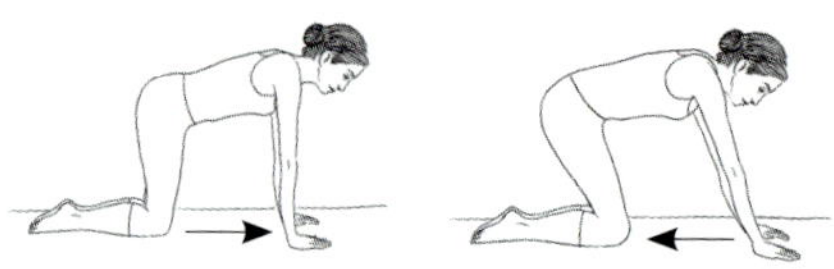

Lleva el peso hacia delante y hacia atrás.

x5 respiraciones

Dirige los bíceps hacia arriba para generar espacio en los hombros

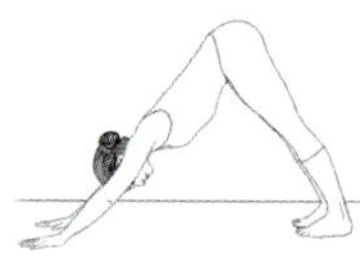

Adho Muka Svanasana

✓ Conecta el romboides.

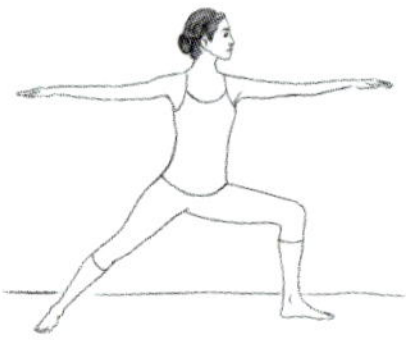

Virabhadrasana II
Estabilizamos los hombros

Hombro relajado

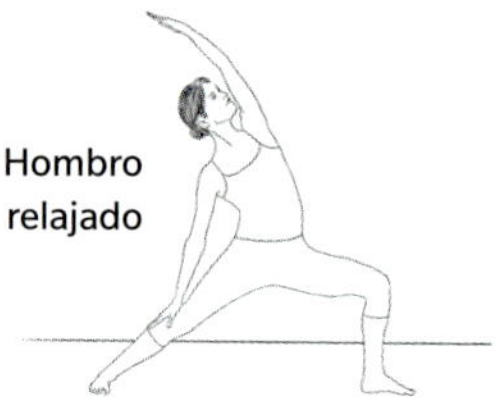

Cambia al otro lado

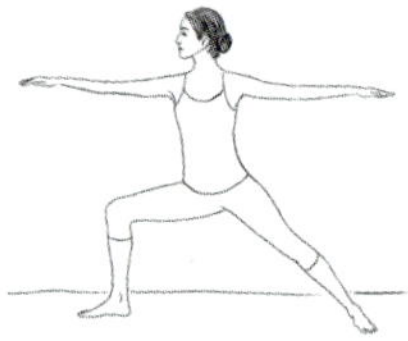

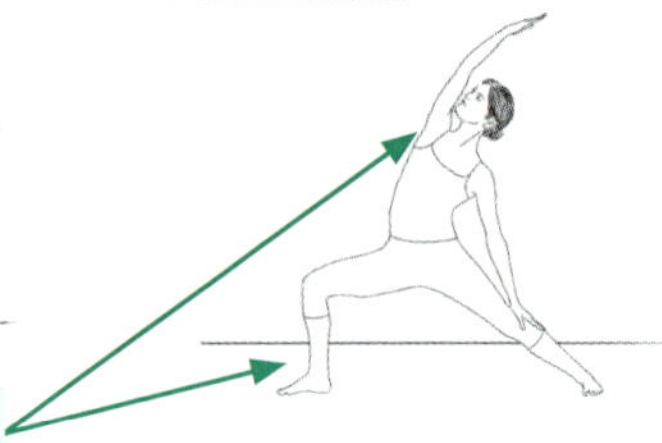

Guerrero extendido
Hombro tonificado

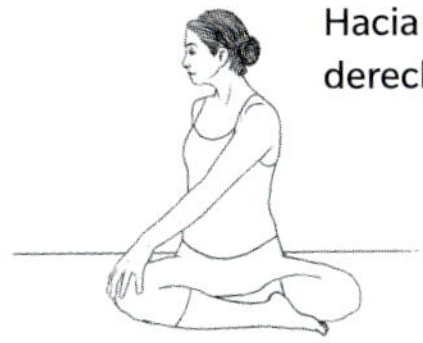

Hacia el lado derecho

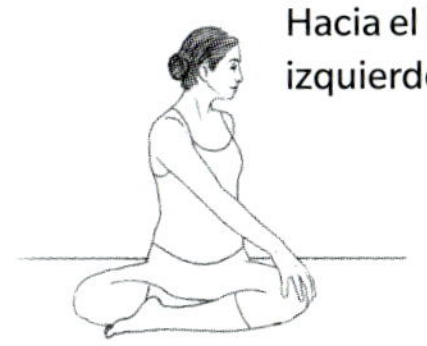

Hacia el lado izquierdo

«Torsión»; gira el torso

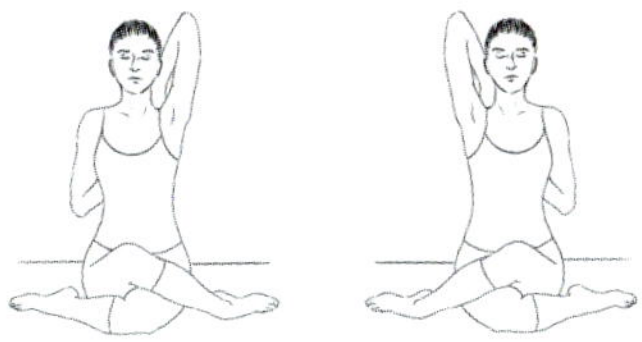

Gomukhasana
- Genera apertura en los hombros aliviando el entumecimiento
- Crea espacio en el diafragma que tiende a bloquearse frente al estrés

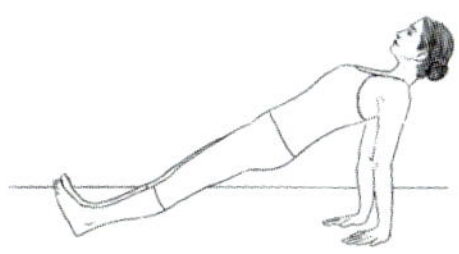

Purvottanasana
Fortalece los hombros y brazos

Setu Bandhasana
Reduce el estrés y la ansiedad mejorando la capacidad pulmonar y estirando los hombros

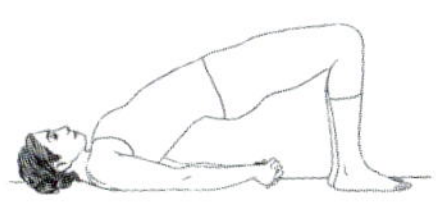

3 FINAL

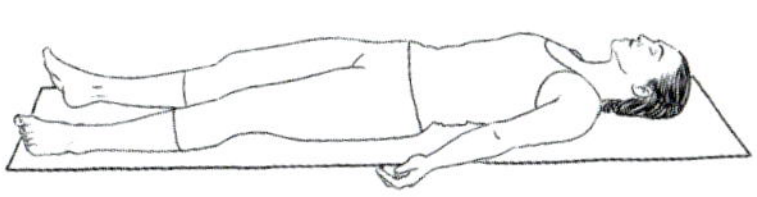

Savasana
Percibe la relajación de los hombros en contacto con el suelo y realiza la visualización del color verde

CLASE 2

El psoas «el músculo del estrés»

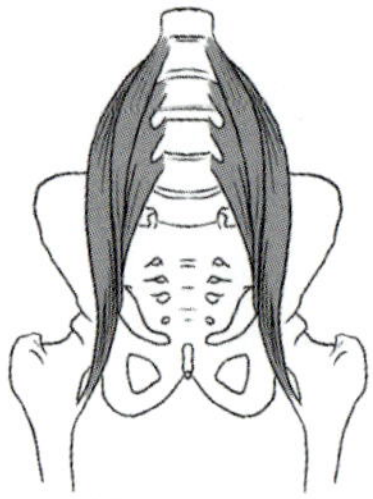

Psoas iliaco

En la siguiente secuencia te propongo una serie de posturas para estirar, tonificar y fortalecer el psoas, «el músculo del alma». Al tiempo despertamos y equilibramos la energía de los chakras 1,2 y 3 («muladhara», «svadhisthana» y «manipura»).

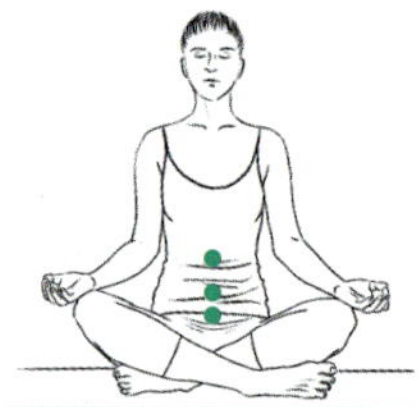

Chakras 1, 2 y 3

Ten en cuenta que para estirar el psoas, en varias de las posturas que te propongo, la rodilla debe estar más alejada de la línea de la rodilla.

Herramientas del libro

- ✓ Respiración Ujjayi durante toda la práctica. En concreto esta respiración activa el tranverso y el core, que están directamente en contacto con el psoas. La respiración siempre será la guía de nuestra práctica.
- ✓ La meditación final, la realizaremos con el mantra SA RE SA SA, que nos invita a conectar con todos los chakras.

1 SECUENCIA PARA DESPERTAR EL CENTRO

✓ Canta 3 veces mantra OM para aquietar la mente

Conectamos con la representación Ujjayi

Vajrasana
Activa el primer chakra Muladhara

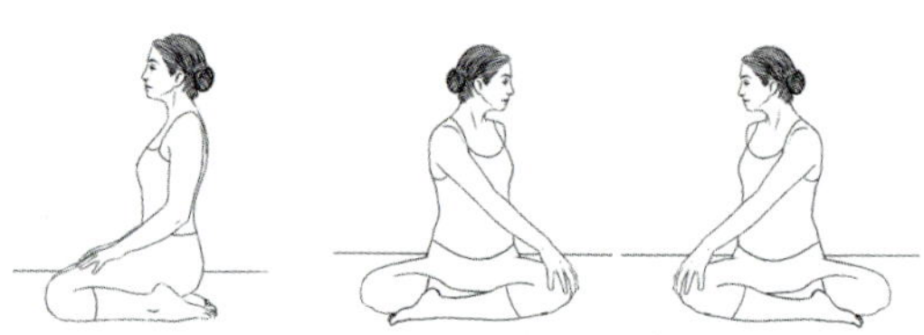

«Torsión»
Estimulan
Manipula chakra

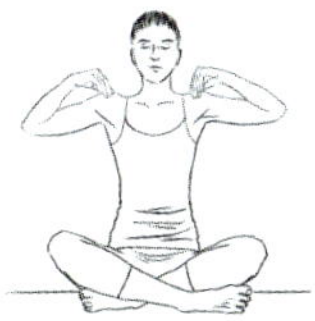

Moviliza los hombros haciendo círculos con los codos

Bidalasana
Flexibilizamos el psoas y despertamos todos los chakras

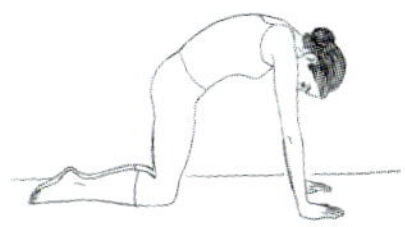

x10

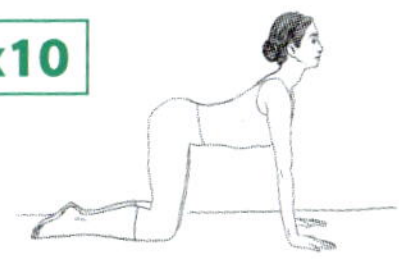

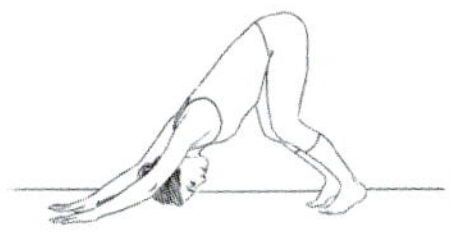

Adho Muka Svanasana variante
Flexiona las rodillas
Conexión con el tercer chakra; manipura

❷ SECUENCIA PARA DESPERTAR ABDOMEN Y PSOAS

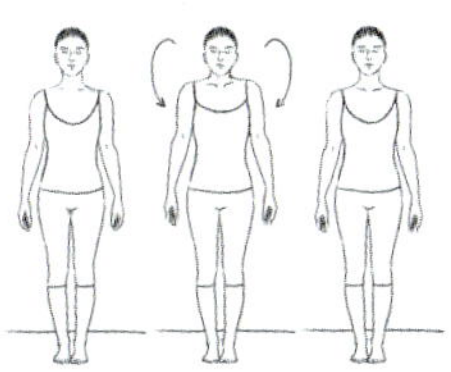

10 repeticiones

Tadasana
Estabilizamos la columna gracias a la posición del psoas y muladhara chakra

Hasta Uttanasana
Estiramos abdomen y zona alta del psoas

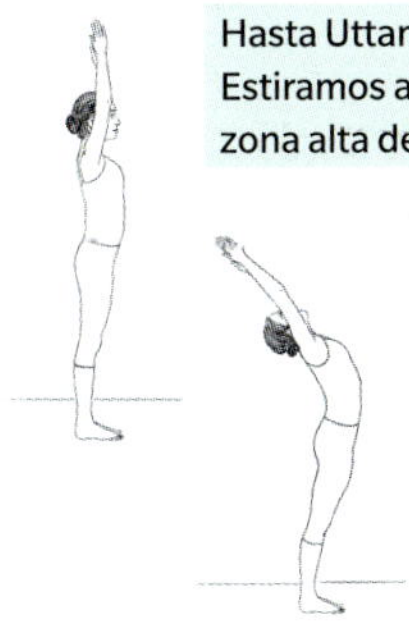

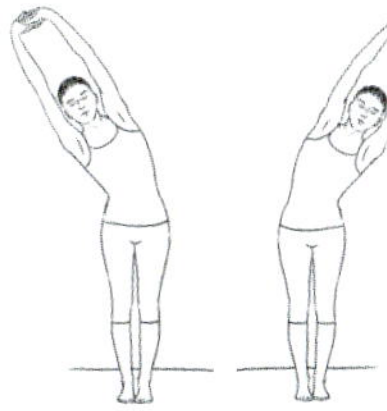

Inclinación lateral, fortalecemos el núcleo

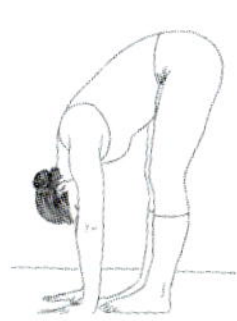

Uttanasana
calienta y prepara el psoas
Activa 2.º chakra

❸ CALENTAMIENTO PARA TODO EL CUERPO, SALUDOS AL SOL

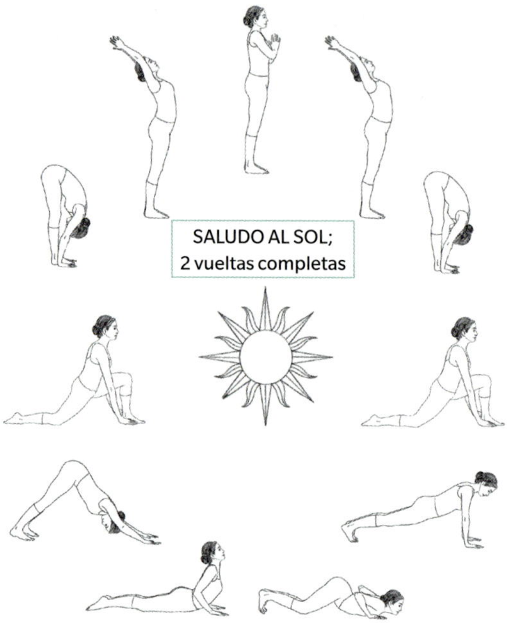

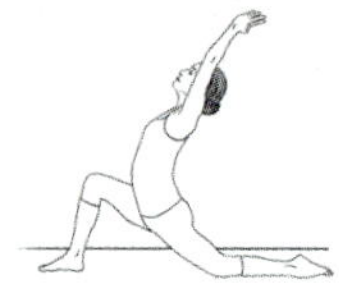

Anjaneyasana
(cambia de pierna)

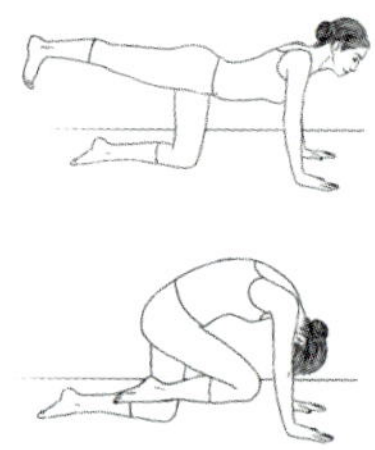

5 veces con cada pierna activa el abdomen y potencia la fuerza del psoas y activamos los chakras

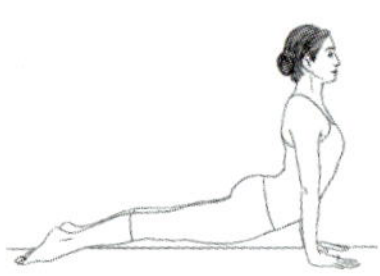

Urdhva muka svanasana
- Estiramos el psoas inferior
- Estimulamos los riñones
- Equilibramos la glándula timo
- Mejoramos el sistema nervioso

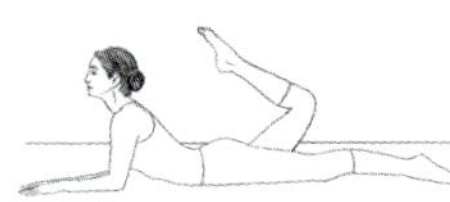

Estiramiento leve del psoas

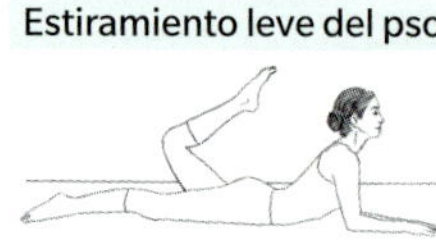

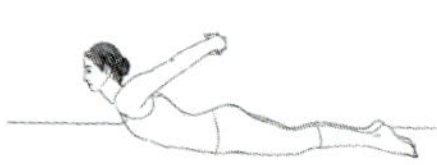

Generamos fuerza en el Core

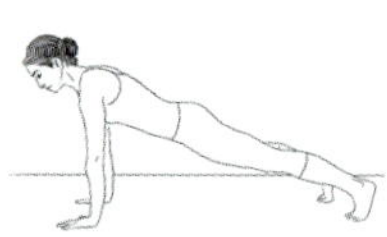

Phalankasana
Generamos fuerza en el psoas activando 3er chakra Manipura

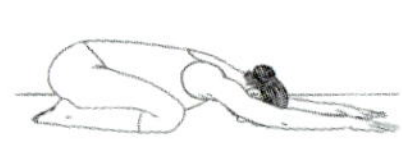

Balasana con brazos extendidos, alargamos la zona alta del psoas y aporta paz mental

Estiramos el psoas y activamos Manipura chakra

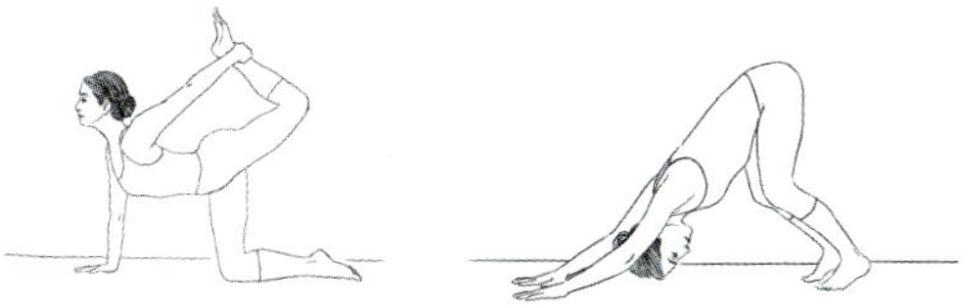

Cambia de pierna

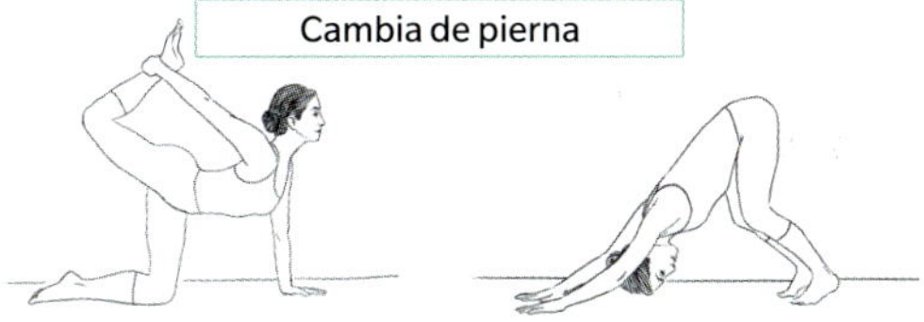

Liberamos el psoas

Ardha Matyendrasana Tonifica el abdomen y psoas

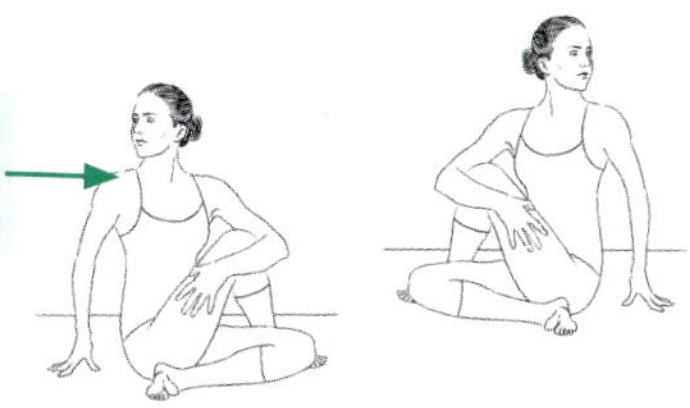

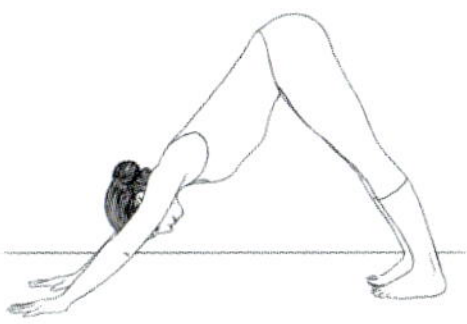

Alivia la fatiga física y mental y activa 3er chakra

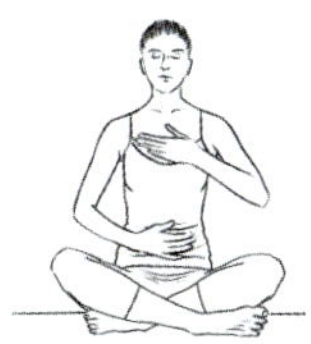

10 respiraciones completas

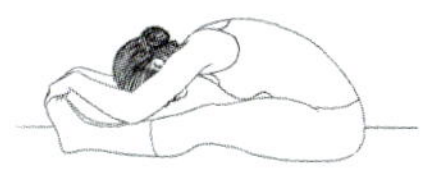

Paschimottanasana estimula 2º chakra Swadhishthana

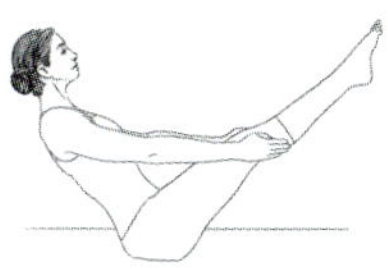

Navasana Tonifica el abdomen y el psoas

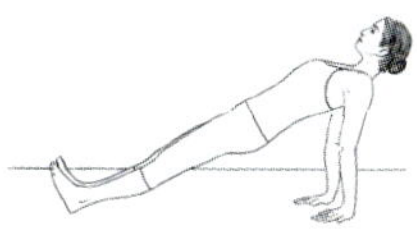

Purvottanasana Alargamos abdomen y psoas

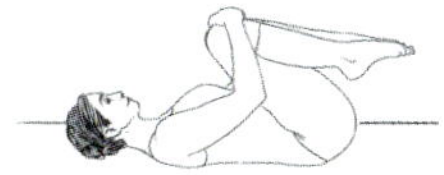

Neutralidad al abdomen y psoas

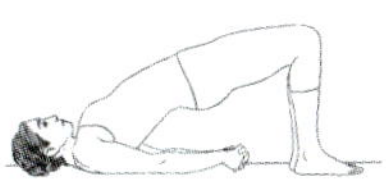

Setu Bandhasana estimula Manipura chakra

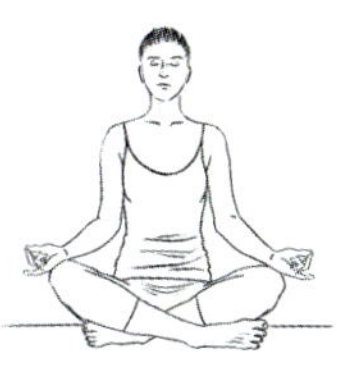

Meditación con mantra SA RE SA SA que abre los chakras y equilibra

CLASE 3

Estira el piramidal en tres posturas

- Veremos tres posturas que alivian el acortamiento de piramidal conocido también como falsa ciática. Si pasas muchas horas sentado en la oficina o el coche, es esencial que lo estires.
- También cuando padecemos estrés o sentimos miedo porque tendemos a apretar las nalgas, y este gesto acorta el piramidal.
- Estas tres asanas puedes integrarlas en tu práctica de yoga habitual o dedicar 6 minutos cada día (1 minuto por postura y lado).

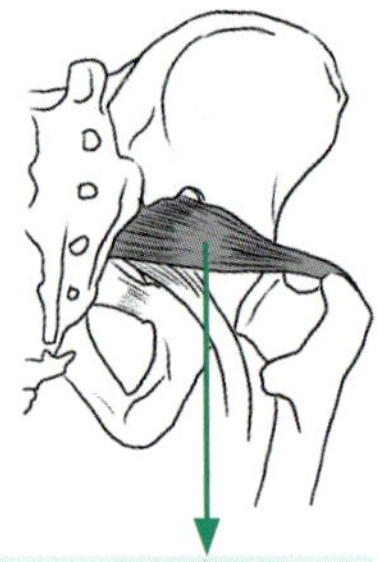

Herramientas del libro

✓ Respiración «Samavrtti» o cuadrada.
✓ Importancia de estirar el piramidal.

1 TORSIÓN TUMBADO

Mano a rodilla y dejas caer la pierna hacia adentro, es decir, hacia el otro lado. 10 respiraciones profundas y cambias de lado

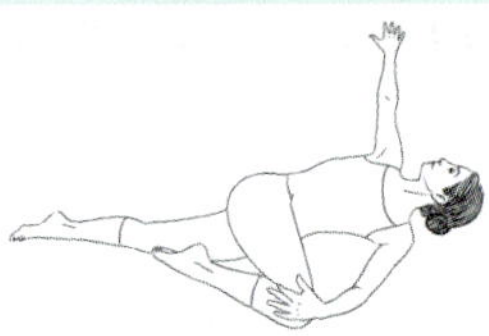

2 ESTIRAMIENTO PROFUNDO DE PIRAMIDAL

Sube el talón a la rodilla contraria, y separa la rodilla del cuerpo. Eleva tus piernas y entrelaza las manos en la pierna más alejada. 10 respiraciones y cambio las piernas

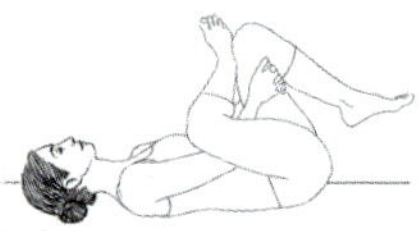

3 SENTADO

Torsión Ardha Matyendrasana

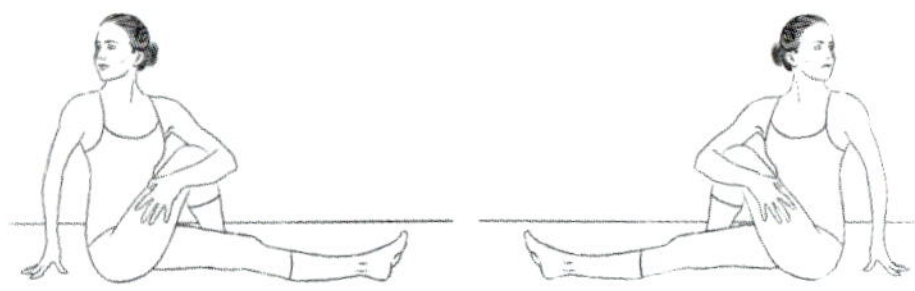

CLASE 4

Yoga restaurativo

- Duración de 15 o 20 minutos.
- Beneficios:
  - Relajar el sistema nervioso.
  - Darle un descanso al corazón.

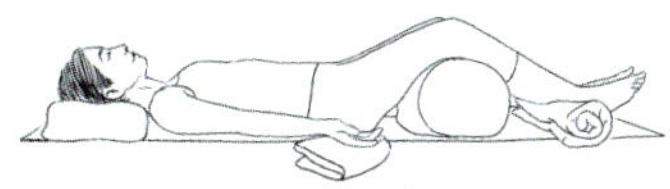

- Postura con apoyos
- «Savasana» El viaje a uno mismo

Herramientas del libro

✓ Lista de música del estrés.

✓ Puedes usar alguna esencia relajante; cedro, lavanda, naranja, etc.

✓ «Savasana»:

- La posición de Savasana es de las posturas más difíciles de la práctica de yoga, requiere mantener muy quieto el cuerpo, la mente relajada, pero sin dormirse. Es una postura que realizamos al inicio de la práctica durante unos minutos, como toma de conciencia en el presente y para regresar a nosotros. Y al final de la clase, para dejar asentar toda la energía movilizada durante la práctica. Para la mayoría de los alumnos Savasana suele ser una postura relajada y cómoda, pero para un 2% quizás no lo sea. Por ejemplo:
  - Personas con ansiedad, que sienten que se les dificulta la respiración al tumbarse y tienen sensación de ahogo.
  - Personas con falta de movilidad que les resulta complicado tumbarse y levantarse.
- En el yoga restaurativo se usan apoyos para lograr un abandono mayor en la postura. Mantas, cojines grandes pequeños, bolster, saquitos de semillas o arena etc. Materiales suaves y acolchados que nos ayudan a relajarnos más profundamente. Usaremos más o menos mantas en función de la estación del año, pero hemos de tener en cuenta no pasar frío porque si no, nuestro cuerpo no llegará a relajarse por completo.

En estos casos puedes hacerlo sobre la cama o colocar más cojines en tu cabeza para mantener la cabeza por encima del corazón

- Nos tumbamos boca arriba, con los brazos y las piernas ligeramente separados del cuerpo.
- Una manta abierta sobre tu esterilla y te tumbas.
- En la cabeza colocaremos una manta doblada o un cojín grande y cómodo que nos mantenga la cabeza ligeramente más elevada que cuando nos tumbamos en nuestra cama. Coloca mantas debajo de tus brazos.
- Bolster en las rodillas, que permite que la zona lumbar apoye mejor y la espalda y las rodillas estén en posición de reposo. Y en los tobillos colocas otra manta doblada para elevarlos del suelo.
- Te puedes tapar con una o varias mantas en función de lo friolero que seas. Si tienes sacos de semillas, coloca uno en la frente y otro en la zona baja del abdomen. Aportan un peso muy agradable.

Para establecer este tiempo puedes activar un temporizador o alarma con sonido muy suave o puedes escuchar una canción relajada durante este tiempo. Personalmente me gusta escuchar «Wahe guru connection and intuition – Mirabai Ceiba».
Tiempo: 15 minutos.

- Cierra los ojos y respira profundamente por las fosas nasales varias veces. Conecta con la respiración. La respiración nos ayuda a regresar al presente, el aquí y el ahora. Comienza a sentir los puntos de apoyo de tu cuerpo en el suelo y con los materiales que has colocado, desde abajo hacia arriba (silencio). A partir de este momento, intenta no moverte. Siente la respiración más lenta y profunda.
- Ahora, siente el peso externo a tu cuerpo, cómo te ayuda a relajar y a aflojar. El abdomen se afloja y la mente, cada vez está más relajada. Lleva la atención hacia el centro del cerebro, toda tu atención queda ahora en el centro del cerebro.
- Desde aquí , en el centro de tu conciencia observa la profundidad de tu quietud, nada externo a mi conciencia se ve alterado ni distraído. Tu cuerpo caliente, te sientes muy cómodo. La conciencia reposa en ti, permite que tu ser se reequilibre, aquí ya ahora.

- Al acabar estos minutos, volveremos a conectar con la sensación física del cuerpo, despertándolo suave y lentamente. Trayendo lentamente la conciencia de dentro hacia afuera, sentirás cómo la respiración cambia, y es con ella con la que comienzas a desperezarte
- Dirige el sacro hacia el suelo y flexiona las rodillas, apoya los pies en la manta que tenías en los tobillos. Mueve las manos, respira más profundo y vas abriendo los ojos

¿Qué sientes ahora?

«Savasana» nos invita a realizar un viaje interior a través de la conciencia.

Yacer estirado en el suelo como un cadáver se llama SAVASANA, asana que amortigua la fatiga y da reposo a la mente.

***Hatha Yoga Pradipika* 1.34**

CLASE 5

Fuera estrés y miedo

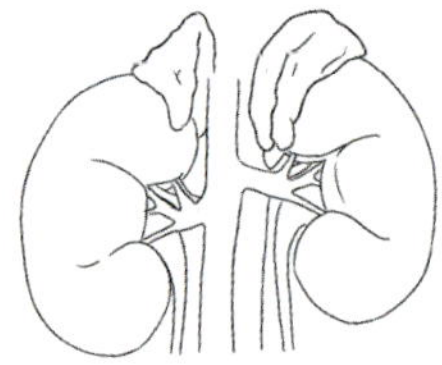

- Los riñones se encargan de filtrar sangre y de distribuir el agua en el cuerpo.
  En ellos se acumula el miedo y la ira, donde según la MTC es donde reside la energía vital de la persona.
- Objetivo de la clase: generar movilidad para que drenen mejor. Nos centraremos en activar, movilizar, estirar y relajar este órgano tan importante.
- Con esta secuencia vamos a movilizar la energía estancada en esta zona, moviendo, principalmente la columna. Para que esa energía se disipe tendremos que movilizar toda la columna enfatizando en la zona dorsal y lumbar.
  - Respiración completa para la clase.
  - 10 respiraciones por postura.
- Comenzaremos trayendo la conciencia a esta zona, colocando las manos sobre los riñones y encontrando su espacio. Los pulmones y los riñones tienen una gran relación. No sólo porque se encuentran en el tronco, además comparten canales energéticos.
- La postura cumbre, será: «Natarajasana» o el «Shiva danzante».
  - Requiere fuerza, equilibrio y concentración.
  - Podemos adaptarla usando pared o silla.

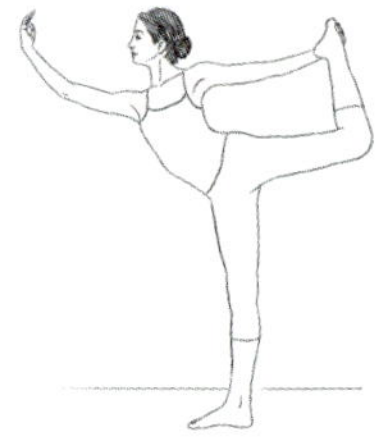

Principales beneficios de esta asana:
- Mejora el estado de nuestro sistema nervioso, recomendada en casos de estrés, ansiedad y depresión.
- Mejora las digestiones porque crea espacio en el abdomen.
- Flexibiliza el tronco en su parte delantera y trasera, por lo que resulta muy recomendable en casos de desviaciones de columna.
- Favorece los problemas de descolgamiento de abdomen, por ejemplo tras el parto.

Precaución en caso de:
- Operación reciente en abdomen, columna, rodillas o pies.
- Problemas de tensión arterial, no controlada.

Herramientas del libro

- ✓ Riñones y la emoción del miedo.
- ✓ Respiración completa.
- ✓ Relajación con visualización de sitio agradable.

❶ CONEXIÓN RESPIRACIÓN Y MOVIMIENTO

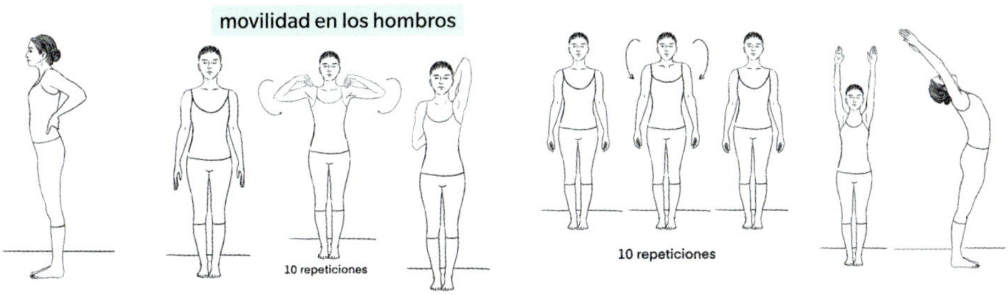

Conexión suprarrenal

Gomukhasana
Mitiga el estrés

Despertamos los riñones

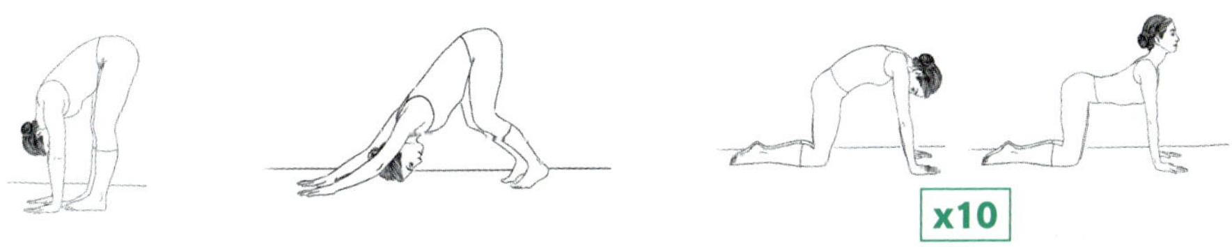

Relajamos los riñones

Alargamos y damos espacio a los riñones

Bidalasana
Generamos movilidad en columna y riñones. Mantén 2 respiraciones completas en cada postura

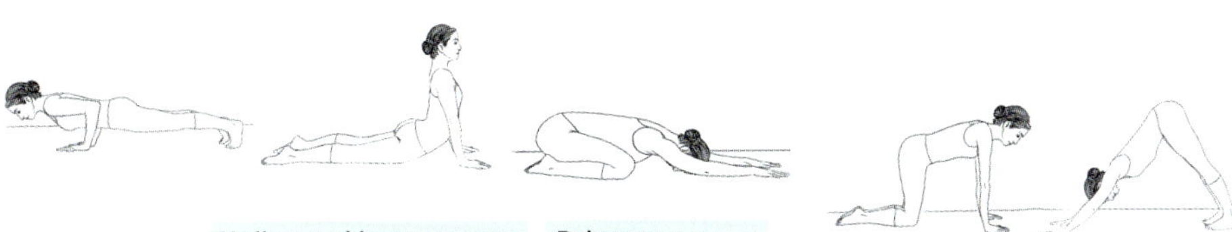

Urdhva mukha svanasana
Estimula los riñones

Balasana
Suaviza la espalda y riñones

Adho Mukha Svanasana
Invierte la sangre de los riñones

❷ SECUENCIA PARA ESTIMULAR Y APORTAR SANGRE RENOVADA A LOS RIÑONES

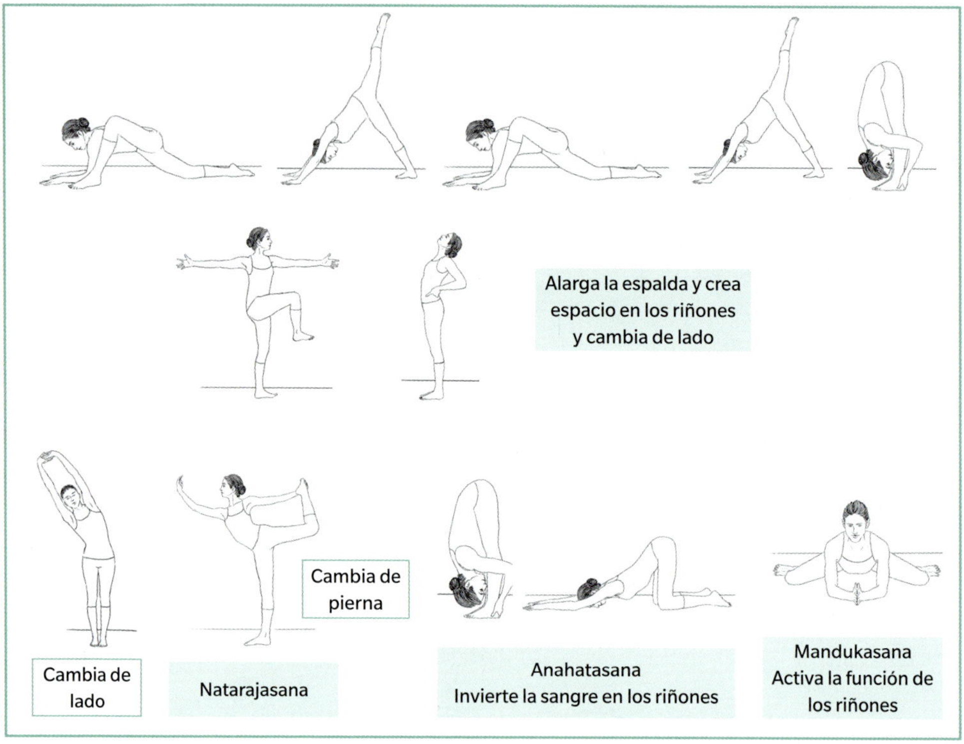
Alarga la espalda y crea espacio en los riñones y cambia de lado
Cambia de pierna
Cambia de lado
Natarajasana
Anahatasana
Invierte la sangre en los riñones
Mandukasana
Activa la función de los riñones

❸ SECUENCIA PARA COMPRIMIR, EXPRIMIR Y ESTIMULAR LOS RIÑONES

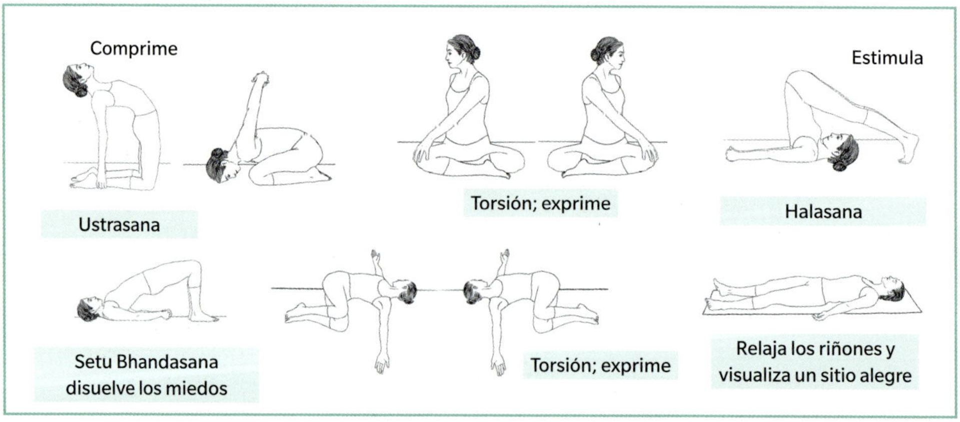

CLASE 6

Yoga para la migraña

- Objetivo:
  - Movilizar cabeza, cuello, hombros y espalda para aliviar el dolor de migraña.
  - Pranayama Chandra Bheda y respiración completa.
  - Meditación de la compasión.
  - Relajación autógena de Schulz.
  - Esencia de menta para crear efecto frío.

❶ SECUENCIA DE CONEXIÓN

✓ 10 respiraciones completas por postura

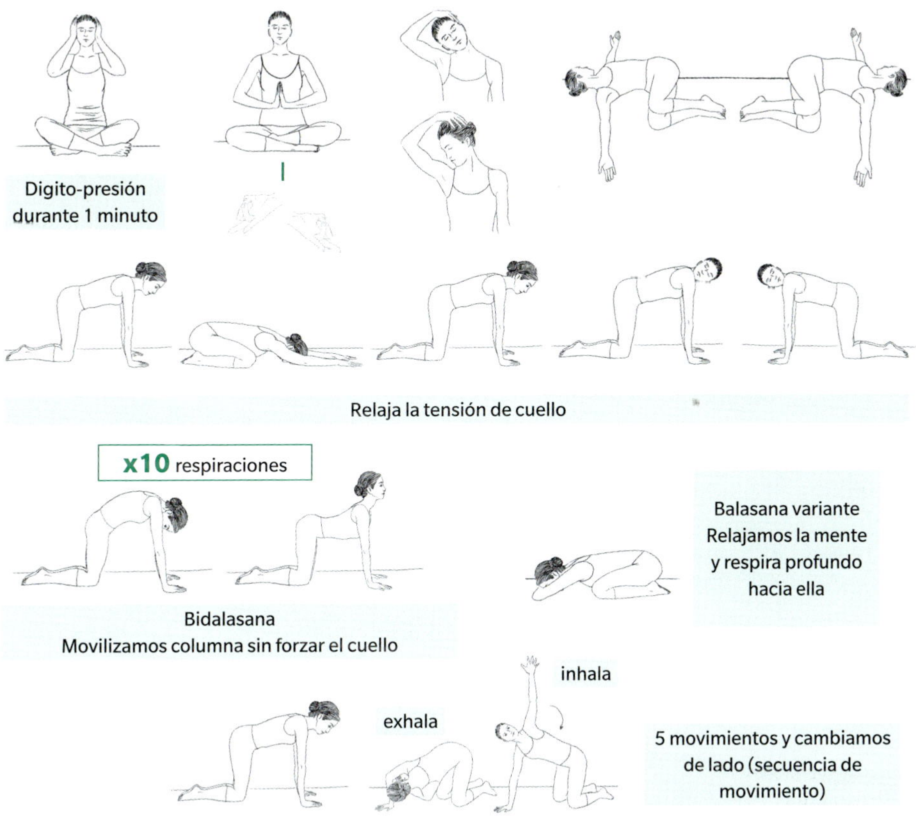

❷ SECUENCIA PARA RELAJAR EL SISTEMA NERVIOSO Y ALIVIAR LA TENSIÓN

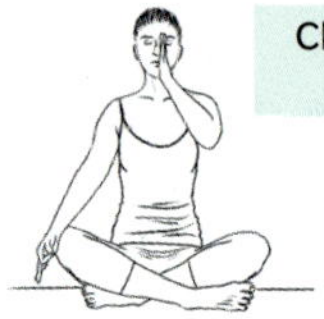

Chandra Bheda Pranayama

3 vueltas

x10 respiraciones

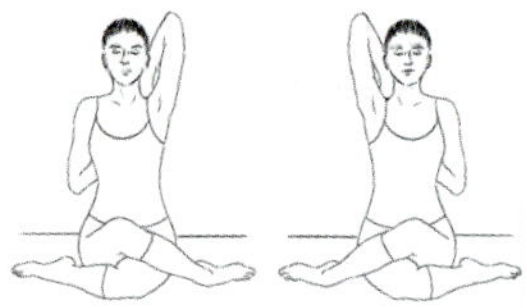

Gomukhasana
Mitigamos la tensión

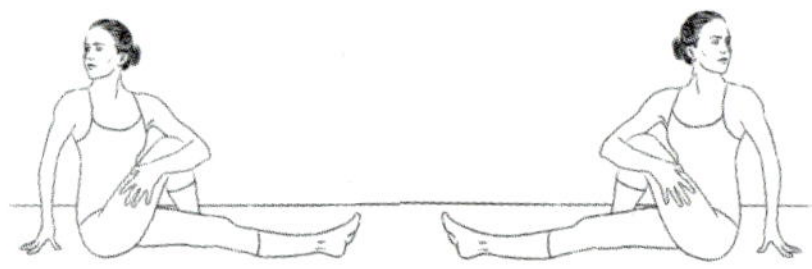

Torsión
Genera estabilidad mental

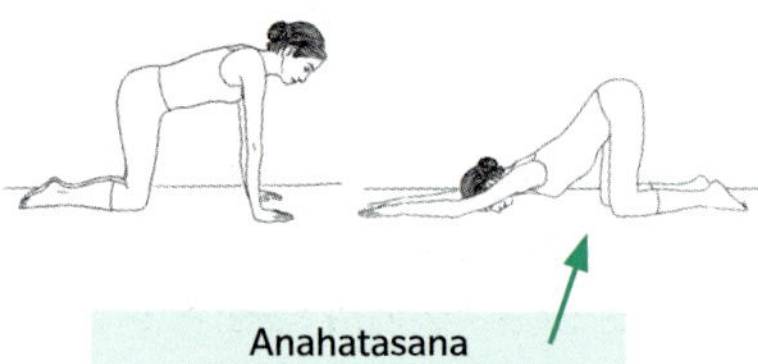

Anahatasana
Suavizamos el corazón

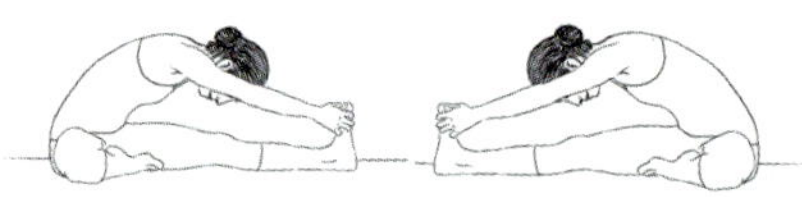

Ardha paschimottanasana
relaja el sistema nervioso

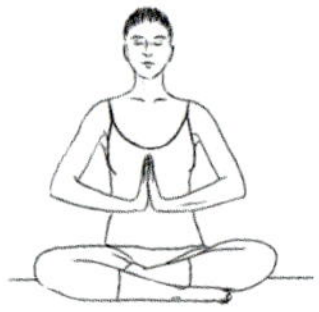

Meditación de la compasión
(5 minutos)

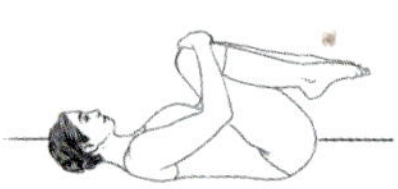

Apanasana
Aminora la tensión de los músculos del cuerpo

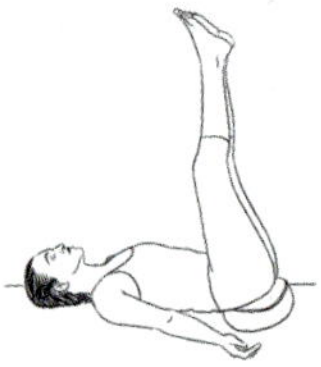

Viparita Karani
Ayuda a controlar el estrés y ansiedad

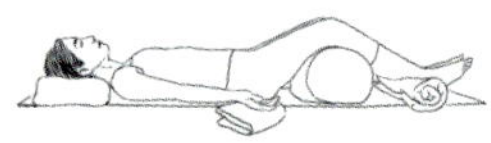

Savasana con apoyos
Disminuye la tensión

Relajación autógena de Shulz

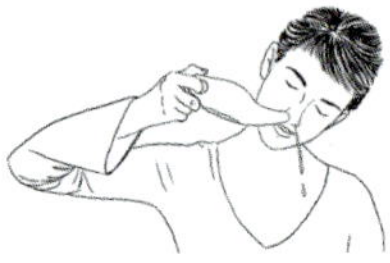

Recomendaciones: uso de lota nasal previo a la clase, enriquecer tu dieta con magnesio y realizar lavativa de café.

CLASE 7

Alivia las molestias del bruxismo

- Beneficios: relajar la tensión y la sobrecarga de la ATM que genera el bruxismo.

Herramientas del libro

✓ Respiración completa

✓ Aplicar esencia de la lavanda, masajeando mandíbulas haciendo círculos para que penetre la esencia y relaje la zona al tiempo que a través de la respiración vamos creando conciencia hacia la zona de trabajo, las mandíbulas.

✓ También podemos practicar «Sitali pranayama», que permitirá relajar la mandíbula, por la posición que adopta la lengua.

✓ Este pranayama lo practicaremos antes o después del inicio de las posturas, siendo la respración completa la que guiará los movimientos de esta secuencia propuesta.

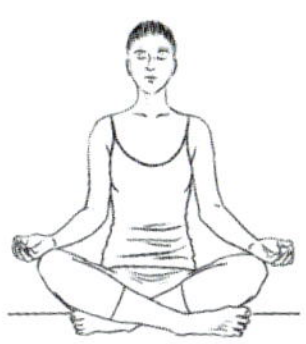

Postura 1

Pasos a seguir en ambas posturas:

- Masaje circular en mandíbulas
- Apretamos los extremos de la mandíbula, abrimos y cerramos la boca . abre y recoge. 10 veces
- Abre la boca, adelanta la mandíbula inferior, recoge y cierra de nuevo. Movimiento lento. 10 veces
- Abre la boca ligeramente y realiza 5 respiraciones por la boca

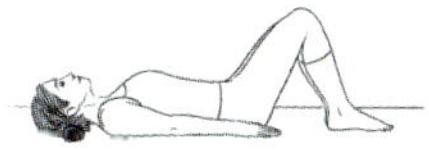

Repite los mismos pasos

Postura 2

✓ Una vez terminada esta secuencia, en ambas posturas, puedes realizar cualquiera de las clases propuestas en el libro, dirigiendo la atención a la mandíbula a NO APRETARLA durante toda la práctica.

✓ Escuchamos el mantra Om Gam Ganapataye Namaha (mantra que remueve obstáculos).

También puedes integrar esto dentro de las clases de yoga propuestas en el libro.

CLASE 8

Hipertensión

- Si padeces de hipertensión, lo más importante es mantenerla controlada, con los consejos de tu médico o experto en salud. Si asistes a clases de yoga, es muy importante que comentes con tu profesor cómo es tu tensión; aunque no te parezca importante, sí lo es.
- La principal precaución que debes tener está en las posturas invertidas, es decir, en las posturas que traigan sangre a la cabeza.
- Debes enfatizar en las posturas que relajen el sistema nervioso, sin que afecte directamente a tu sangre. La mejor postura en tu caso será Savasana.

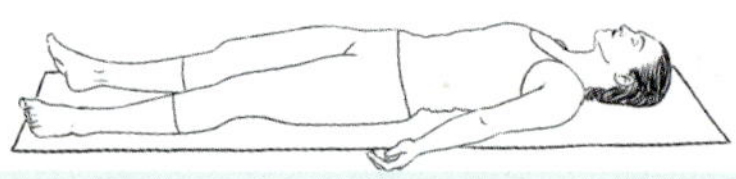

Savasana busca la inmovilidad durante 20 minutos

✓ Beneficios de Savasana:
  - Aleja la fatiga, relaja la mente y el cuerpo.
  - Desde esta asana bajamos nuestra energía mental y física a la tierra, y así nuestro corazón se relaja. En este capítulo del estrés os he comentado que con el estrés parece que siempre tenemos la sensación de estar cogiendo o agarrando la vida, posicionamos el cuerpo tensionado y hacia arriba. Cuando caemos en el suelo, dejamos que todo caiga por el peso de la gravedad.

✓ Esta postura puedes adaptarla para sentirte cómodo y abrigado. La temperatura corporal tiende a bajar 4 grados. Puedes colocar mantas debajo de las rodillas, de tu cuerpo, cojines para apoyar la cabeza y te recomiendo taparte, sobre todo si eres friolero.

✓ Desde esta asana puedes realizar 3 prácticas muy beneficiosas para ti:
  - Yoga Nidra.
  - Relajación muscular progresiva.
  - Relajación de Benson.

✓ Estas tres propuestas las puedes realizar de forma aislada , es decir, sólo hacer una de ellas cuando te apetezca ó integrarlas al final de tu practica física teniendo en cuenta «lo que no es recomendable para ti».

CLASE 9

Postura avanzada para aliviar el estrés: la postura de la Paloma Eka Pada Rajakapotasana

- Postura de extensión de hombros y columna hacia atrás avanzada.
- Beneficios para el estrés:

Físicos:

- Estira el piramidal de la pierna adelantada.
- Alarga el psoas de la pierna de atrás.
- Extiende y fortalece la columna y alarga los trapecios hacia abajo.
- Abre el pecho y fortalece el pectoral menor y activa el romboides.
- Extiende el recto del abdomen.

Mentales:

- Relaja la mente, nos concentramos en Ajna chakra «tercer ojo».

Ejecución:

- Esta postura ha de realizarse como una de las posturas finales de la práctica cuando todo el cuerpo está estirado y flexible.

- Desde 4 apoyos.
- Subimos a Adho Mukha Svanasana.

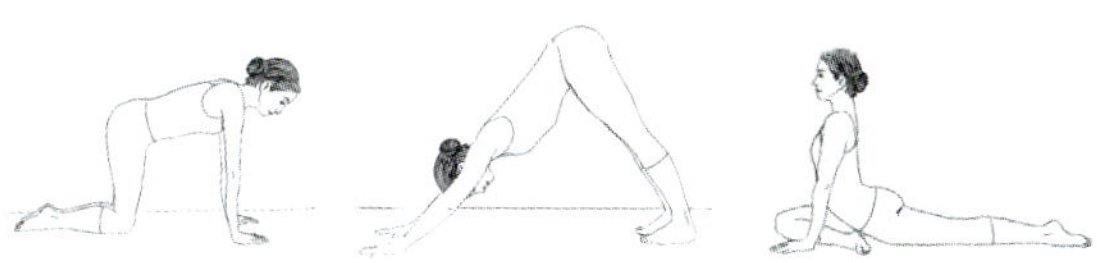

- Elevamos una pierna para colocarnos con la rodilla entre las manos y desde aquí comenzamos los ajustes con la pierna de detrás y de delante.
- La pierna de atrás permanecerá activa con la nalga activa y la delantera se relaja.
- La pierna de atrás debe estar activa, al igual que la nalga, para no dañar la articulación de la rodilla. La pierna de delante puede tener la rodilla más o menos cerrada, y para ello podemos ayudarnos de manta o bloque para mantener la nalga de la pierna de delante elevada.
- Esta asana tiene variantes, pasivas o activas. La ilustración muestra la postura neutra.

3

La ansiedad

El momento de vivir en el presente

Cuando cambias la manera de ver las cosas,
las cosas cambian.

Wyne Dyer

Tema

Caso real de un alumno

«Padezco de ansiedad desde hace más de 30 años. Al nacer mi segunda hija, entre el trabajo, mi casa, la familia, las obligaciones, etc., veía que el mundo se me echaba encima. Sentía que me encontraba en un bucle, y no sabía cómo salir. Fui a terapia y varios médicos, hasta que fue mi psiquiatra el que me recomendó asistir a clases de yoga. Tenía épocas mejores, pero sabía que la ansiedad estaría conmigo, porque, al cronificarse, me derivó en depresión. También mis pensamientos fueron siempre catastrofistas, parecía que me encontraba cómoda en pensar y anticiparme a las peores situaciones de las que luego me ocurrían. Entré en un bucle destructivo del que nadie, ni siquiera yo misma, sabía cómo salir».

Feli U.

El término *ansiedad,* según la RAE:

«Del latín, *anxietas, -atis.* f. Estado de agitación, inquietud o zozobra del ánimo». En su segunda acepción, ya desde un punto de vista médico: «Angustia que suele acompañar a muchas enfermedades, en particular a ciertas neurosis, y que no permite sosiego a los enfermos».

Así pues, no cabe extrañarnos que la ansiedad generalizada sea uno de los motivos más frecuentes de consultas médicas, y de bajas laborales. Según la OMS (Organización Mundial de la Salud), en sus últimos estudios sobre la ansiedad generalizada, el 8% de la población la padece y el 20% la ha padecido en algún momento. Es más común en mujeres que en hombres, en proporción 3:1. Uno de los factores que quizá apoyen esta proporción sea que desde la Prehistoria, la costumbre arraigada de que las mujeres nos encargábamos de varias cosas a la vez, mientras los hombres salían en busca de alimento, hasta los tiempos actuales, en los que, aun habiendo avanzado mucho, todavía sigue prevaleciendo la carga doméstica en la mujer y queda mucho camino para que esta reduzca sus cargas emocionales y físicas, que sin duda inciden de forma determinante en que se produzca ansiedad. De cualquier forma, esta acumulación y capacidad para llevar varias tareas a la vez está comprobado neurológicamente, ya que sus conexiones entre sus hemisferios cerebrales facilitan la multitarea. Pero hemos de aprender a gestionar en general la multicapacidad para hacer varias cosas y no sobrecargarnos.

> **La ansiedad nos avisa de que algo en nuestra vida no lo estamos sabiendo gestionar de la manera correcta.**

Si somos capaces de interpretar este mensaje, se convertirá en el camino de nuestra evolución y transformación personal.

Existen diferentes tipos de ansiedad, pero en esta ocasión hablaremos de los trastornos de ansiedad generalizada provocados por el estrés sostenido y de la conveniencia del yoga para estos síntomas.

CAUSAS O DESENCADENANTES COMUNES EN LA ANSIEDAD GENERALIZADA

Estrés

El estrés es un síntoma de posible ansiedad, porque, si es sostenido en el tiempo, acaba desencadenando la ansiedad, debido a la imposibilidad de gestionarlo por parte de la persona que lo sufre por causas personales, laborales, económicas o psicológicas, entre otras, como veremos.

Pensamiento futuro

Anticipación de pensamientos temporales, o al futuro. El no saber qué pasará mañana es lo que a la mente la mantiene ocupada y genera incertidumbre.

Miedo

Es una emoción básica que en la mayoría de los casos es aprendida y cuyo objetivo es prepararnos o defendernos ante alguna situación de peligro. Es una de las emociones comunes que encontramos en el estrés, ansiedad y depresión.

Pandemia del virus Covid-19

Para ilustrar lo que estamos diciendo, recordémoslo con una experiencia alarmante a nivel mundial: la pandemia del virus Covid-19. Son muchas las cargas emocionales y físicas que han podido desencadenar ansiedad debido precisamente a todo lo que ha supuesto a nivel familiar, laboral... una situación tan imprevisible, frustrante, con todo lo que de incertidumbre conllevaba hacer frente a una familia y sus cuidados, una casa, un trabajo en el aire... Aguantar y resistir durante meses unas condiciones y una normalidad que han cambiado de un día para otro... hacia otra nueva «normalidad» que no siempre puede cubrir necesidades y expectativas, para la que no estábamos preparados... Precisamente el coraje ha sido una de las barreras y mejores armas para combatir y enfrentarnos al miedo que pudiera originar la situación, y, por consiguiente, poder superar la ansiedad con técnicas como las que os propongo en este capítulo. Por supuesto, el yoga, la meditación, el control mental para afrontar con resiliencia cualquier situación.

El miedo nos hace permanecer con el sistema nervioso simpático activo, el cuerpo se tensa, el corazón se acelera, la respiración se entrecorta y los riñones se ponen en funcionamiento segregando dosis altas de adrenalina. Esta emoción es adaptativa, nos prepara ante las situaciones o ante el mundo. No es malo sentir miedo, lo que es malo es dejarnos dominar por él. Aprender estrategias para desactivar este mecanismo de defensa que en la mayoría de los casos crea nuestra mente ante situaciones de peligro inexistentes, será clave para que el miedo no nos domine y desencadene en males mayores.

El miedo es la manifestación orgánica que nos habla de cómo somos interiormente y cómo nos proyectamos hacia el exterior (en nuestro trabajo, relaciones, etc.). Se genera ante determinadas situaciones y se focaliza en muchas personas en la garganta, con manifestaciones de dificultad de tragar e inseguridad. Veremos en el apartado de las clases cómo trabajar el miedo.

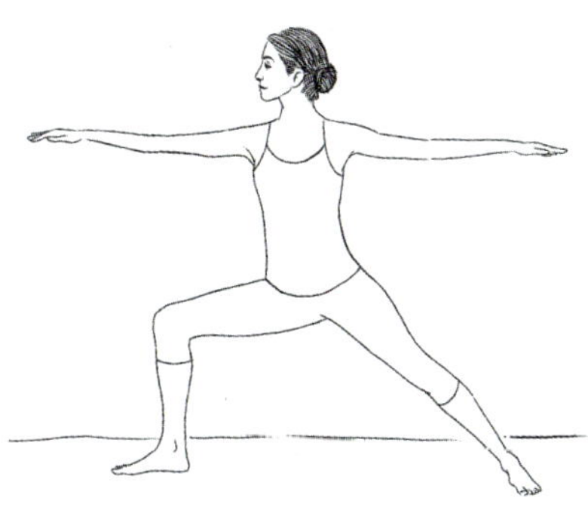

El coraje en el yoga para dominar el miedo

Dominar el cuerpo conseguirá que nos alejemos del miedo.

En yoga, la manera de hacerle frente es desarrollando el concepto de *coraje*. Podemos encontrar esta inspiración en yoga con las posturas del guerrero o Virabhadrasana, o cualquier deidad que nos inspire confianza, esperanza e incluso amor. Cuando hablamos de guerreros, lo hacemos para transmitir el poder personal que cada uno tenemos en nuestro interior. Llamando a nuestro guerrero interior. En el apartado de clases realizaremos una práctica que nos ayudará a liberarnos del miedo ayudándonos del coraje.

También puede resultarte útil inspirarte en autores de libros, personajes de cuento, maestros en cualquiera de los ámbitos que te inspire. La foto de tu pareja o hijos te hará sacar la valentía desde el amor profundo que reside en el corazón.

Covid-19

Seguramente en el año 2020, con la inesperada y sorprendente llegada del Covid-19, la mayoría de nosotros experimentó el miedo, y cómo ese miedo generó ansiedad y preocupación hacia nuestras familias, mayores, nuestro entorno, etc.

¿QÚE FUE LO QUE NOS GENERÓ MÁS ANSIEDAD A LA POBLACIÓN?

- A los enfermeros y médicos, sentirse desprotegidos por el material sanitario necesario.
- A las familias que teníamos a los niños en casa, sin poder ir a trabajar o teletrabajando generó altos niveles de estrés en la población.
- A los que estaban solos, quizás les generó ansiedad sentirse más solos que nunca.
- La sensación de encierro, de saber que no puedes salir.
- Y a los que corrieron peor suerte, fueron los que sumado a todo lo anterior, fueron contagiados por el virus y estuvieron muy enfermos, en hospitales y sin poder estar acompañados.
- No poder despedir a las personas que se nos fueron de nuestro lado y no tener un «luto sano», un duelo.

En estos días de aislamiento invité a mis alumnos a reflexionar y a encontrar la conexión hacia sí mismos, a sabiendas de lo enormemente complicada que era la situa-

Rumiar pensamientos

El rumiado de pensamientos o dar vueltas y vueltas a las situaciones sin llegar a ninguna conclusión produce un desgaste tan grande que acaba por desencadenar o añadir más estrés a una situación de posible ansiedad. Es una situación similar a una lavadora que da vueltas y vueltas sin llegar al proceso de centrifugado, es decir, sin programa final.

La mente tiende a pensar en negativo, por lo que suele proporcionarnos pensamientos negativos o ideas no realistas. Se debe al instinto de supervivencia de nuestro cerebro primitivo. Y cuando se mezcla el miedo y la «rumiación» de pensamientos nos mantenemos en un estado permanente de peligro o así lo registra nuestra mente y así lo traslada al cuerpo, poniendo en marcha todos los mecanismos necesarios para que consigamos sobrevivir.

ción. Durante los días de aislamiento y estado de alarma en España, pero en general en todo el mundo, era mejor no ver la televisión, o al menos eso sentíamos muchos, y si la veíamos, dedicar unos minutos previos a intentar que las cifras y los datos que veíamos en los medios de comunicación NO nos afectasen.

MESES ANTES ....

La gran mayoría nos quejábamos de no tener tiempo. Se nos olvida pensar en nosotros, porque tenemos tantas cosas que hacer a lo largo del día, que es imposible parar.

El aislamiento nos hizo detenernos a todos y vivir el presente más que nunca, no podíamos pensar más allá del día en el que vivíamos, porque dependíamos únicamente de eso. Sacando una lectura tranformadora de lo que supuso esta pandemia; «logramos conectar con el miedo, para transformarlo en fuerza».

El coraje se consigue a través de la fuerza del corazón, porque tener miedo nos hace ser valientes. Así lo consiguió María Teresa de Calcuta, Gandhi y Mandela, entre otros, y lo hicimos todos y cada uno de nosotros a lo largo de esos días tan complicados. Transformamos el miedo a través del coraje, que surgió con el paso de los días y cuando la mente dejó de anticiparse. Durante esta pandemia somos guerreros tras las mascarillas, que hemos sacado el coraje del que tanto comento en estas clases.

CÓMO LOGRAR DETENER EL EFECTO DE RUMIACIÓN

Localizando los momentos en los que los pensamientos se encuentran en un laberinto sin salida y hacernos conscientes de ello. En esos momentos puedes realizar alguna de las técnicas de pranayama para apartar la rumiación de pensamiento. Personalmente, cuando esto me ocurre, me gusta practicar Chandra Bheda (pranayama de efecto relajante) o la respiración completa para devolver la consciencia a la respiración.

SÍNTOMAS PERCEPTIBLES DE LA ANSIEDAD GENERALIZADA

Hay una serie de síntomas que puede producirse o ser general a cada uno de los cuadros diagnosticados como ansiedad, pero en ocasiones alguno de ellos puede aparecer aislado y no serlo, o que no todos se manifiesten. Será el especialista quien deba determinar y diagnosticar el trastorno.

Taquicardia

Es el incremento o aumento de frecuencia cardíaca. La sensación que experimentamos es la de que se nos va a salir el corazón o está desenfrenado.

Sensación de falta de aire

Incluso cuesta respirar. Se bloquea el diafragma y no permite el paso de aire de forma habitual. La respiración se hace de manera superficial con la zona alta del pecho, perdiendo por tanto la capacidad de realizar respiraciones completas.

Sensación de mareo

Debido a la falta de aire, hiperventilamos, cogemos más aire del que podemos procesar, y principalmente con la zona alta del pecho, por lo que podemos tener sensación de mareo o falta de equilibrio. Se debe a que se produce una mala saturación del oxígeno por nuestro organismo, una especie de bloqueo del sistema respiratorio.

Sudoración excesiva

Nuestro cuerpo se tensa, provocando exceso de calor que a su vez hace o produce la sudoración y el enrojecimiento de la piel.

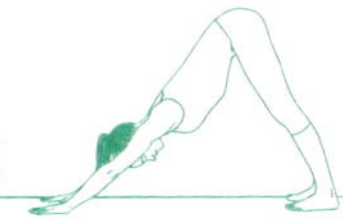

Dolor y molestia estomacal

Si es tu punto débil, será un síntoma más de tu ansiedad que puede o no manifestarse en función de si se padece patología previa o no, focalizarse en dolor de estómago y malestar continuo con varias manifestaciones (dolores, gases, malas digestiones, acidez, etc.).

Sabías que...

Las personas que somos creativas y activas mentalmente para realizar proyectos nuevos, con ideas y rapidez de pensamiento, tenemos más tendencia a padecer episodios de ansiedad en nuestra vida que las personas menos activas, más pasivas en palabra y actos.

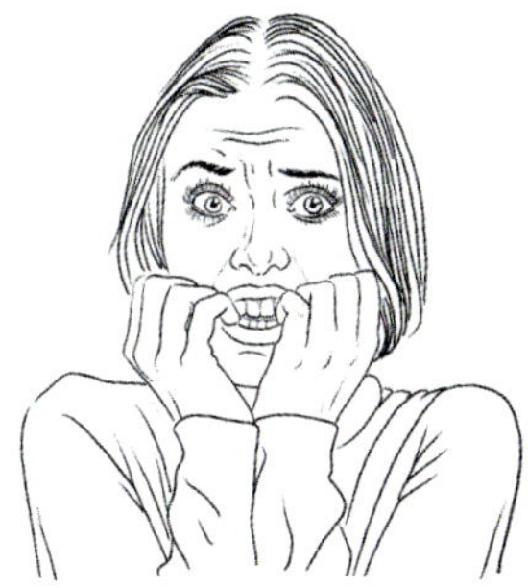

CONSECUENCIAS DE LA ANSIEDAD

Padecer ansiedad tiene unas consecuencias nefastas para la salud. Si la persona la padece de manera crónica, es complejo darse cuenta cuando nos vemos envueltos en ella o estamos ya afectados.

- Bajada de defensas
  Siempre que sufrimos algún trastorno emocional o enfermedad física, nuestro sistema autoinmune está más débil, digamos que los soldados que se encargan de ayudarnos en el organismo frente al exterior, han bajado su capacidad de resistencia y estaremos más débiles, dejando las puertas abiertas a cualquier patología o enfermedad. Sentiremos que el organismo está cansado o agotado. Hemos de ponernos alerta para tomar un suplemento vitamínico o poner remedio.
- Insomnio
- Falta de sueño reparador
- Contracturas en las diferentes partes del cuerpo

La ansiedad nos contractura por completo.

MI EXPERIENCIA PERSONAL CON LA ANSIEDAD

En mi experiencia personal he sentido el miedo y la ansiedad ante proyectos nuevos en «la grabación de vídeos de yoga».

El primer día de grabación de yoga en el plató de Tv de Libertad Digital creía que iba a salir corriendo y que no sería capaz de hacerlo. Mi mente me repetía firmemente «No lo vas a hacer bien», pero yo me repetía a mí misma: «Adelante, es un nuevo proyecto y lo vas a hacer bien».

El plató estaba iluminado con tantos focos que era incapaz de ver con claridad, llevaba un peinado que me tiraba del pelo, ropa que dejó de ser cómoda, la esterilla me escurría, todo se volvió incómodo.

En el momento en el que me colocaron el micrófono, creía que el corazón me estallaría. En este momento comencé a respirar y a imaginar que estaba dando la clase a mis alumnos, como si a quien mirase fueran caras conocidas y no al objetivo de una fría cámara que cambiaba de luz (rojo y verde continuamente).

El momento en el que a pocos centímetros de mi cara hicieron claqueta para comenzar la grabación noté tensión en mi garganta debido al miedo, y mi cuerpo se tensó. Cerré los ojos, hice tres respiraciones profundas al tiempo que con suavidad alargué la espalda y me visualicé disfrutando y sonriendo. Adoptando así la postura del observador del que os hablaré más adelante y visualizando el final de la grabación cuando los focos se apagaban.

Al finalizar la primera grabación de yoga, me sentí muy contenta conmigo misma por haber sido capaz de superar esta situación y además recibí varias felicitaciones por lo natural que se me veía en cámara y por cómo transmití los beneficios del yoga y de la suplementación para mejorar la salud.

En las sucesivas grabaciones por supuesto que me sentía nerviosa, pero sabía que los compañeros que estaban conmigo ese día comprendían que estaba enfrentándome a una situación nueva para mí y fueron todos muy profesionales y amables conmigo. Desde entonces me apoyaba en las mismas estrategias:

- Respiración.
- Mensajes positivos.
- Actitud de observador y visualización de los focos apagados.

También me pongo nerviosa en las intervenciones de radio, relajo mi garganta respirando varias veces, alargo mi espalda con suavidad y miro a los ojos del presentador/a para conectarme al momento presente.

En definitiva, en cada situación que creo que no controlo y que me pone nerviosa, busco las herramientas que me proporciona el yoga y elijo las que me hacen sentir bien en cada momento, y siempre uso (respiración y postura corporal y pensamiento positivo).

> Lo importante es que tengas las herramientas correctas a tu alcance y que sepas cuáles te funcionan a ti personalmente.

No hay mal que dure 100 años, ni cuerpo que lo aguante. Tendremos que encontrar la manera de salir de esta situación y así, a ser posible, cuanto antes y airosos.

Antes de seguir dedica unos minutos de reflexión en dos ejercicios que te ayudarán a saber qué puede originarte ansiedad y cómo poner freno a la situación.

1. **Ejercicio 1.** ¿Qué te preocupa?
   Aprovecha estas líneas para reflexionar acerca de las mayores preocupaciones o temores que tienes a día de hoy.

   Aunque no padezcas ansiedad actualmente, utiliza estas líneas para dejar por escrito tus mayores temores y así tomar conciencia de ellos.

2. **Ejercicio 2.** Imagina tu vida como un recipiente, en el que debemos colocar con el orden adecuado las piedras importantes, para, a continuación, poder poner las piedras pequeñas. Si este orden no lo haces de la manera adecuada, te verás rebosado, porque el agua de tu pecera rebosará.
   - Dedica unos minutos a pensar este dibujo y meter en tu pecera las piedras que dan sentido a tu vida.
   - Sitúa en las grandes los aspectos importantes, en las pequeñas las cosas cotidianas. Dibuja la pecera con piedras grandes y pequeñas, mientras escuchas esta canción.

Recomendación musical

ARTISTA	TRACKS
Jai-Jagdeesh	Hallelujah

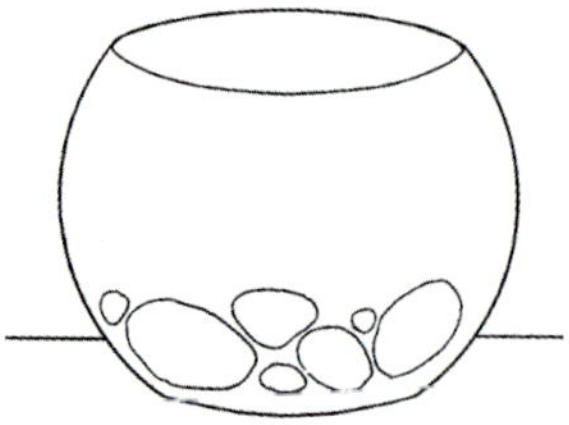

¿Para ti qué es lo que tiene más valor en tu vida?

Este dibujo representa tu vida. Las piedras grandes son los pilares importantes en tu vida y estas piedras son las que entran primero en tu pecera, y a continuación colocarás las pequeñas, que son las cosas o personas que forman parte de tu día a día, pero que no son tan importantes. Por último, entrarán las piedras pequeñas que forman parte de tu vida, pero en ningún caso superan a las grandes.

> **No puedes permitir dar el mismo valor a todas las situaciones, circunstancias y personas que estén en tu vida.**

Cada vez que sientas ansiedad, te preocupen o enfaden situaciones y personas que has situado en las piedras pequeñas, recuerda cuáles son las piedras grandes. En la vida no podemos hacer que desaparezcan las piedras pequeñas, porque están ahí, seguramente para enseñarnos algo; pero lo que sí podemos hacer es darles el lugar que les corresponde.

Las piedras pequeñas las dejamos caer y se harán hueco, pero las que siempre están bien colocadas serán las piedras grandes.

Experiencia de un alumno

«Mi psiquiatra me recomendó hacer yoga para enfocar mi mente y así poder relajar mi cuerpo.

Yo nunca había hecho deporte, pero quería cambiar. Necesitaba cambiar, y por eso me apunté a yoga. Al principio fui una vez en semana y a las pocas semanas me gustó tanto que quise ir dos veces en semana. Noté un cambio tan grande en mí que quise ampliar y acudir a dos clases en semana.

Noté cómo mi cuerpo estaba mucho más relajado y mi cabeza dejaba de darle vueltas a lo que creía que era importante, y entendí que no lo era. Observé mis preocupaciones mientras hacía yoga y sentía que desaparecían. Quizás en un primer momento me resultó algo complejo por la dificultad que suponía para mí realizar determinadas posturas, pero de no poder tumbarme en las clases y no poder ni estirar por completo mis brazos en algunas posturas, ni por supuesto respirar tranquila. Pero aquí fue donde comenzó mi cambio personal a la Feli que soy hoy».

Feli U.

Yoga para la ansiedad

El yoga tiene un potencial maravilloso para ayudarnos a cambiar y modificar nuestras vidas en caso de padecer ansiedad. Podremos mejorar de manera considerable en los episodios de ansiedad, en las crisis y también a modo preventivo. Gracias al yoga restablecemos la armonía y conseguimos mejorar y aliviar nuestro cuerpo y mente además de reorientar nuestra conducta.

1. Dejaremos de anticiparnos y de analizar tanto. Enfoca la mente a vivir el presente, disfrutando del aquí y el ahora.
2. El cuerpo toma las riendas. Nos permite no prestar tanta atención a lo que propone «la mente» y guiarnos por las sensaciones del cuerpo.
3. Nos conecta a la respiración, relajando el diafragma tenso.
4. El movimiento corporal que genera neurotransmisores (serotonina, dopamina, endorfinas, etc., disminuyendo los niveles de cortisol (hormona del estrés).
5. Nos ayuda a eliminar las contracturas, a reducir el dolor y las molestias físicas. Nos aporta fuerza física al tiempo que nos mantiene relajados.
6. Equilibra el ritmo del corazón.
7. Descubrimos el fluir consciente de mente-cuerpo (cuerpo-mente-emociones) para generar bienestar.

El yoga nos hará ser flexibles, para soltar el ancla de la vida y dejar que fluya y no estancarnos en la negatividad.

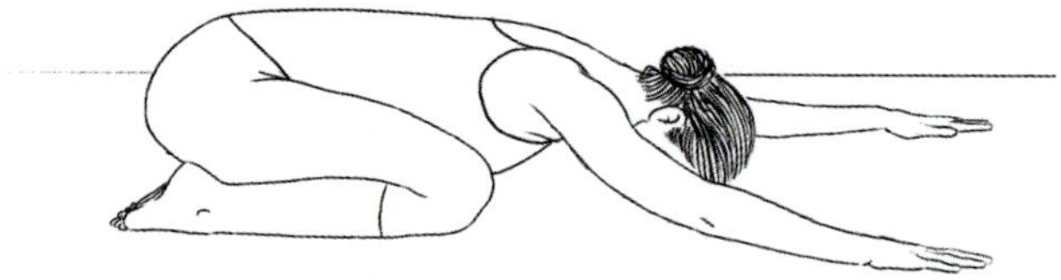

La ansiedad provoca aumento de tono muscular y contractura global en el cuerpo. Lejos de sentir la sensación de aplomo y de enraizamiento en las piernas y los pies, lo que se siente es la tensión que nos hace vivir elevados y contracturados, generando tensión en el corazón y en el pecho. Por eso es tan frecuente confundir los síntomas de la ansiedad con ataques del corazón o patologías cardíacas como arritmias o taquicardias.

Desde el yoga podemos abarcar diferentes aspectos tanto físicos como mentales, para mejorar, aliviar e incluso aprender de lo que la ansiedad nos quiere enseñar. Una de las tareas que suelo plantear a mis alumnos es que valoren y reflexionen acerca de por qué se manifiesta esta ansiedad, qué es lo que tienes que aprender y qué es lo que debes cambiar en ellos respecto a esa situación que les provoca ansiedad.

> La ansiedad es la oportunidad de darnos cuenta de que tenemos que cambiar.

Las situaciones externas no las podemos cambiar. Ninguno sabemos lo que nos ocurrirá mañana, pero sí podemos cambiar nuestra manera de reaccionar ante ellas. Podemos realizar un camino de evolución personal para modificar patrones de pensamiento que nos provocan ansiedad. Parece fácil decirlo, pero ¿cómo se consigue? Lo iremos descubriendo a lo largo del capítulo, pero hay tres piedras angulares para comenzar a cambiar nuestra actitud ante la vida y que no nos afecten determinados factores que puedan llevarnos a la ansiedad.

1. *Aprender a respirar.*
2. *Modificar nuestra manera de reaccionar ante determinadas situaciones.*
3. *Vivir el presente.*

Requerirá tu esfuerzo e implicación; si quieres cambiar las herramientas están dentro de ti, toma las riendas de tu vida para mejorar tu salud e incrementar tu bienestar.

> **El 40% del bienestar que logramos en la vida depende de lo que hagamos para conseguirlo.**
>
> Sonia Liubomisksky, *psicóloga*

YOGA FÍSICO Y MENTAL

La ansiedad provoca que los músculos estén en hipertonía, esto quiere decir que los tenemos tensos y agarrotados. Ocurre con las nalgas, el psoas, el diafragma, los escalenos... Se tiende a llevar toda la musculatura tensa y hacia arriba, para que sea la mente la que dirija, en vez de dejar que los músculos descansen y caminemos y respiremos relajados, que es lo sano y natural.

Desde la práctica de yoga podemos mejorar todos los aspectos que influyen e inciden en la ansiedad, y notaremos unos cambios en muy poco tiempo. Algunos de los cambios o efectos son:

- Masaje de nuestro cuerpo con las diferentes posturas para aliviar la tensión:
  - Aliviar la tensión muscular a todos los niveles, favoreciendo la flexibilidad mental y física para conseguir adaptarnos mejor ante las dificultades.
    Enfatizar el alargamiento del psoas (el músculo del alma) y estiramiento de las nalgas (ya que se aprietan ante la ansiedad y estrés). Aflojar el cuello (zona delantera, posterior y lateral), incluyendo estiramiento de los escalenos. Vigilar mandíbula y su colocación durante las asanas. Relajar (ojos, trapecio, cuello, escalenos, diafragma, etc.).
    Estiramiento de la cadena posterior, cuyo efecto es relajar el sistema nervioso con posturas de recogimiento.
  - Relajar el diafragma con diferentes técnicas respiratorias y mejorar cualitativa y cuantitativamente la respiración.
- El desarrollo de una mente equilibrada:
  - Hacer un trabajo mental para reducir el exceso de preocupación y rumiación, es decir, tomando una nueva dirección ante nuestros pensamientos y rectificar así nuestra conducta.
  - Centrar nuestra mente en un único pensamiento o acción, para aumentar la concentración, la atención y la memoria.
  - Pensamiento positivo y mejora de la autoestima.
  - Activación del nervio vago para relajar el sistema nervioso. Veremos qué es y en qué consiste en el capítulo de los 3 cerebros al final de este libro.

- Control emocional
  - Trabajando emociones como el miedo, el nerviosismo o la sensación de pérdida de control, ira... enfatizando en los chakras 1 y 2 (muladhara y svadisthana), que cuando está desequilibrado, nos invade la emoción del miedo.
  - Uso de esencias a través del sistema límbico (respiración) y aplicación.
  - Sentirse mejor con uno mismo, aprendiendo a hacer las cosas de manera más sosegada.

Realizaremos asanas de movilidad, para diluir la crispación física y mental, que son:

- Torsión, provocando un efecto equilibrante a nivel mental.
- Flexión hacia delante, para relajar la cadena posterior.
- Inversión beneficiosa para relajar la mente y aflojar el diafragma.

Si en determinadas asanas mantenemos la cabeza desactivada, es decir, relajada, mientras activamos el cuerpo, la energía yang bajará al cuerpo aliviando y descansando la mente.

Añadiendo diferentes pranayamas para trabajar la mente al tiempo que damos espacio al diafragma y relajamos las diferentes partes de nuestro cuerpo donde se agarra la ansiedad.

Algunas de las claves serán soltar + aceptar + reconocer tus emociones.

Qué quieres ¿ser feliz o tener el control de todo?

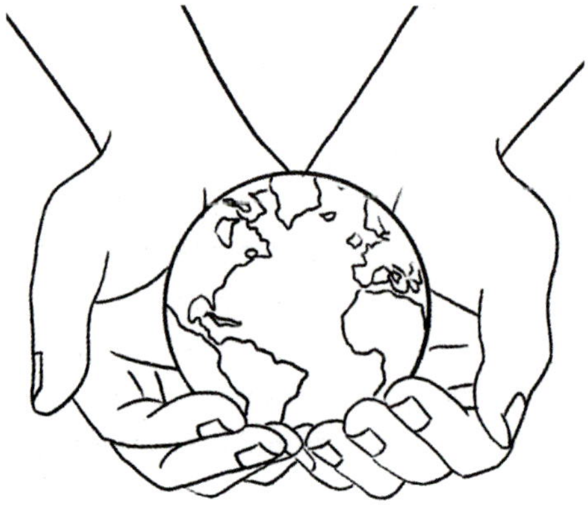

El sistema nervioso en casos de ansiedad se altera. Tenemos diferentes técnicas para relajarlo desde el yoga y modificar la tendencia predominante de nuestro sistema nervioso, para que predomine el sistema parasimpático. En las clases explico a los alumnos que es muy importante saber relajarnos, y que no todos sabemos cómo conseguirlo, principalmente porque no nos han explicado cómo hacerlo. En yoga lo conseguimos a través del principio «Lo que te preocupa, te ocupa». Hay que aprender a soltar.

No podemos pretender controlarlo todo. Debemos aprender a soltar el control para así vivir mejor, con menos tensión y preocupación.

En las clases de yoga observo que las personas que padecen ansiedad no atienden a las explicaciones, parecen distraídas, mirando continuamente hacia las ventanas, se dispersan con gran facilidad. Cuando realizamos alguna dinámica que requiera cerrar los ojos, no suelen cerrarlos o mantenerlos relajados mucho tiempo, porque su mente les impide desactivar la vista, porque les gusta mantener el control de la situación.

SOLTAR EN TODOS LOS SENTIDOS

El cuerpo y la mente tienden a sobrecargarse, hasta que, como pasa con los equipos electrónicos, cuando son afectados por un aumento de tensión, se apagan.

Cuando la luz se restablece, hasta que los equipos resetean y todo vuelve a funcionar, en la mayoría de los casos, algo no funciona de la misma manera e incluso llega a estropearse. Para eso existen equipos de protección contra sobretensiones. Así que, si trasladamos esta idea hacia nosotros y a los ataques de ansiedad, si tenemos las herramientas para frenar el ataque de ansiedad, esa «subida de tensión», los daños serán mínimos o de menores consecuencias.

Antes de que eso nos ocurra, debemos realizar un trabajo personal, de evolución. Ninguno de nosotros estamos exentos de padecer ansiedad en algún momento en nuestra vida, ni siquiera los profesores de yoga. La ansiedad la genera el exceso de preocupación, el enfoque erróneo de las situaciones, pero también quizás un desequilibrio químico interno (neurotransmisores) por una cuestión de desequilibrio del microbiota; por ejemplo, tras una enfermedad o malestar intestinal, etc. Nuestro cuerpo puede sufrir desajustes que provoquen que la mente se comporte de manera diferente. Esto, unido a problemas económicos, familiares o de inseguridad hacia uno mismo, puede provocar cambios, y esos cambios pueden derivar en crisis de ansiedad.

Pero no podemos experimentar un cambio o una mejora de la ansiedad si no pasamos previamente por la aceptación.

LA ACEPTACIÓN

Aceptación no significa resignación, sino aceptar el hecho de que tenemos o padecemos ansiedad y sus efectos. La aceptación es un concepto que se trabaja en el *mindfulness* y en yoga, y nos hace enfocarnos en el presente. En vivir y experimentar, asumiendo lo que nos toca en ese momento.

Lo más común es ver a mis alumnos en situación de rechazo y resistencia ante la ansiedad. Esto fue lo que le ocurrió a mi alumna Mercedes, que comenzó a asistir a clase por recomendación de su psicólogo. Mercedes es una mujer a la que los ataques de pánico y ansiedad le provocaban incluso pérdida del conocimiento en los últimos años.

Mercedes me contaba su situación, en la que ella sabía que le daría un ataque de ansiedad, porque comenzaba a notar los síntomas y se empezaba a asustar. El miedo se adueñaba de ella, y era precisamente ese miedo el que impedía la aceptación de la propia crisis y era por ello que cuando finalmente le daba un ataque de pánico, era tan intenso que perdía el conocimiento. Por suerte, siempre tenía a su marido o gente conocida a su lado, que la pudieron echar una mano llamando a la ambulancia y así, mes tras mes, terminaba en urgencias, incluso llegando a pasar unos días ingresada.

Fue su psicólogo el que le recomendó venir a clases de yoga y hoy Mercedes es otra mujer completamente diferente. Trabajamos cuerpo y mente y, junto al apoyo de sus compañeras, hemos conseguido que Mercedes vuelva a sonreír. En sus primeras clases, estaba muy distraída y no comprendía el desarrollo de las clases, pero poco a poco, y con constancia, Mercedes se fue sintiendo mejor, y de manera habitual acude a clases de yoga y lo combina con diferentes terapias. El cambio comenzó a sentirlo cuando dejó de agobiarse ante los episodios de ansiedad. En cuestión de días consiguió relajarse y aceptó que la ansiedad estaría con ella. Mercedes ha experimentado una gran evolución, de la que se siente orgullosa y el resto que la vemos todas las semanas hemos reconocido su coraje y fuerza de voluntad, y es un ejemplo para todos nosotros.

> Aceptar no significa estar de acuerdo con lo que nos sucede, sino asumir que no podemos cambiar nuestro entorno a nuestro gusto y cuando aprendamos a interiorizar este concepto, nosotros cambiaremos.

Lo que sí podemos cambiar o modificar es nuestra conducta ante esas situaciones. Personalmente lo experimento a diario con multitud de situaciones, igual que a todos los que estáis leyendo estas líneas. Situaciones que no comprendo por qué han de ser así y entonces me detengo, respiro la situación y acepto. Acepto que las situaciones no son como a mí me gustarían, y que tal persona o situación me está provocando enfado o ansiedad. Entonces, me pregunto qué puedo hacer para cambiar mi emoción y le doy un giro al asunto y valoro qué es lo que tengo que aprender de esta situación en concreto. Y cuando doy con ello, lo hago, lo trabajo desde la suavidad y desde una mente relajada, y entonces, paso página. Eso ya queda aprendido y registrado de la manera correcta en mí, y si se vuelve a repetir, ya sé cómo actuar.

Recuerda

Reconocimiento de la emoción + aceptación = camino del cambio y evolución

La persona saludable goza de una energía equilibrada, que reparte por todo su cuerpo, pero en las personas ansiosas o con ansiedad observamos:

- Energía nerviosa que perturba y aturulla la mente.
- Están pendientes de todo y todos, de lo que hacemos y de lo que no hacemos el resto.
- Hablan rápido, miran rápido.
- Escuchan sin atender y sus cabezas piensan tantas cosas al tiempo que es imposible poner orden y organización. Por tanto, su pensamiento está continuamente centrado en el futuro, en su idea o concepto del mañana.

ANSIEDAD CON ATAQUES DE PÁNICO

En 2020 comencé clases de yoga con una alumna que padecía ansiedad con ataques de pánico. Su estado era crónico, llevaba años con terapias psicológicas hasta que su psiquiatra le recomendó hacer yoga.

Su mente estaba desconectada del cuerpo, hasta tal punto que cuando le mostraba alguna indicación de una determinada postura tardaba una media de 20 segundos más que otro alumno sin este problema, en que el mensaje que escuchaba llegase a través de los oídos al cerebro, y este mandaba el mensaje al cuerpo.

El primer día de clase fue duro, el segundo mejor, el tercero ya se vio un cambio grande, porque su mente ya había vuelto a atender y a saber concentrarse. Observé que cuando la mente y el cuerpo están desconectados, se debe realizar un trabajo constante, usando las herramientas de la respiración y la conexión con el corazón.

> Esta alumna quería aprender a relajarse, y me pedía todos los días: «¿Marta, por qué no hacemos más relajación?».
>
> Mi respuesta era: «Las haremos cada día, pero para poder entrar en una buena relajación, tenemos que estirar previamente el cuerpo para relajar toda la tensión que tienes».

En la ansiedad, aunque se sienta la sensación de necesitar relajación mental, tenemos que trabajar el cuerpo previamente.

Cuerpo relajado = mente suave

Cuerpo flexible= mente flexible

Respiración

«La respiración controla la mente y la mente domina tu cuerpo».

¿Cómo respiras cuando tienes ansiedad?

La respiración es corta, agitada y poco profunda. Al necesitar un aporte rápido y enérgico de respiración, se realiza de manera incorrecta. Se busca profundizar en la inhalación. En la inhalación se tiende a hinchar el pecho y hundir el abdomen. Esta es la respiración más común en personas nerviosas, con estrés y ansiedad.

A nivel emocional respirar de esa manera supone que nos queremos aferrar a algo, que no podemos retener con nosotros ya. Este patrón respiratorio tensa nuestro cuerpo.

La respiración es fundamental para relajar el sistema nervioso, pero ha de ser la forma correcta, sobre todo cuando estamos nerviosos. Se aprecia una respiración agitada y acortada en personas con ansiedad. En las crisis de ansiedad cogemos más aire del que expulsamos, por lo que rompemos el ciclo habitual de la respiración, descompensamos el aire que entre frente al que sale o exhalamos.

Cuando modificamos la respiración, provocamos un descenso del nivel de CO_2 en sangre y se produce otro fenómeno en nuestro organismo: una alteración del pH de nuestra sangre.

La manera en la que respiramos nos dice
cómo estamos y cómo somos.

RESPIRACIÓN CON BOLSA EN ATAQUES O CRISIS DE ANSIEDAD

Cuando padecemos un ataque de ansiedad, podemos llegar a hiperventilar (respiración desmedida), y esto desajusta la entrada de aire frente a la salida de aire. Para equilibrar la respiración en estos casos, usamos la bolsa de plástico o cartón. Más recomendable si es pequeña a ser posible y respiraremos dentro de la bolsa, metiendo nariz y boca dentro de ella. Poco a poco la respiración se irá ajustando sola. De esta manera se optimizan los niveles de oxígeno y dióxido de carbono en sangre.

Si estás pasando por una mala racha, seguro que te tranquiliza llevar una pequeña bolsa en tu bolso o mochila, para equilibrar tu respiración en casos extremos.

A través de la respiración, sabremos reconocer y controlar si la respiración se agita o acelera ante situaciones del día a día.

¿QUÉ MÚSCULOS SE BLOQUEAN O CONTRACTURAN POR LA ANSIEDAD? DIAFRAGMA Y ESCALENOS

El diafragma es un músculo fundamental para poder respirar al que le afectan directamente las emociones como vimos anteriormente.

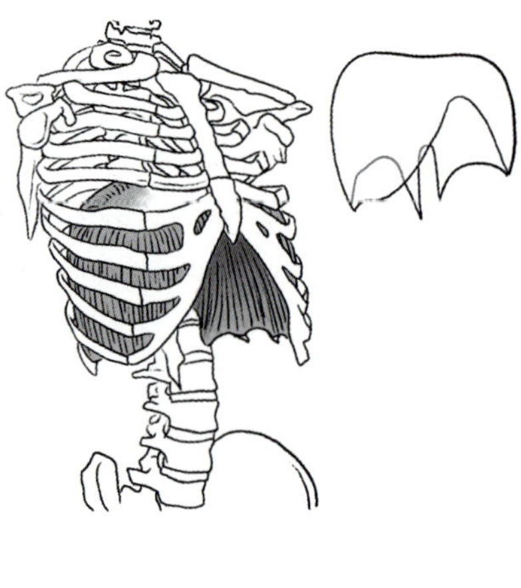

El diafragma en personas con ansiedad suele permanecer tenso y contracturado y esto empeora la respiración. Su *relajación* produce que *aumente* la cantidad de aire que entra y sale, y el bloqueo genera lo contrario. Cuando padecemos ansiedad, la respiración es torácica y es por ello por lo que no tenemos la sensación de respirar de manera profunda, porque la respiración la sentimos a nivel del pecho y clavículas y no en el abdomen.

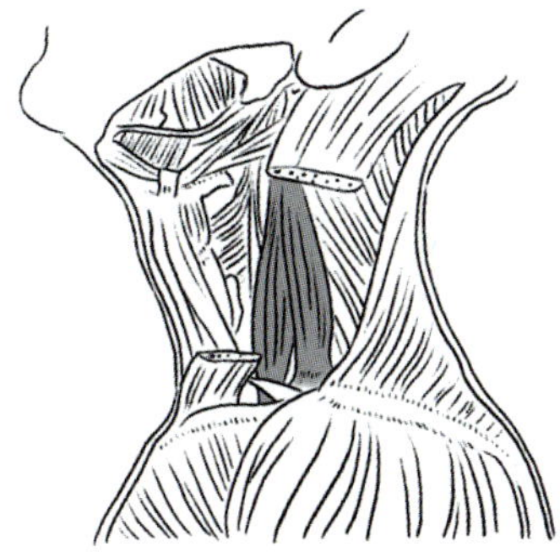

Los *escalenos* son una musculatura que se contrae cuando sentimos ansiedad. Su función es la inclinación lateral de cuello y la rotación hacia afuera. Es una musculatura muy vinculada a la inhalación corta, en la que provoca la tensión de los mismos. Al sentir ansiedad, los hombros se elevan, provocando el acortamiento de los escalenos* y esto a su vez provoca que nuestra respiración sea más corta lo tanto más deficiente. En la inhalación ayuda a elevar la primera costilla, por lo que es un músculo que ayuda en la inspiración.

Podemos conseguir estirar a través de las posturas de yoga estos músculos y también es muy recomendable acudir a un fisioosteópata para liberar la tensión de esta zona y de la zona cervical.

En las personas con ansiedad es clave aprender a respirar de la manera correcta. Es necesario una respiración profunda y relajada a nivel del abdomen para conseguir ampliarla a las costillas y así expandir y relajar el diafragma.

UN SISTEMA RESPIRATORIO SALUDABLE

Un sistema respiratorio saludable pasa por tener limpias las fosas nasales para poder respirar por ellas. Cuando tus fosas nasales están limpias y tus senos nasales liberados, sentirás que puedes respirar de mejor manera. En el capítulo del estrés vimos los beneficios de respirar por las fosas nasales. En muchas ocasiones resulta complicada, como en personas con alergias, asma, etc., y por eso es recomendable la limpieza de las fosas nasales con la Kriya o limpieza nasal Jala Neti.

La sal del Himalaya

Esta sal tiene muchas propiedades beneficiosas para la salud. La puedes utilizar para salar los alimentos. Apreciada desde la antigüedad por su pureza y por su composición (84 componentes naturales) a base de minerales como calcio, potasio, magnesio, óxido de sulfuro, hierro, manganeso, flúor, yodo, zinc y cromo.

---

* El nombre de escalenos hace referencia a la forma, que parece un músculo triangular en el que cada uno de los lados es diferente al otro. Anterior medio y posterior. Es un músculo que se usa para la respiración, es decir, es un músculo accesorio para la respiración.

Beneficios

- Favorece el buen funcionamiento del sistema respiratorio, y es recomendable para personas con asma o problemas respiratorios.
- A nivel óseo y muscular contribuye a fortalecer la masa ósea (para darnos un baño con agua caliente en caso de reuma, etc.).
- Para la piel, para problemas cutáneos.
- Beneficioso para las personas que padecen migrañas si lo tomas con agua y limón por su alto contenido en minerales y electrolitos que conseguirán una alta hidratación.

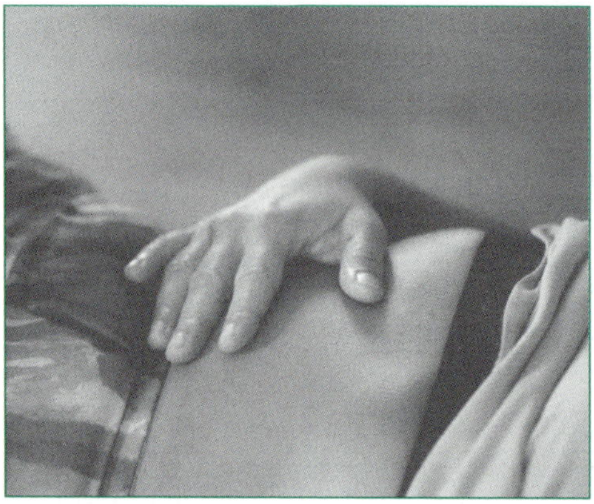

Respiración abdominal para soltar el control

La respiración abdominal es la mejor manera de soltar el control. Es la respiración que debemos realizar a lo largo del día. A través de esta respiración buscamos el movimiento del abdomen. Inhalar para inflar el abdomen y exhalar para desinflar. En la ansiedad la respiración se eleva a la zona torácica y enseñar a las personas con ansiedad a bajar la respiración del abdomen es sumamente beneficioso, porque es una manera de soltar el control. Esta es la respiración que recomiendo durante el día para estar serenos.

Beneficios

- Equilibrio mental y relajación muscular a todos los niveles. Equilibrio de prana y apana; energía que entra y la que sale.
  - Ritmo respiratorio: 2/2-4/4-8/8-12/12 inhalación/ exhalación. El primer número se refiere a la inhalación y el segundo a la exhalación.
  - Buscaremos la respiración simétrica. La inhalación dura el mismo tiempo que la exhalación. Esto genera un equilibrio entre el prana, energía que entra, y el apana, energía que sale.
  - Esta respiración la podemos realizar de 3 a 5 minutos, al inicio de la clase de yoga.

- Cierra tus ojos y encuentra la simetría en la inhalación y la exhalación. Igualando el aire que entra respecto al que sale. Puedes contar tiempos a tu ritmo, no necesariamente cuando cuentas tiempo, has de basarte en los segundos.

Contar tiempos es como cuando cuentas para jugar al escondite

Respiración para calmar el sistema nervioso

Este pranayama que alarga la exhalación: 2:4 nos ayuda a relajarnos por el efecto calmante del sistema nervioso. Es un pranayama muy confortable para realizar en casos de ansiedad y que consigue calmarnos en pocos minutos. La técnica que usamos puede ser:

- La respiración abdominal busca mover el abdomen.
- La respiración completa o yóguica mueve abdomen, costillas y clavículas.

Con el añadido de que contaremos tiempos. Los tiempos no necesariamente han de ser segundos. Contaremos de forma lenta, ampliando la exhalación al doble que la inhalación. Si te sientes cómodo con ese ritmo, puedes avanzar y ampliar tiempos: 4:8, 6:12, etc.

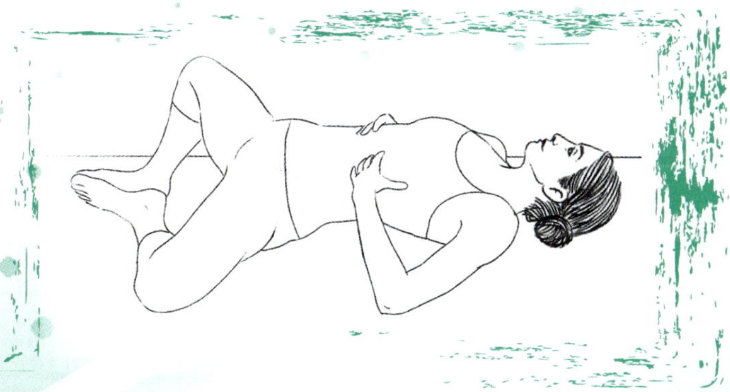

Recordando siempre la premisa de ampliar la exhalación al doble de la inhalación

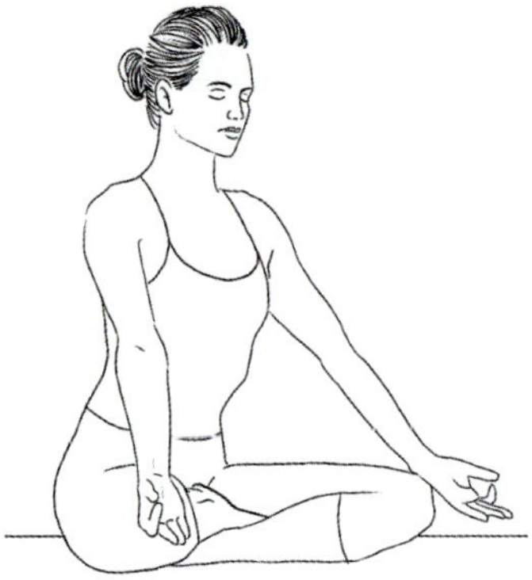

Respiración con retención para frenar las neuronas del estrés

> «Parando el prana mediante la retención (de la respiración), la mente se libera de todas sus modificaciones. Practicando esto se alcanza el estado de Raja Yoga (unión suprema)».
>
> Verso 77, Capítulo II. Hatha Yoga Pradipika

Su principal beneficio para las personas con estrés y ansiedad es que desbloquea el diafragma, además se regula la cantidad de oxígeno que entra en nuestro cuerpo y la expulsión de gas carbónico, la mente y el cuerpo se ven beneficiados con esta técnica.

La retención podemos realizarla en la inhalación y en la exhalación o solo en una de ellas. Esta retención o Kumbhaka es especialmente recomendable para desbloquear de tensión el diafragma y por el efecto que produce en la mente de quietud. La apnea es una pausa en la respiración como vimos en el capítulo del inicio.

Recomendable realizarla con la ayuda de un profesor cualificado para que nos pueda guiar de la manera correcta

No realizar respiraciones con retención en caso de presión arterial alta sin controlar o mujeres embarazadas

Cuando la técnica de la respiración abdominal y completa se domina, podemos avanzar a otras técnicas de la respiración con retención

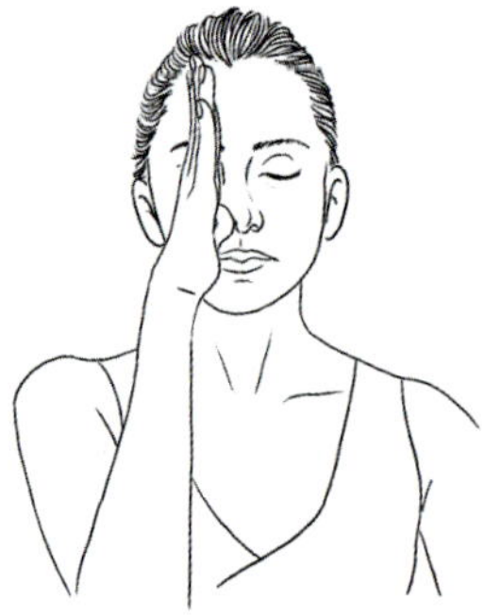

Chandra Bheda «Relaja la alteración»

Esta respiración la podemos realizar en cualquier momento del día, cuando nos sintamos alterados, excesivamente nerviosos e intranquilos, ya que su principal efecto es que relaja y seda el sistema nervioso.

La fosa nasal izquierda se relaciona con el lado femenino, la luna, la empatía.

Relajación

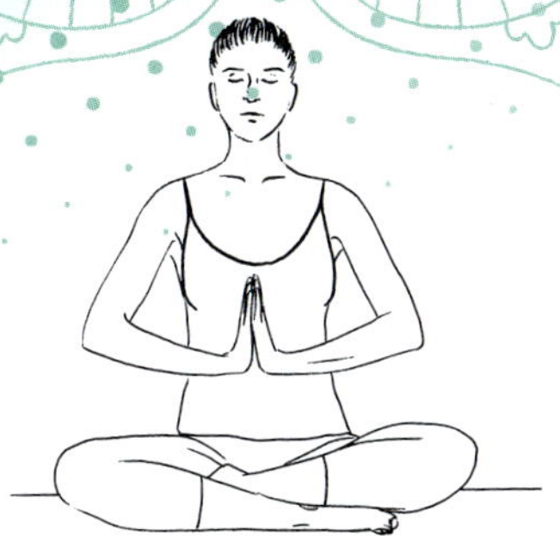

RELAJACIÓN MUSCULAR PROGRESIVA DE JACOBSON

Es una de las técnicas más usadas en consultas con personas con ansiedad al ayudarnos a disminuir la tensión muscular y el exceso de actividad en el cerebro. En ansiedad, como ya os he comentado anteriormente, sufrimos de hipertonía o exceso de tono en los músculos por tensión. Cuando realizamos esta técnica en las clases es sumamente placentera, pero cuando tenemos ansiedad es una maravilla porque en la gran mayoría de los casos, la persona no es consciente de la tensión que porta en cuerpo y mente hasta que comienza a distinguir entre tensión y relajación.

Recuerda que esta técnica que explicamos en el capítulo de estrés nos ayuda a percibir la sensación de tensión para conseguir convertirla en relajación.

A medida que vayamos progresando en la relajación podremos ir acortando las sesiones al resultarnos más sencillo entrar en la dinámica de «relajarnos».

Relajación progresiva en la clase de yoga

Esta relajación puedes realizarla en la clase de yoga.

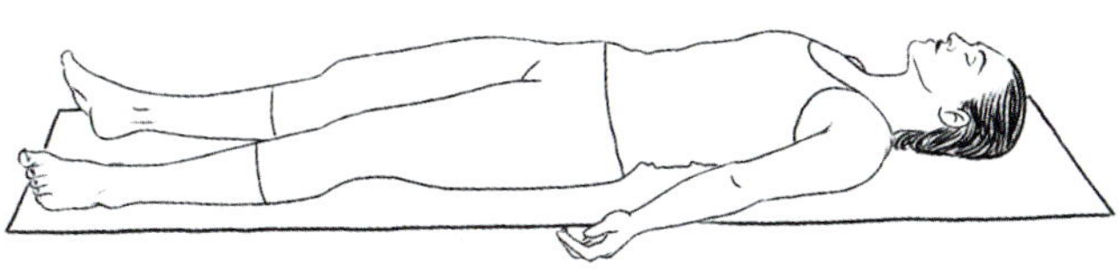

En la que abarcarmos los grupos musculares en 4 grupos:

- **I:** Mano, antebrazo y brazo.
- **II:** Cabeza, cara y cuello. Frente, ojos, nariz, labios,mandíbula y lengua.
- **III:** Tórax, estómago y zona lumbar.
- **IV:** Nalgas, muslos, pantorrillas y pies.

Al finalizar esta relajación comenzaremos a mover estos 4 grupos musculares progresivamente hasta despertarlos, es decir, desperezamos todos los músculos.

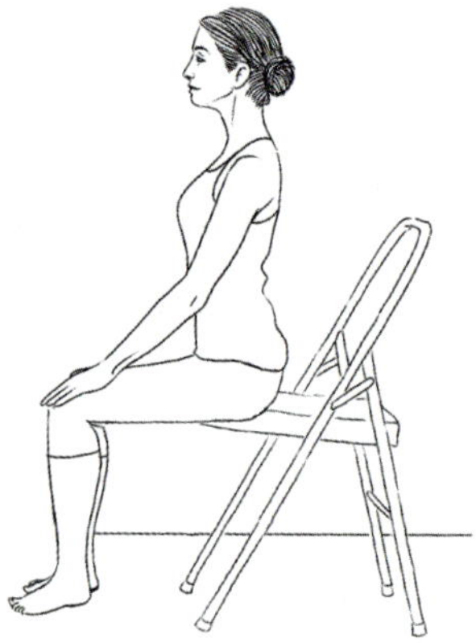

Relajación progresiva sentado en una silla

Esta relajación la puedes realizar sentado en una silla; por ejemplo, en el trabajo.

- ✓ Para iniciar esta respiración relajación inhala profundo y sostén la respiración unos segundos, y exhala. Repite esta respiración tres veces.
- ✓ Dirigimos la atención a las manos y los brazos.
- ✓ ¿Qué es lo que sientes?
- ✓ Trata de sentir cualquier tensión en estas zonas y observa dónde está.
- ✓ Relaja de manera consciente esta zona sintiendo la liberación en los músculos. Continúa aflojando la tensión evocando la sensación de liviandad.
- ✓ Ahora pon tu atención a los músculos del rostro y el cuello. ¿Sientes tensión en ellos?
- ✓ Observa en concreto cuáles son las zonas donde sientes tensión en el rostro y en el cuello y comienza a sentir cómo la tensión se afloja, los músculos se van sintiendo relajados, cada vez te sientes más relajado en tu rostro y cuello.
- ✓ Ahora, dirige la atención a los músculos del tronco, ¿hay tensión?
- ✓ Deja que esa tensión se vaya aflojando y relajando, los músculos del tronco se relajan y siente la sensación de relajación en ellos
- ✓ Dirige, por último, la atención hacia las piernas, ¿sientes tensión en ellas? Afloja y suelta, en piernas y pies disolviendo y aflojando, hasta que los músculos estén completamente blandos y libres de tensión.
- ✓ Disfruto unos minutos de esta sensación y comienzo a desperezar mi cuerpo, despertando pies y manos, con movimientos lentos. Y voy abriendo poco a poco los ojos, conectando con el aquí y el ahora.

RELAJACIÓN GUIADA

Las relajaciones guiadas son un método para alcanzar un estado de serenidad profundo a través de la voz del profesor. El alumno se centra en la voz y a través de las palabras se va sumiendo en un estado de calma y paz.

Las relajaciones suelen realizarse al finalizar la práctica, así que en vez de realizar una meditación puedes realizar esta relajación guiada que es maravillosa para mejorar los estados de ansiedad.

Elige una de las dos posturas para la relajación guiada. (Puedes colocar tus pies en el suelo si la zona lumbar se arquea cuando estiras las piernas.)

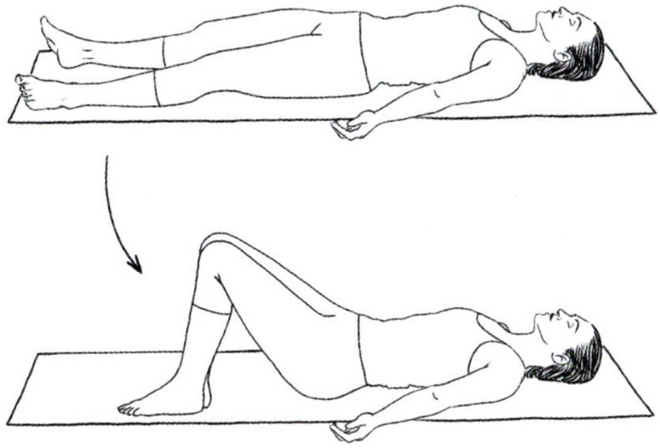

RELAJACIÓN GUIADA DEL SITIO AGRADABLE

✓ Antes de realizar esta relajación, piensa un lugar agradable para ti.

Puede ser un sitio que ya conozcas o quizás uno inventado que hayas visto en alguna fotografía. Puedes elegir un sitio actual y que pertenezca a tu pasado. Quizás un sitio que cuando eras niño te aportase paz y serenidad.

Lo importante es recrear a través de esta relajación un sitio que evoque emociones de tranquilidad y sosiego en ti, así que valora cuál puede ser.

Te dejo unas líneas para que escribas estos sitios. Y así cada vez que realices esta meditación, ya tienes escritos los lugares sobre los que poder realizarla.

____

____

____

____

- ✓ Túmbate en tu esterilla, cama o alfombra y coloca una manta detrás de tu cabeza a modo de almohada para sentirte cómodo en la postura.
- ✓ Realiza un par de respiraciones profundas y haz cualquier movimiento que necesites para quedarte inmóvil en la postura de Savasana.
- ✓ Comienza a aflojar y relajar tu cuerpo y tu mente.
- ✓ Con cada exhalación te vas sintiendo más relajado. Con los ojos abiertos, fija tu mirada en un punto en el techo y siente la tensión que hay en tus ojos con tan solo mantenerlos abiertos. Observa cómo sientes los párpados y la frente.
- ✓ El simple hecho de tener los ojos abiertos nos hace tener tensión en ojos y frente.
- ✓ A continuación cierra los ojos y relaja tu atención y observa qué ocurre en tus ojos, párpados y frente. Seguramente sientas que con los ojos cerrados todo es más suave para ti. La percepción de lo que escuchas y sientes, deja de ser tan intenso.
- ✓ Vamos poco a poco entrando en un estado de relajación profunda.
- ✓ Con cada exhalación te sientes más y más relajado.
- ✓ Para entrar en un estado de relajación más profundo, lleva tu atención a los párpados y suavízalos aún más. Siente la conexión suave de los párpados en contacto, el párpado superior se une al inferior con suavidad y dulzura.
- ✓ Esa misma sensación que tienes en los párpados, dirígela hacia la mente y aflójala buscando la misma sensación. La suavidad se hace presente en tu cabeza, y cada vez estás más profundamente relajada.
- ✓ Ahora busca la misma sensación en el abdomen, respira con suavidad y siente la dulzura en el abdomen y en las piernas.
- ✓ Afloja y relaja tu atención.

¡Estar relajada te hace sentir tan bien!

Para que sientas mayor relajación, voy a comenzar a contar del 10 al 1 y así conseguirás profundizar más y más en tu estado de relajación.

10 9 afloja y relájate
8 7 tu cuerpo pesa y se relaja
6 5 tu mente se relaja más y más
4 3 Más y más relajado
2 1 Ahora, te encuentras en un estado de relajación profundo.

Para ayudarte a entrar más profundo, voy a contar del 1 al 3 y cuando escuches el número 3, te situarás en un lugar que te resulte muy agradable.

1 2 3

✓ Proyéctate mentalmente en tu sitio elegido.
- Ya estás en él.
- La brisa roza tu rostro. La temperatura es muy agradable.
- El sol calienta con suavidad tu piel.
- Miras alrededor y estás solo en este momento.
- Escuchando el sonido de la naturaleza (El canto de los pájaros, la brisa....).
- ¡Te sientes tan relajado y a gusto! La inmensidad de los colores que reciben tus ojos, provoca en ti alegría y conexión hacia la naturaleza.
- Huele y percibe el olor. ¡Qué agradable sensación!
- Te sientes tan relajado y a gusto en este sitio, es como si no pasase el tiempo.

✓ Me siento en calma. La tranquilidad invade mi cuerpo y mi mente serena, percibe la suavidad del momento presente.
Tranquilidad, paz y armonía.
Tranquilidad, paz y armonía.
Tranquilidad, paz y armonía.

✓ Dejarás de oír mi voz durante unos minutos y durante este tiempo relájate.

✓ Cuando de nuevo me escuches, será como si hubiera transcurrido 1h en este lugar tan maravilloso
Relax
Relax
Relax
(SILENCIO PROLONGADO)

✓ Para salir de este estado de profunda relajación, contaré de 1 al 5... y cuando llegue al 5, lentamente abrirás los ojos y te repetirás en silencio;

«Soy tranquilidad, paz y armonía».

1, 2. Vamos moviendo los dedos de las manos y los pies, despertando el cuerpo físico.
3. Cuando llegue al 5 despertaré y sentiré que soy tranquilidad, paz y armonía.
4. Mueve lento la cabeza, despertando con dulzura mi mente.
5. Abre los ojos y repite mentalmente.

«Soy tranquilidad, paz y armonía».

- ✓ Comienzas a desperezarte.
- ✓ Te quedas tumbado sobre tu lado derecho, usando tu hombro derecho como almohada para irte sentando. Realiza unas cuantas respiraciones profundas antes de sentarte,

Agradece con las manos juntas en namasté.

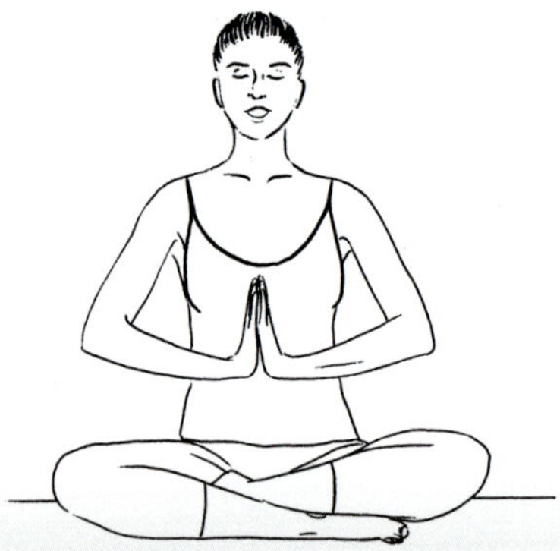

RELAJAR LOS SENTIDOS

Relajar los ojos

Cuando el sistema nervioso se relaja, como sucede en esta relajación guiada, automáticamente se relajan los músculos.

Y sientes un estado de relajación a todos los niveles.

Cuando estamos relajados, nuestra mirada exterior cambia, y también nuestra mirada interior.

Permanecemos continuamente estresados por el bombardeo de información que recibimos a través de la vista y de los oídos.

Los ojos son el órgano que más trabaja para proporcionarnos estímulo y aprendizaje. Más del 80% de lo que aprendemos, lo hacemos a través de los ojos. Cuando padecemos estrés o ansiedad la información que recogen nuestros ojos, se interpreta de manera errónea en nuestra cabeza en la mayoría de los casos y es por eso que nuestros pensamientos y emociones toman un rumbo equivocado.

Para comenzar a relajar nuestra mente, sería importante comenzar a relajar nuestros ojos y así ver las cosas que nos suceden sin tensión y sin esperar a ver e interpretar situaciones de manera extrema o erróneas.

- ✓ Cerrando los ojos y conectando con la respiración, siéntete cada vez más relajada. Siente una suave conexión entre tus párpados. Una sutil y cómoda conexión. Si notas que estás apretando los ojos, abre de nuevo y vuelve a cerrarlos.
- ✓ La conexión entre tus párpados ha de ser muy suave.
- ✓ Lleva ahora la atención a la capa más externa del ojo, la que está en contacto con el párpado y relájalo. A continuación, conecta con la capa más interna de tu ojo relajándolo a través de la respiración, durante un rato. Finalizamos con la capa interna del ojo, afloja y relájalo. Cada vez, tus ojos están más y más relajados. Ojos suaves, mente en calma.
- ✓ Realiza tres respiraciones profundas para volver a abrir tus ojos lentamente.

¿Sientes ahora la diferencia? Los ojos acumulan mucha tensión, odio, enfado, estrés, etc.

Tacto: pintar mandalas

Focalizar tu mente en una actividad creativa como es pintar nos ayuda a aflojar la tensión y la ansiedad. Pintar mandalas es una técnica que cada día se usa más en terapias para controlar y reducir la ansiedad, pero que también tiene otros beneficios para la salud.

Existen mandalas orientados a generar el equilibrio interior, a la liberación, nos aportan fuerza, nos conectan con la fuerza de la creación, etc.

Experiencia de un alumno

> «Desde hace años pintar me relaja.
> Yo usaba esta técnica cuando me sentía nerviosa. Compraba cuadernos de pintura, de niños pequeños. Hasta que conocí los mandalas, y desde entonces tengo cuadernos en casa y dedíco un ratito cuando me encuentro nerviosa o enfadada».
>
> Laura G.

Esto nos lo comentaba una alumna y amiga. Buscar por internet mandalas para relajar los nervios como el que te proponemos a continuación, de Marta Elza, nos ayudará.

Este mandala en concreto nos ayuda a liberarnos mental, física y emocionalmente.

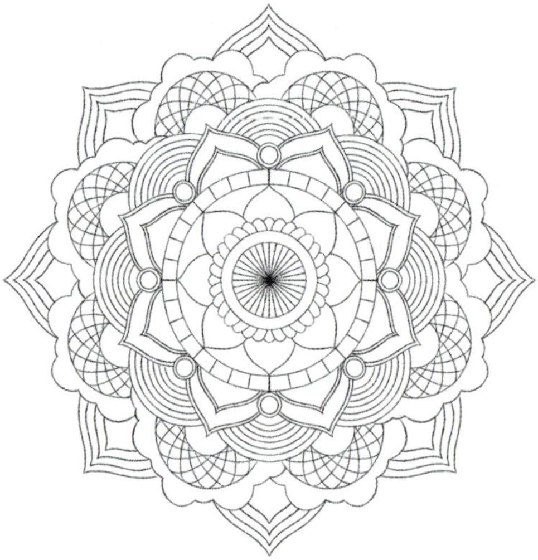

Podrás colorearlo en la página 414.

Oído: escuchar música y cantar mantras

A través del sentido del oído podemos conseguir calmar y relajar la mente.

La dopamina y otros químicos que se liberan en el cerebro mientras escuchamos música ayudan al cerebro y al cuerpo humano a equilibrar sus reacciones y a relajarse.

Cantar mejora la salud, porque nos enseña a respirar; al proyectar la voz, relajamos las emociones.

En yoga escuchamos y cantamos mantras, que son sílabas que debido a su pronunciación por la manera en la que colocamos la lengua en el paladar, emite una vibración a nuestra mente y despierta el sistema endrocrino. Activa el sistema límbico (centro de las emociones) haciendo que resuene y se transmita a cada célula del cuerpo

✓ El canto del mantra Om: el sonido universal.

Visualización

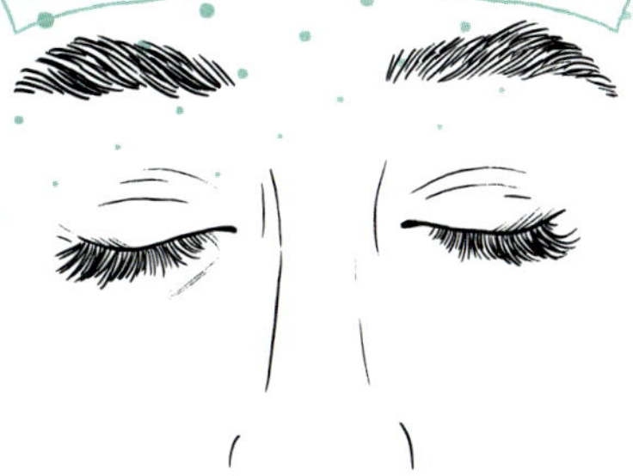

Las visualizaciones que usaremos en este capítulo nos ayudan a aflojar y disminuir o soltar el control de la mente, tan importante en estados de ansiedad.

La ansiedad, los nervios y el estrés provocan que el peso de nuestro cuerpo lo sintamos en los hombros, cuello y espalda.

VISUALIZACIÓN PARA EVOCAR LA SENSACIÓN DE PESADEZ Y APLOMO

Cuando nos sentimos relajados y en armonía, apreciamos el peso más equilibrado en el cuerpo, con más sensación de peso en piernas y pies, percibimos nuestro cuerpo en equilibrio.

Esta técnica podemos realizarla muy extensa yendo parte por parte, o hacer una versión corta que personalmente considero más práctica y sencilla de memorizar.

1. Cierra los ojos ahora y pregúntate: ¿dónde siento mayor peso en el cuerpo?

2. Si lo sientes en cuello y hombros es que tienes el estrés acumulado en estas zonas y te vendrá muy bien practicar lo que te propongo.

Dependiendo de si estamos sentados, de pie o tumbados, evocaremos la sensación de peso en las diferentes partes del cuerpo y de esta manera conseguiremos descargar las zonas en las que más tensión tendemos a acumular. Se trata de realizar un recorrido mental desde la cabeza hacia los pies, para ir aflojando el peso.

- Mi cabeza está relajada
- Mis hombros relajados
- Mis brazos suaves
- Costados sin tensión
- Piernas y pies relajados
- Mente y cuerpo RELAX (repite mentalmente 3 veces)

VISUALIZACIÓN PARA VISUALIZAR LO QUE TE PROVOCA ANSIEDAD

Hace un tiempo comentaba con una amiga que se presentaba al examen práctico del carnet de conducir los nervios que se sienten y la incertidumbre el día de este examen.

Son demasiados factores los que no puedes controlar, y por supuesto no puedes cambiar: el clima o la temperatura, el examinador, tus nervios, si has tenido un contratiempo, etc. Quizá sea uno de los días de más nervios y tensión para la mayoría. Le di el siguiente consejo, que personalmente suelo llevar yo a cabo, desde hace muchos años y que a mí me funciona de maravilla. Se trata de la visualización. Visualizarte en esa situación y salir airoso de ella.

✓ Elige tu postura.
✓ Cierra los ojos y respirando profundo, dedica unos minutos a relajar tu cuerpo y centrar tu mente.
✓ Visualiza la situación. Crea con todo tipo de detalles la situación a la que te enfrentarás. Y así, será cómo, llenándola de todo lujo de detalles, conseguirás interiorizar las diferentes situaciones a las que harás frente.

Cuando usas la herramienta de la visualización, lo haces desde un punto de vista neutral, y desde aquí es más fácil dirigir y encauzar las emociones y el cómo se va desenvolviendo la situación. Por ello te animo a desarrollar esta idea.

Las visualizaciones podemos realizarlas cuando tengamos unos minutos al día, a modo de meditación, o al finalizar nuestra práctica de yoga.

Meditaciones y *Mindfulness*

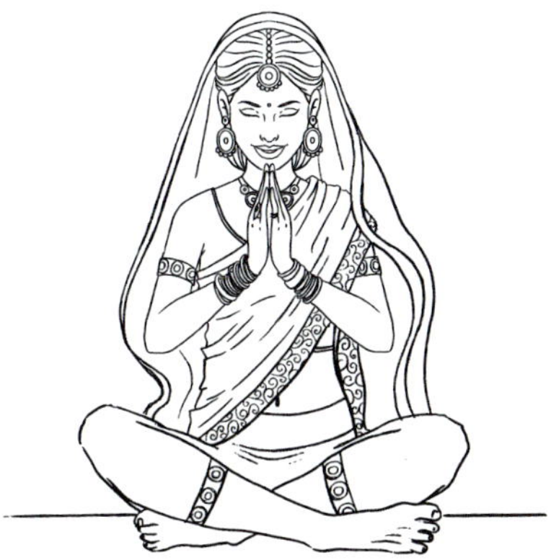

Tomarse unos minutos al día para meditar ayuda a combatir los efectos de la ansiedad, minimizando su impacto en nuestro cuerpo y mente. La meditación es un entrenamiento para la mente ansiosa que, si incluimos en nuestra vida como hábito entre 5 a 20 minutos, notaremos grandes resultados si padecemos ansiedad.

Beneficios

- A nivel físico disminuye los niveles de cortisol, hormona relacionada con el estrés, disminuye la presión arterial y la sensación de tensión permanente.
- A nivel mental nos ayuda a conectar con el presente y con nuestro yo superior y de esa manera ver las cosas con perspectiva. El yo superior es una versión de ti mismo más elevado o evolucionado.

Las meditaciones guiadas por un profesor suelen resultar más sencillas al menos para los alumnos principiantes.

Podrás disfrutar de algunas meditaciones que sugiero a lo largo del capítulo.

MEDITACIÓN DE LA ACEPTACIÓN

El concepto de *aceptación* que describí anteriormente es recomendable practicar a modo de entrenamiento en el día a día, de esa manera aceptamos las emociones y lo que sentimos.

La aceptación, cuando la desarrollamos en la meditación, es como si tomásemos distancia al ver los problemas y sin emitir juicios a la situación que nos esté ocurriendo. Es como si nuestro mejor amigo nos contase lo que ocurre y, con distancia, aceptar el consejo.

La aceptación puede ser un apartado de tu diario en el que tras escribir qúe te ocurre, medites sobre este concepto y situación. En estas líneas puedes escribir cómo te sientes y cómo aceptas sentirte.

- Me siento __________________ y la causa. (me siento decepcionado con mi hermano por no querer implicarse con la familia)
- Acepto sentirme __________________ decepcionado con mi hermano, por no querer implicarse con la familia.

Una vez que rellenes estas líneas, completarás la frase sobre la que realizar tu meditación durante 21 días.

«Acepto que mi hermano no quiera hacerse cargo de su familia porque quizás para él no sea tan importante como para mí saber que ellos están bien».

✓ Este sería el concepto sobre el que debería meditar.

Pero para saber qué meditar, debo conocer previamente cómo me siento y aceptar.

____

____

MEDITACIÓN CON MÚSICA INSTRUMENTAL

Las canciones instrumentales o la musicoterapia nos ayudan a relajarnos y nos proporcionan bienestar. Diversos estudios demuestran su efectividad al modificar la conducta y el estado emocional y a su vez conllevan cambios fisiológicos.

Desde hace tiempo utilizo músicas instrumentales o musicoterapia en la relajación final en las clases de yoga. La recomendación que os propongo en concreto es una de los que más suele gustar a los alumnos para relajarse cuando sienten tensión o ansiedad. Consigue que se diluya la tensión que hemos sentido a lo largo del día y que cargamos en la espalda y en la mente.

RECOMENDACIÓN MUSICAL

ARTISTA	TRACKS
Robert Schumann	Kinderszenen opus 15

Esta obra te permite soltar para poder volar en tan solo 3 minutos.

Intenta mantener tu atención en los diferentes sonidos y la profundidad de los mismos. Escucha y disfruta.

MEDITACIÓN PARA CONECTAR CON EL CORAZÓN

El corazón es el órgano que mayor vibración y energía tiene en nuestro cuerpo.

Cuando la energía de este órgano está descompensada por exceso, que es lo que ocurre en casos de estrés, puede derivar en el tiempo en problemas de ansiedad. Sin embargo, practicar meditaciones que conectan con el corazón nos hará encontrar la serenidad y la paz interior.

En estos momentos de ansiedad o incertidumbre ante el futuro necesitamos conectar con el corazón. Necesitamos coraje para liberarnos de miedo, que conseguiremos con el equilibrio de la energía de corazón, como ya hemos referido en varias ocasiones.

Para realizar esta meditación, debes buscar una postura erguida, para que el corazón y los pulmones se mantengan erguidos y la espalda alineada. Puedes estar sentado en tu esterilla, usando los bloques o sentada en una silla.

- ✓ Colócate en una posición cómoda en la que la espalda esté estirada. Mueve tus hombros hacia arriba y hacia abajo para liberar la tensión y realiza tres respiraciones profundas.

- ✓ Inhala y exhala por la boca, para soltar la tensión que sientes ahora tres veces.
- ✓ En cada exhalación siente cómo la exhalación por la boca te ayuda a relajar y aflojar las tensiones que sientes.
- ✓ Ahora conecta con tu respiración nasal para conectar contigo, de una forma más profunda. Inhala por la nariz y exhala por la nariz unas cuantas veces.
- ✓ Dirige la atención hacia el entrecejo. Desde aquí traza una línea desde el entrecejo hacia el centro de tu cerebro, que es donde se sitúa la glándula pineal y Ajna chakra. Conectar con esta zona de tu cerebro, que se sitúa justo en el medio del cerebro, supone conectar con tus pensamientos.
- ✓ Una vez establecida esta conexión, ahora conecta con la garganta. Aquí se encuentra Visuddha chakra. De esta manera estamos conectados con lo que decimos.
- ✓ Ahora, desde la garganta y sintiendo la respiración en ella, desplaza tu atención hacia el corazón. En el corazón residen muchas de nuestras emociones (el amor, la compasión, la aceptación, etc.).
- ✓ Establece esta unión desde el cerebro, garganta y corazón. Esa conexión se va ensanchando con cada respiración profunda. Al inhalar, siente cómo esa conexión se establece desde el cerebro, hacia la garganta y el corazón. Y con cada exhalación el corazón se conecta a la garganta y cerebro.
- ✓ Pensamiento, expresión y emoción, están armoniosamente unidos a través de una línea de energía entre ajna, visuddha y anahata chakra.
- ✓ Puedes quedarte unos minutos más disfrutando de esta maravillosa sensación. Cuando desees, puedes comenzar a abrir los ojos, a través de tres respiraciones profundas.

Respirando La doble A: amor y armonía

A través de la respiración iremos integrando estas dos palabras, que a su vez son cualidades que sentimos cuando la energía de nuestro corazón permanece en equilibrio.

En nuestro corazón reside el amor y la armonía.

- ✓ Respira de nuevo, y a medida que respiramos vamos a repetir estas palabras para irlas integrando en nosotros.

Inhala - Amor

Exhala - Armonía (repite mentalmente por 3 minutos)

- ✓ Para finalizar esta meditación, abre los ojos y respira 3 veces profundamente, por la nariz para ir abriendo los ojos.

MINDFULNESS

La práctica del *mindfulness* ante situaciones de ansiedad nos permite:

- Observar los estados mentales, creando una actitud de aceptación y comprensión, tan importante en casos de ansiedad.
- Desautomatizar las tendencias habituales de actos tan cotidianos como ducharte o lavar los platos, consiguiendo traer la atención al momento presente.

Las técnicas de *mindfulness* suelo realizarlas al inicio de las clases de yoga para traer la mente al momento presente con situaciones cotidianas. Antes de entrar en las siguientes prácticas y explicaciones *mindfulness*, déjame que te cuente algo más sobre la energía del elemento agua sobre el que basaremos los *mindfulness* de este capítulo.

El agua: el mejor lubricante para el cuerpo y la mente

Ya sabemos lo importante que es el agua para un correcto funcionamiento del metabolismo y la hidratación de las fascias y los músculos, pero permitid que os cuente algunas curiosidades más sobre la energía del elemento agua que aprendí en un curso de Feng Shui, método que me ayudó a comprender la importancia de encontrar el equilibrio entre los 5 elementos en el hogar para que nuestra energía no se vea alterada y así atraer la abundancia al hogar. Esta técnica se fundamenta en 3 aspectos:

- Chi o energía vital
- Yin y Yang
- El mapa baqua, que se basa en los puntos cardinales y en cómo se mueve la energía sobre 8 lados (metal, madera, fuego, tierra y agua).

Conocer los excesos de los cinco elementos y lo que producen en nuestro hogar nos hará comprender cómo equilibrarlos para decorar nuestro hogar de la manera correcta, para que fluya el Chi o energía. Por ejemplo, en las dos estancias de tu hogar donde predomina el agua el elemento con más energía:

- En el cuarto de baño.
- En la cocina, donde predominan fuego y agua. La manera de compensar estos excesos es encontrar el equilibrio con los otros elementos. Ayudándonos del elemento madera, por ejemplo, usando una planta, porque así el agua nutre la madera y la madera alimenta el fuego.

Es realmente interesante conocer cómo se puede ir la energía de la casa si no tenemos los elementos correctamente situados. Por ejemplo, se irá con espejos enfrentados a la puerta de entrada y salida de casa, el espejo rebotará la energía que entra en casa, por lo que no dejaremos que entre la energía y fluya en el hogar.

Los 5 elementos tienen su propia energía y nosotros también estamos hechos de energía. El Feng Shui trata de saber cómo colocar la decoración en casa para que favorezca la armonía en el hogar.

Ahora que conoces más cosas sobre el agua, te propongo que el *mindfulness* de este capítulo dedicado a la ansiedad lo realicemos con este elemento, el agua.

MINDFULNESS INFORMAL: EN LA DUCHA

La ducha es un acto cotidiano que realizamos con rapidez y sin disfrutar de dedicarnos un rato a saborear las sensaciones que nos produce.

Hoy decide ducharte o bañarte tomándote un tiempo para ti. Lo harás a cámara lenta, si tu ducha o baño suelen ser de 5 minutos, hoy te dedicarás unos minutos más.

- ✓ Te desnudarás con suavidad, observando cómo la ropa se desliza de tu cuerpo, la ropa está caliente. Y tu piel comenzará a quedarse fría, la piel reaccionará a la temperatura.
- ✓ Quita tus medias o calcetines pausadamente, nota el contacto de tus pies en la toalla.
- ✓ Enciende la ducha y entra.
- ✓ El suelo de la ducha ¿qué temperatura tiene?
- ✓ Despacio, gradúas la temperatura del agua y comienzas a sumergirte.
- ✓ El agua comienza a limpiar tu piel, y te haces consciente de esa sensación, hasta que llevas tu cabeza debajo del agua y notas cómo finos hilos de agua masajean tu cabeza, tu rostro.
- ✓ Sintiendo esta misma sensación de limpieza de tus poros limpios, deja que caigan junto a esas gotas tus preocupaciones, tus pensamientos continuos, deja que el agua se los lleve.
- ✓ Trae a tu mente la quietud y la limpieza, y siente que cada gota te limpia, disolviendo las tensiones mentales, al tiempo que se relaja tu cuerpo.

- ✓ Coge tu gel, el que más te guste y te proporcione placer olfativo y suavidad en el tacto, aplícatelo con la mayor suavidad en tu piel, como si se lo aplicases a un bebé recién nacido. Con mimo y muy lentamente, envolviendo cada milímetro de tu piel con una capa de gel de protección que te envuelve y nutre.
- ✓ Cuando cojas el champú, acaricia y rocía lenta y profundamente por toda la cabeza, usando tus dedos con firmeza y suavidad a la vez. Masajea con profundidad la cabeza disfrutando del masaje que libera tu mente de pensamientos. Respira y disfruta.
- ✓ Observa cómo el jabón resbala en tu cuerpo y va cayendo, junto a tus tensiones.
- ✓ Todo se disuelve.
- ✓ Cuando termines tu ducha, coloca tu toalla en el cuerpo y otra en la cabeza y déjate abrazar por ellas, pues te envuelven y protegen ahora.
- ✓ Dirígete a tu espejo y mirándote a los ojos, di en voz alta tres veces.

«Recibo la paz y la abundancia que sana mi corazón».

MINDFULNESS INFORMAL: LAVAR LOS PLATOS

Con actos tan cotidianos como lavar los platos, que estoy segura de que lo hacemos todos a diario, incluso si tienes lavaplatos, es un gran momento para hacer *mindfulness* y poner atención plena, buscando la meditación y contemplación en este momento en el día.

Cada vez que cojas un vaso, cuchara, etc., hazlo con atención plena. Envuelve con el estropajo y enjabona con suavidad. Dedícale un tiempo a frotar y a observar cómo el jabón, al agua, el plato, son objetos de contemplación.

En estado de ansiedad cualquier *mindfulness* de práctica informal, es decir, cualquier acto cotidiano, puede ser un buen ejemplo para devolver la consciencia y la atención plena a lo que estamos haciendo. Pero también podemos realizar un *mindfulness* de práctica formal, en el que le daremos a la mente varios aspectos en los que concentrarse y observar, mientras el efecto que provocará en el cuerpo será:

- Aflojar la tensión cuerpo y diafragma.
- Coordinación respiración y movimiento.

MINDFULNESS FORMAL: DE ATENCIÓN A LA RESPIRACIÓN

Este *mindfulness* podremos realizarlo sobre la esterilla como inicio de la clase de yoga.

EJECUCIÓN

- ✓ Tumbado boca arriba en tu esterilla.
- ✓ Flexiona las rodillas, apoyando los pies en el suelo, si tu zona lumbar tiende a arquearse cuando estás tumbado.

TÉCNICA

- ✓ Comenzaremos sintiendo la respiración en tres fases y a continuación la uniremos para realizar un movimiento de brazos y respiración.

Respiración completa

- ✓ Toma conciencia de la respiración expansiva, en tres fases. (Abdomen, costillas y clavículas).
- ✓ Para ello comienza a sentir la respiración ampliamente en el abdomen, sintiendo cómo se expande hacia arriba, hacia atrás y hacia los lados.
- ✓ Repítelo cinco veces.

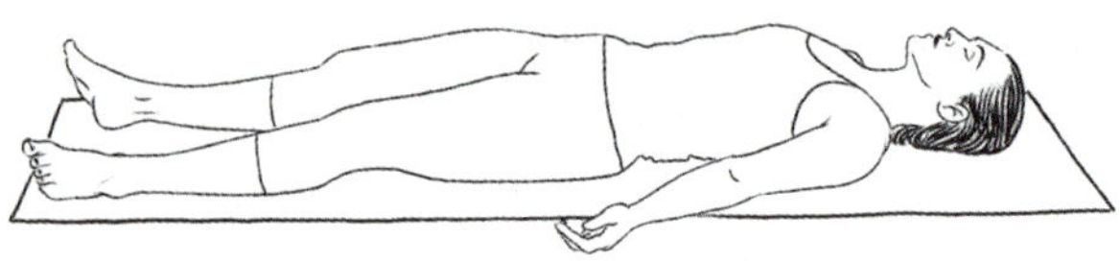

- ✓ Esa misma sensación la llevamos o subimos a la zona de las costillas. Siente el aire cómo se expande hacia arriba, hacia abajo y hacia los lados. Repite cinco veces, buscando la sensación de expansión en las costillas.
- ✓ Última fase que consiste en elevar la respiración a la zona del pecho y clavículas. Y buscamos la sensación expansiva de la respiración, hacia arriba, hacia abajo y hacia los lados. Repite 5 veces.
- ✓ A continuación uniremos las tres fases de la respiración, al tiempo que elevamos brazo derecho por detrás de la cabeza en la inhalación, mientras el izquierdo se queda en el suelo, pegado al cuerpo, y al exhalar cambiamos los brazos. Elevando el izquierdo y bajando el derecho al lado del cuerpo. El movimiento ha de ser igual de lento que la respiración. Equilibra ritmo respiratorio y ritmo físico.

Otras herramientas de yoga para la ansiedad

MUDRAS

Mudra de loto; para cuando te sientes incomprendido

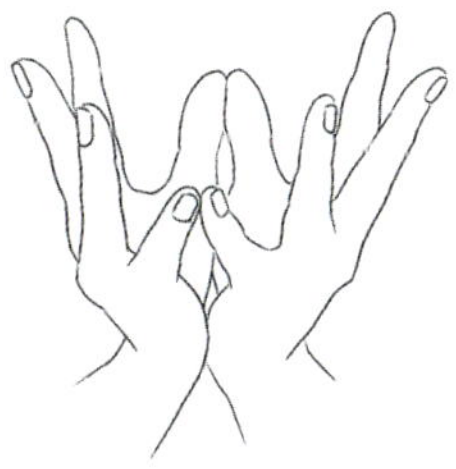

Este mudra nos ayuda a conectar con el amor universal y las cualidades positivas que nacen en él. La flor de loto es el símbolo de la pureza, el símbolo que se relaciona con el yoga. La flor de loto es capaz de salir del barro y llegar hasta la superficie para salir. Siendo capaz de renacer cada día.

Puedes buscar una imagen de esta flor, y sentir esa fuerza en tu corazón. También puedes usar la portada del libro e imaginar esa flor de loto. Por eso elegí con mucho amor para ti que la portada de este libro llevase una flor de loto, porque es el símbolo que representa al yoga.

Visualiza la energía de la flor que es capaz de resurgir y abrirse ante las dificultades.

EJECUCIÓN

- ✓ Unimos los pulgares y los meñiques para formar la flor de loto a la altura del corazón. Los talones de las manos, quedarán unidos.
- ✓ Podemos realizar esta meditación 5 minutos.

Mudra Namasté para generar equilibrio

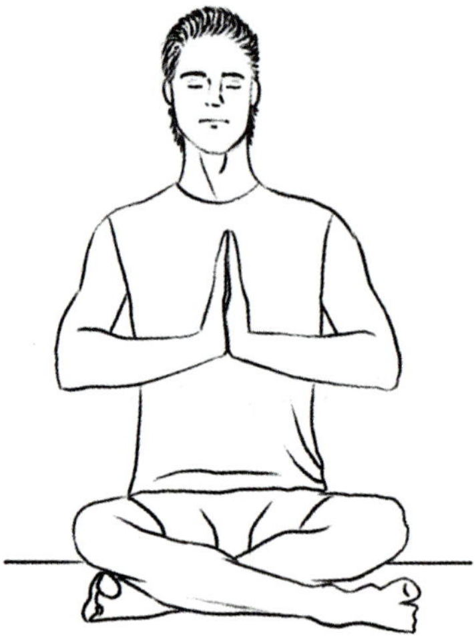

Es un gesto en el que las manos se juntan a la altura del corazón. Los dedos se mantienen firmes y ligeros.

Cuando realizamos este gesto, lo hacemos para encontrar la unión con nosotros mismos, en el corazón. Unimos la mano derecha y la izquierda, en el centro del corazón. Significa unir los dos lados de nuestro cuerpo, en el corazón, para encontrar equilibrio y armonía interior.

Este simple gesto, que suelo usarlo en las clases tanto al inicio de las mismas como al final, sosiega nuestra mente y nos permite entrar en la clase y en el espacio individual personal.

LOS MANTRAS

El canto del mantra Om: el sonido universal

Lo podemos realizar al iniciar la práctica de yoga y al finalizarlo. El sonido del Om, hace vibrar el diafragma. Y como hemos visto anteriormente, la relajación del diafragma es de vital importancia en casos de ansiedad, puesto que además centra la mente en el momento presente.

✓ Cantamos OM tres veces.

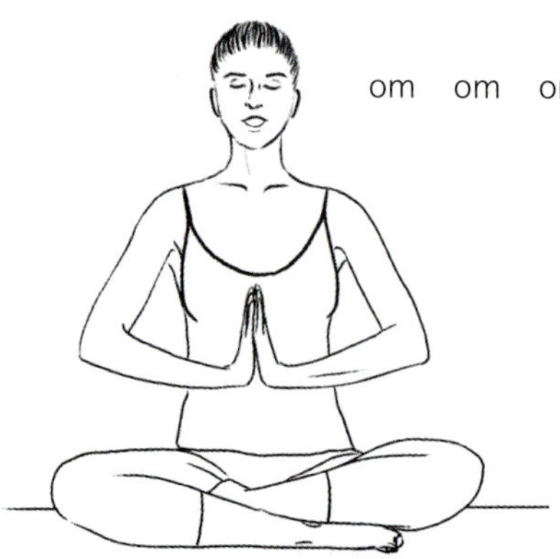

También podrías escucharlo en el coche cada mañana o cuando te sientas algo nervioso, incluso en la oficina y así volverás a generar el equilibrio interno que te falta, usando la escucha activa. Atención plena a lo que escuchas y sientes. Se puede cantar de dos formas diferentes: Om o Aum.

Mantra Ardas Bhaee para dejar ir el sufrimiento

Es el mantra para «dejar ir» apegos, sufrimientos, miedo, enojo, así como para superar las situaciones difíciles de dejar ir y soltar.

Canta este mantra todos los días, con todas tus ganas y encontrarás paz en tu mente y cuerpo. Este mantra nos enseña a crear el amor hacia uno mismo; es una oración en forma de canción.

Si la cantas, tu mente, cuerpo y alma, automáticamente se vuelven uno. Puedes cantar este mantra cada vez que sientas que estás ante una situación difícil. La vibración de estas palabras y cantarlo aunarán tu mente, corazón, cuerpo y alma. Confía en que la solución y respuesta a tu necesidad llegará en el momento adecuado sin importar el canal.

Existen muchas versiones de este mantra, el que más me gusta a mí es el de: Snatam Kaur – Ardas Bhaee. Y también: Jai Jagdeesh – Ardas Bhaee. Es una versión para ponértela con buen volumen y cantarla a pleno pulmón.

ARDAS BHAEE, AMAR DAS GURU
AMAR DAS GURU, ARDAS BHAEE
RAM DAS GURU, RAM DAS GURU
RAM DAS GURU, SACHI SAHI

OTRAS MÚSICAS

Canto gregoriano

El canto gregoriano tiene efecto relajante del sistema nervioso, consigue que la mente desconecte de las preocupaciones excesivas y se libere de los traumas. Dicen que relaja el alma y que actúa como escudo protector ante los pensamientos negativos.

Nos ayudan a fusionarnos con nosotros mismos y con el universo, tanto si lo cantas, como si los escuchas.

Quizás te pase como a muchas personas, que los cantos gregorianos, lejos de relajarles, les entristece y les hace sentirse más bajos de energía. Personalmente los cantos gregorianos los uso para trabajar mi templanza o paciencia y mi control. Cuando me encuentro bien de energía y quiero trabajar mi mente a través de la concentración del sonido, me pongo un canto gregoriano y lo que intento es escuchar sin dejarme llevar por mis emociones. Como os decía, es una manera de entrenar mi paciencia unos minutos de vez en cuando. Es como prepararme mental y físicamente ante algo que no me resulta relajante, y ese entrenamiento irá creando a través de la neuroplasticidad, diferentes vías y caminos en mi cerebro para sentirme relajada en momentos tensos.

Aprendí esto desde que era pequeña; a mi padre le encantan los cantos gregorianos y los ponía muy a menudo, sobre todo cuando trabaja frente a su ordenador y necesita concentrarse. Así que aprendí a través de la conciencia plena, a mantener la calma y observar la música en actitud de observador y no implicarme emocionalmente; respirando y trazando un camino paralelo para no dejar que me afecte, ni me enfade.

Así que, como segunda idea de meditación, y de trabajar tu mente y paciencia, te invito a que hagas lo siguiente.

- ✓ Busca un estilo musical que sientas que te altera o no te haga sentir cómoda.
- ✓ Acomódate y en silencio haciendo unas cuantas respiraciones.
- ✓ Vas dejando que suene la música y te colocas en el plano de espectador, sin que te afecte.

Este experimento recuerdo que lo realicé en las clases. La gran mayoría de los alumnos disfrutaron en la meditación final del canto gregoriano, pero hubo una mujer a la que no le gustó en absoluto, comencé a sentir su respiración forzada, su gesto desencajado. Así que ese día Sara descubrió una manera de trabajar su paciencia y sus nervios. Te invito a que descubras tú qué ritmos o sonidos te alteran. También puede ser un sonido repetitivo, como el sonido de algún juguete de tus hijos.

Ahora te toca a ti, ¿qué canciones te hacen sentir alegre y generan buenos sentimientos? Localiza canciones que te resulten agradables, ya sea por la letra o el efecto que producen en ti, quizás porque te recuerde momentos felices, de alegría. Buscando y ahondando en nuestros recuerdos, seguro que puedes hacer una gran lista de música que te haga sentir bien. Apúntala en estas líneas y así siempre que necesites escuchar música que te haga sentir bien, y que te haga conectar contigo, con tu yo tranquilo y sereno, tendrás tus canciones aquí apuntadas.

Mi música reparadora

Lista de música

Esta lista de música puedes usarla para realizar tu práctica de yoga o usarla en el coche cuando necesites calmarte y conectar con tu respiración.

Recomendación musical

ARTISTA	TRACKS
Deuter	Illumination
Lisbeth Scott	Gift
Easter Song	A man called Adam
Lisbeth Scott	Abundance
East forest	Limitations
Lisbeth Scott	Breath
Jai Jaddeesh	Of heaven and earth
Jack Johnson	Imagine

En el siguiente código QR podrás acceder a la información sobre cómo abordar la ansiedad desde un punto de vista holístico (nutrición, la voz del experto, suplementación...).

Alivia la ansiedad en el día a día

https://yogaesvida.es/yoga-para-la-ansiedad/

LAS ESENCIAS

EXPERIENCIA DE UN ALUMNO

> «Desde que empecé las clases de yoga, me gustaban las esencias que usábamos en clases porque me ayudaban a sentirme mejor. Los olores de las esencias cítricas me gustaron mucho y decidí hacerme con algunas esencias, investigando sus beneficios. Compré un difusor y con pocas gotas al día, mi hogar tiene un aroma muy rico, libre de químicos y además humedezco el ambiente y así mantengo mis fosas nasales húmedas.
>
> Por las noches uso la esencia de naranja que aporta calma a mi hogar y por las mañanas suelo poner gotitas de limón para limpiar el ambiente. También las llevo en el bolso y me las aplico con un aceite hidratante en el cuerpo para mejorar mi circulación en piernas. Cuando tomo infusiones o un vaso de agua, echo también una gotita y noto mi aliento mucho más fresco. Además, aquellos días en los que brevemente siento un cambio en mi respiración porque estoy nerviosa, aplico esencia de mandarina o naranja y conecto con mi respiración. Es como si mi mente se trasladase a la clase de yoga, allá donde esté. Asimismo, las aplico por las noches en mis pies y piernas y haciéndome masajes, me siento más relajada para ir a dormir.
>
> Poco a poco realizo cambios en mi vida que me hacen sentir mejor y desde luego las esencias me han ayudado mucho. Incluso puedo usarlas tantas veces como quiera, no hay límite de uso».
>
> Feli U.

Las mejores esencias en caso de ansiedad podrían ser las cítricas y las florales.

Esencias que no reactiven nuestra energía, sino que la equilibren y relajen. En casos de ansiedad aconsejo que la esencia se aplique en el plexo solar.

También podemos usar esencias y realizarnos automasajes; por ejemplo, en los pies. Al separar los dedos de los pies realizando un suave masaje, es una maravilla para aflojar la tensión. Eligiendo alguna de las esencias vistas en este capítulo, puedes aplicarlas directamente o con manteca de karité, que es muy hidratante y ayudará a que las esencias penetren mejor y se deslicen a la perfección por tus pies.

Esencias cítricas

Son esencias que nos eleven el ánimo y, si son de buena calidad, su esencia ha sido extraída principalmente de la piel del fruto que es de donde se esconden sus propiedades intensamente. Hay que tener especial precaución al aplicar en la piel, por su sensibilidad hacia la exposición al sol. Si te vas a exponer al sol, no las apliques directamente en la piel.

Mandarina

Esencia cítrica de olor suave. Se usa en caso de ansiedad, problemas intestinales y de piel. Su efecto es calmante y mejora la tensión nerviosa y la sensación de desasosiego. Inhalar o aplicar en la piel o puntos vitaflex.

Naranja

Aroma cítrico, eleva el ánimo de una forma equilibrada. Aporta paz y felicidad a la mente, mejorando el sistema respiratorio, digestivo y circulatorio. Es una esencia que uso prácticamente a diario, lo aplico en mi cuerpo para mejorar la circulación, junto a algún aceite vegetal, normalmente aceite de almendras y que ingiero cada día junto a un té verde, que me hace despertar y llenarme de energía, mientras la naranja cuida mi sistema circulatorio y nervioso, aportándome felicidad y positivismo.

La naranja, en caso de bronquitis o exceso de moco, ayuda a dormir a los más pequeños de la casa por su efecto calmante y sedante si lo aplicamos en las plantas de los pies. Así que en las semanas en las que estoy más intranquila o en las clases, tengo alumnos preocupados por alguna situación que les impide relajarse, se aplican la esencia de naranja en los puntos vitaflex de los pies, enfatizando el masaje y la esencia en el dedo gordo de los pies y en el área del pecho. Inhalar o aplicar en la piel o puntos vitaflex.

Bergamota

Esta esencia es cítrica (ayuda frente al estrés, nerviosismo y ansiedad). Con un aroma cítrico, fresco y notas dulces, ayuda a mejorar la confianza y eleva el estado de ánimo, mejorando el humor. Calmante y antidepresivo. Además de lo comentado, se puede inhalar o aplicar en la piel o puntos vitaflex.

Es una esencia antiespasmódica a nivel mental y físico, relaja el sistema nervioso actuando como un sedante suave, ayuda a suavizar las situaciones afectivas adversas. Inhalar o aplicar en la piel con aceite de coco, plexo solar y puntos vitaflex.

Florales y otras

Las esencias florales se obtienen de una serie de flores y ofrecen o permiten muchos beneficios para el organismo, en este caso para la ansiedad. Son esencias obtenidas principalmente de flores silvestres, árboles, arbustos, agua de manantial y el sol.

Geranio

Tiene un aroma floral y su efecto es calmante y eleva el ánimo, aconsejable en casos de estrés y ansiedad. Ayuda a regenerar los tejidos y mejora los sistemas respiratorio y nervioso. Estimula el hígado y el páncreas y limpia la piel. Inhalar o aplicar en la piel o puntos vitaflex.

Lavanda

Con olor suave y floral, relaja la mente y el cuerpo y alivia la tensión nerviosa en casos de ansiedad y el estrés corporal. Es una esencia muy versátil, floral y económica, que aporta calma, y, combinada con alguna de las anteriores, obtendremos un resultado más potente. Es una de las esencias que más uso en mis clases de yoga. Ofrezco a los alumnos que se apliquen una gota en muñecas, sienes y pecho en casos de ansiedad. Inhalar o aplicar en la piel o puntos vitaflex.

Estragón

Con aroma especiado y toques de anís, ayuda a mejorar los trastornos nerviosos, ayudando a relajar las tensiones. Ayuda a calmar los síntomas de la ansiedad y ayuda a mitigar el dolor muscular que se produce por la tensión muscular. Inhalar o aplicar en la piel o puntos vitaflex.

Ylang ylang

Aroma floral intenso y dulce, calma la respiración agitada, disminuye los pensamientos acelerados y disminuye la frustración. Muy recomendable para usar en caso de irritabilidad, tensión nerviosa y baja autoestima. Difundir y aplicar en los chakras.

Manzanilla romana o Camomila

Ante situaciones de nerviosismo o ansiedad, nos ayuda a conectar con la tranquilidad y previene las náuseas, que pueden ser provocadas por la falta de respiración que genera la ansiedad. Es una esencia que podemos usar cuando la ansiedad es provocada por una situación emocional (ruptura con la pareja, separación de los padres, etc.), ayudando a superar situaciones afectivas.

Incienso (Frankinciense)

Calma la angustia y mejora la inmunidad. Si lo inhalamos, trabaja sobre el sistema límbico, el centro de las emociones ayudando a aliviar la desesperación. Antiguamente era usado para ayudar a superar cualquier enfermedad del hombre. Trabaja el campo espiritual de la persona, que actúa más allá del campo áurico. Es usado para volver a traer a la persona a su cuerpo, así que si hablamos de que la ansiedad nos distrae y parece que estamos, pero no estamos, esta esencia aplicada en difusor o en algodón en los filtros del aire del vehículo puede ser de gran utilidad. Y nos ayuda a romper los lazos del pasado con el fin de evolucionar. En mis formaciones de esencias que he ido realizando, quizás el incienso sea una de las más potentes a todos los niveles y con más beneficios para la salud. Además, ayuda a enlentecer el ritmo de la respiración, consiguiendo aflojar el cuerpo y centrando la mente hasta llegar a alcanzar estados meditativos profundos. Esta esencia no resulta económica, pero es de gran valía personal, así que realizar una inversión en ti realmente es la mejor inversión; además de que las esencias duran años, si las cerramos bien y las guardamos de la manera correcta. Realmente no caducan, pierden eficacia, pero podemos usar unas gotitas más según pasen los años. Inhalar o aplicar en la piel o puntos vitaflex.

Resumen

- ✓ El yoga como optimizador de todos los sistemas y complemento a la medicina tradicional.
- ✓ Kit básico de ansiedad.
- ✓ Trabajar las alteraciones físicas y mentales que me provocan la ansiedad.
- ✓ Meditación y mindfulness para ayudar a la mente a centrarse, evitando la dispersión y la preocupación.
- ✓ Videos que me ayudan a comprender y practicar.

Bibliografía

- Álava Reyes, M.ª Jesús, *La inutilidad del sufrimiento*, La Esfera de los Libros, Madrid, 2001.
- Amarsilvia Andre, Patrick, *Basta ya de estresarme*, Ed Medici, Barcelona, 2015.
- Browning, Ronna, *Cómo controlar la ansiedad y los ataques de pánico. Cómo calmar la angustia, los síntomas y ataques de ansiedad*, e-book, 2017.
- Cases, Ferran, *Bye bye ansiedad*, Editorial Edaf, Madrid, 2020.
- Clark, David A., y T. Beck, Aaron, *Manual práctico para la ansiedad y preocupaciones*, Desclée de Brower, Bilbao, 2016.
- Varela, Pilar, *Ansiosa-Mente*, La Esfera de los Libros, Madrid, 2002.

Vídeos de ansiedad - www.yogaesvida.es

Ansiedad y estrés = diafragma tenso

https://youtu.be/3kim9wNy4To

Relájate a través de la respiración

https://youtu.be/VovXy8R8lwg

Alivia la ansiedad con la ayuda del yoga

https://youtu.be/SkDBgoBsXOI

Mindfulness para aumentar tu confianza

https://youtu.be/YfldUw4moHM

Posturas y respiraciones para estar en calma con yoga

https://youtu.be/4K0vIXZfRDY

Lista de reproducción de los vídeos del capítulo

https://www.youtube.com/playlist?list=PLufl7P7JZZh0JBubTGRoq7J54evh-pNfO

CLASE 1

Disminuye el exceso de pensamiento

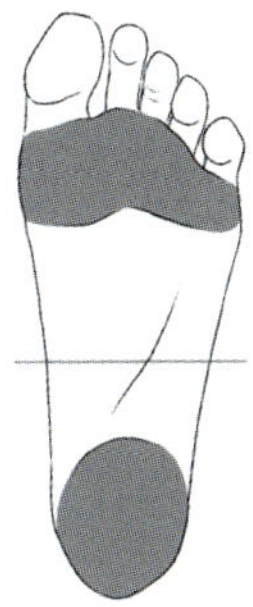

- La intención de esta clase consiste en bajar la energía a los pies realizando posturas que requieran fuerza en pies y piernas, y así conseguir disminuir el exceso de pensamiento y favorecer los estados de calma.

Herramientas del libro

✓ Respiración abdominal para soltar el control.
✓ La respiración que usaremos para la totalidad de la clase será la respiración completa. Al menos 5 respiraciones por postura.
✓ La relajación final, relajación muscular progresiva de Jacobson.

1 INICIO, TOMA DE CONCIENCIA Y CALENTAMIENTO

✓ Soltamos el control con 10 respiraciones abdominales.
✓ Relajamos cuello y hombros.

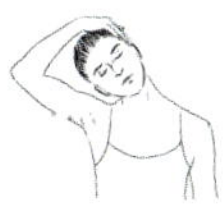

Oreja a hombro y cambias al otro lado

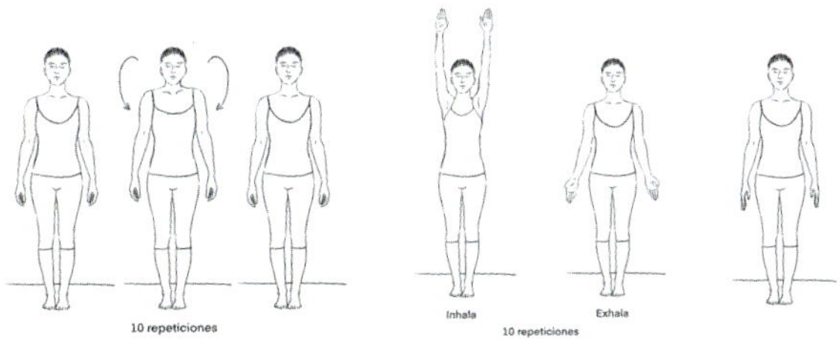

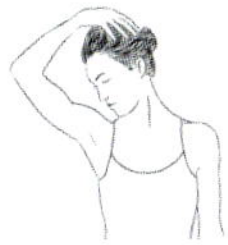

Relajamos la tensión de los escalenos

nariz a axila

10 respiraciones por postura

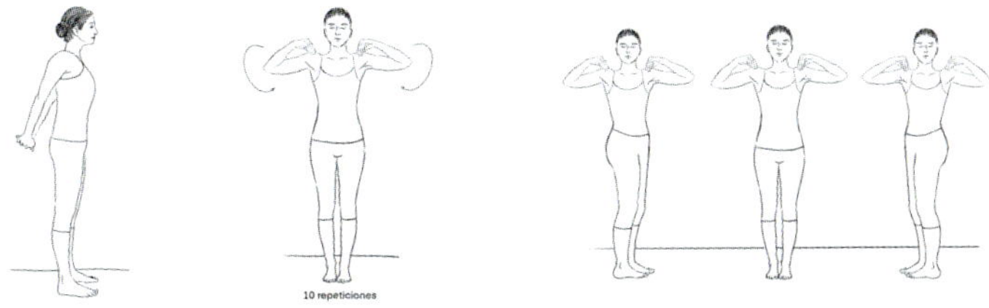

2 SECUENCIA DE MOVILIZACIÓN Y CALENTAMIENTO

- ✓ Pies: buscamos el enraizamiento, con las 4 esquinas de los pies. Eleva dedos y sepáralos, baja el gordo y el resto lentamente, uno a uno.
- ✓ Busca esas 4 esquinas y a través de la respiración vamos a movilizar el resto del cuerpo.
- ✓ Respiración yóguica completa (para movilizar el diafragma).

  5 respiraciones completas por postura.

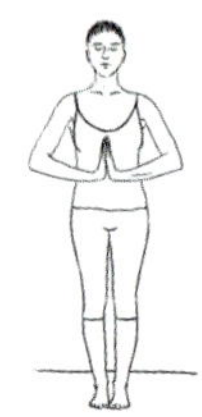

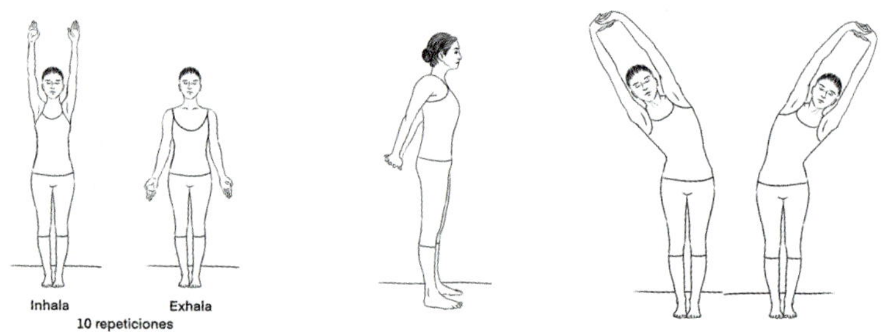

Creamos un espacio en el tórax

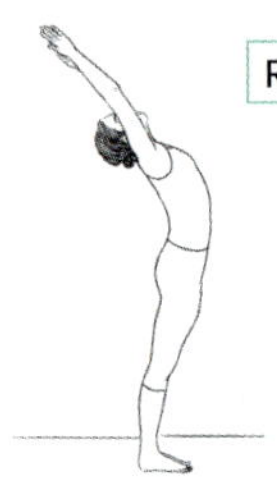

Repite secuencia con la otra pierna

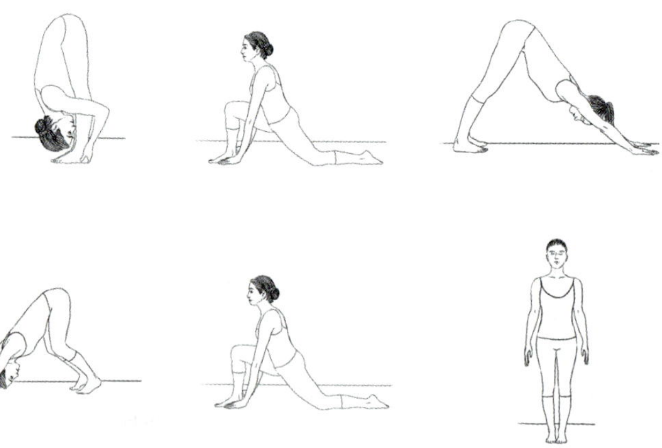

3 SECUENCIA PARA BAJAR LA ENERGÍA DE LA MENTE POTENCIANDO EL TRABAJO MUSCULAR DE LAS PIERNAS

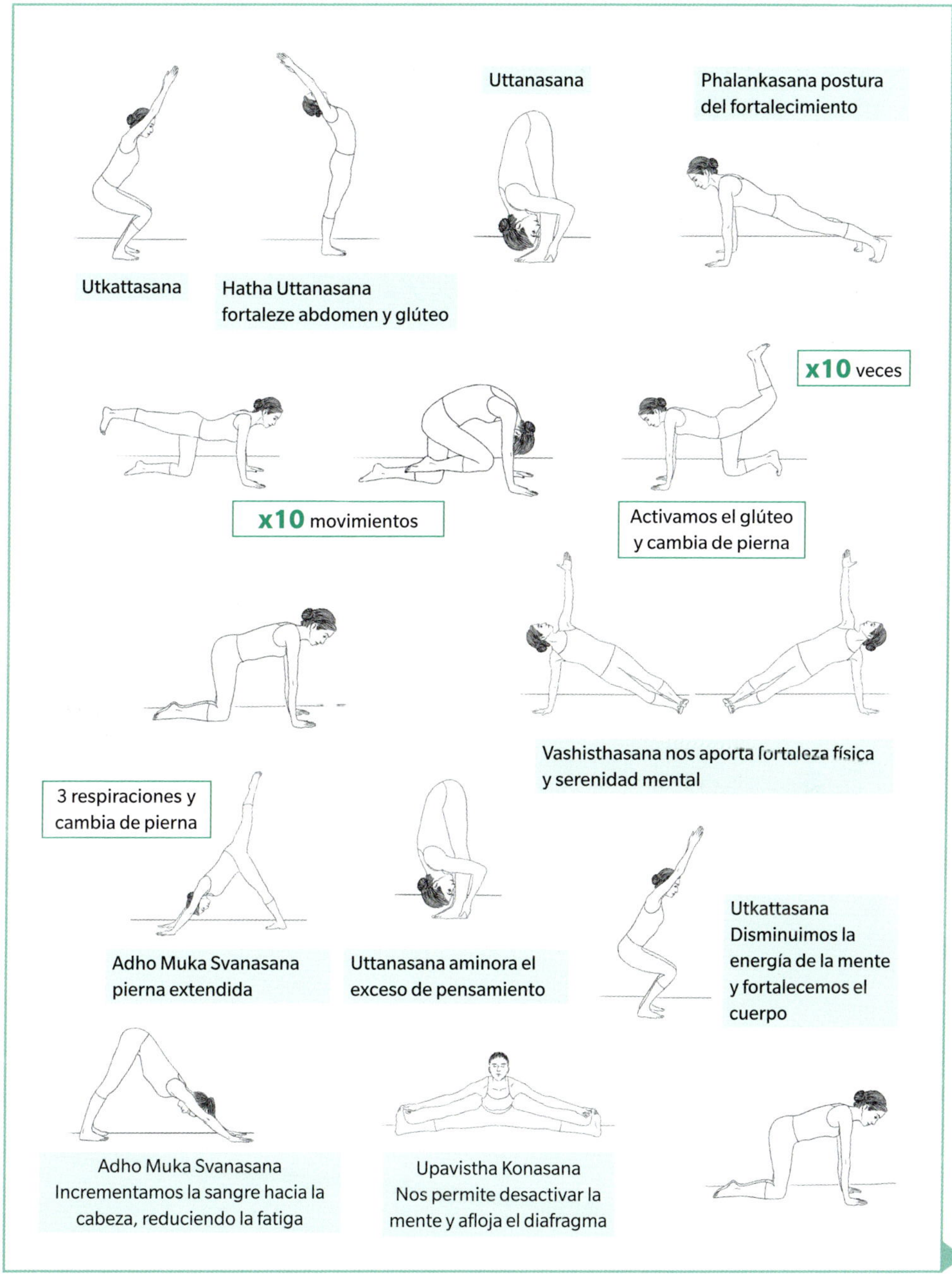
Uttanasana
Phalankasana postura del fortalecimiento
Utkattasana
Hatha Uttanasana fortaleze abdomen y glúteo
x10 veces
x10 movimientos
Activamos el glúteo y cambia de pierna
Vashisthasana nos aporta fortaleza física y serenidad mental
3 respiraciones y cambia de pierna
Adho Muka Svanasana pierna extendida
Uttanasana aminora el exceso de pensamiento
Utkattasana Disminuimos la energía de la mente y fortalecemos el cuerpo
Adho Muka Svanasana Incrementamos la sangre hacia la cabeza, reduciendo la fatiga
Upavistha Konasana Nos permite desactivar la mente y afloja el diafragma

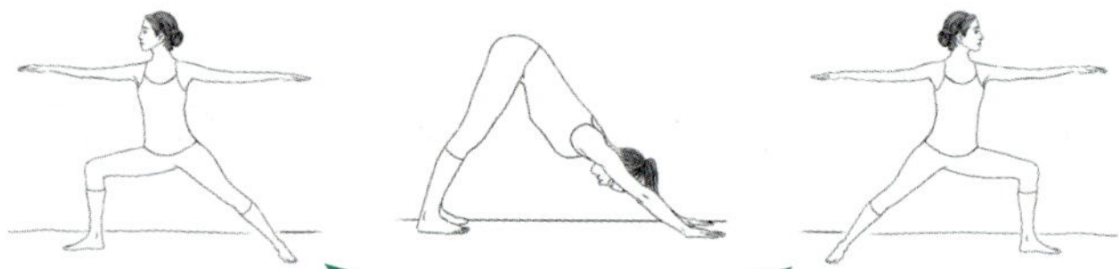

Virabhadrasana II

Conseguimos enraizamiento, fuerza y activación física

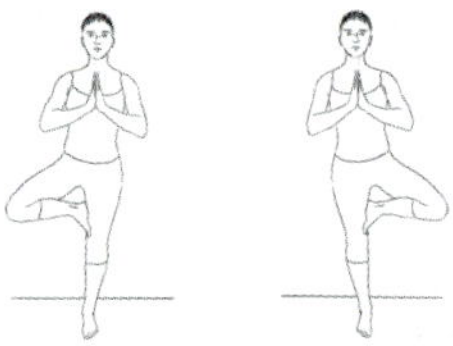

5 respiraciones

Vksasana
favorece a la concentración

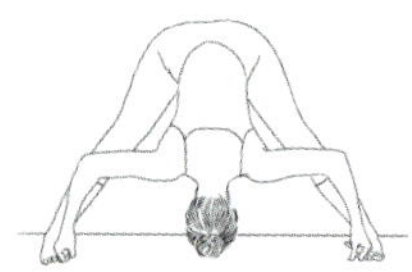

Prasarita Padottanasana.
Beneficios:

- Nos genera fuerza y confianza
- Mejora la capacidad respiratoria
- Favorece la concentración

4 POSTURAS QUE AYUDAN A CALMAR LA MENTE Y FINAL

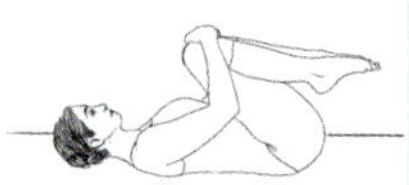

Apanasana
Favorece la eliminación de toxinas del organismo

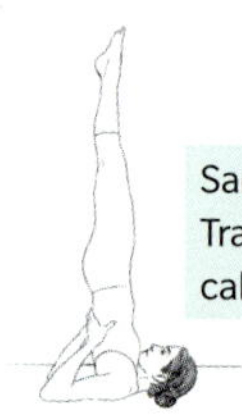

Sarvangasana
Tranquiliza y calma la mente

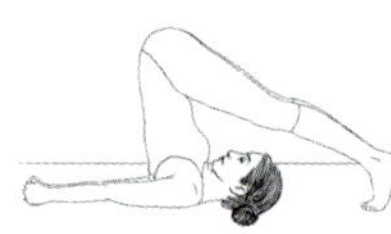

Halasana
Reduce el estrés

Relajación final

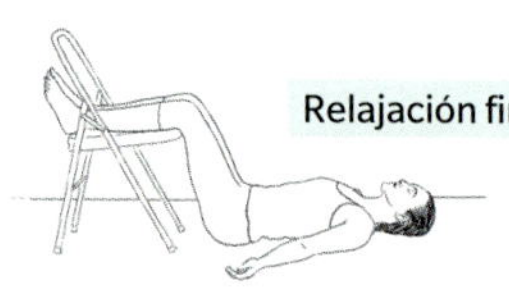

Savasana
Restaura y equilibra mente y cuerpo + relajación progresiva Jacobson

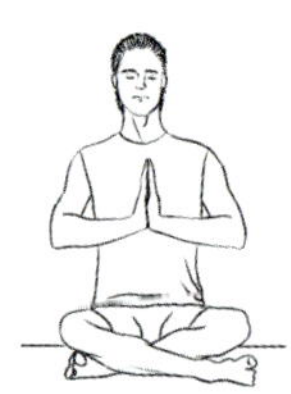

Canto del Om para cerrar la clase

CLASE 2

Yoga para relajarte tras un día duro

- Tras un largo día de trabajo o simplemente porque necesites relajar tu mente y tu cuerpo, puedes realizar la siguiente secuencia.
- Nos ayudará a conectar con nuestro corazón y disminuir la tensión que alberga.

Herramientas del libro

✓ Esencias (naranja). Usar en difusor o aplicar en el cuerpo una gota en el chakra corazón.
✓ Crear una intención para la práctica y conexión con el corazón.
✓ Respiración con retención para destensar el diafragma.
✓ Relajación guiada a sitio agradable.
✓ Material: silla.

1 INICIO. CREAMOS LA INTENCIÓN DE LA PRÁCTICA Y PRANAYAMA EQUILIBRANTE

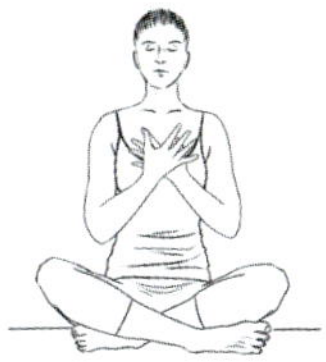

Trae la intención hacia el corazón. Relajarnos tras un día duro de trabajo
5 min

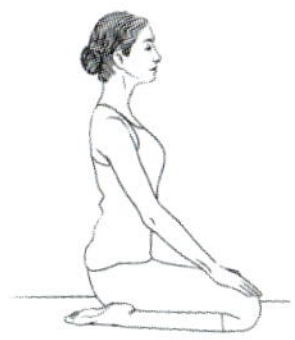

Pranayama con retención
- Inhalo 3
- Retengo 12
- Exhalo 6
- Retengo 12

Vajrasana
Asana que reduce la ansiedad

2 SECUENCIAS DE CALENTAMIENTO Y FLEXIBILIZACIÓN (RESPIRACIÓN COMPLETA)

- ✓ Repetir con ambas piernas (3 respiraciones x postura).
- ✓ Secuencia que repetiremos con 2 piernas.

extiende

redondea

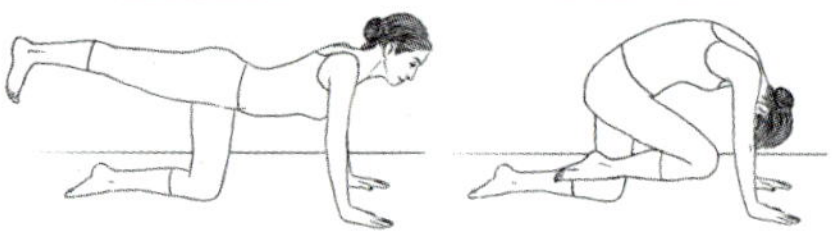

x10 veces movilizamos la columna

Inhala

Exhala

- ✓ 5 respiraciones por asana.

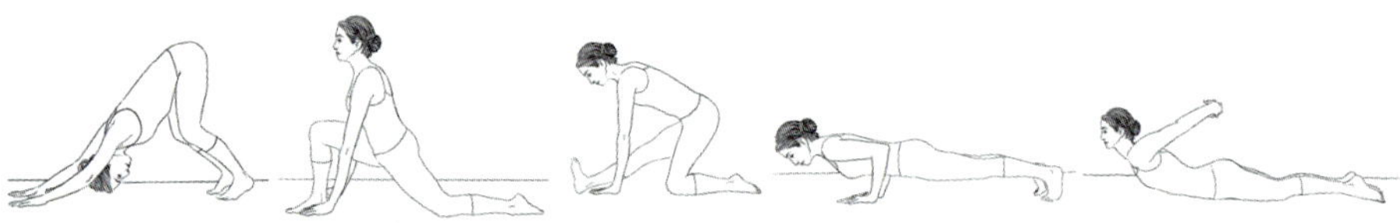

Pierna derecha delante

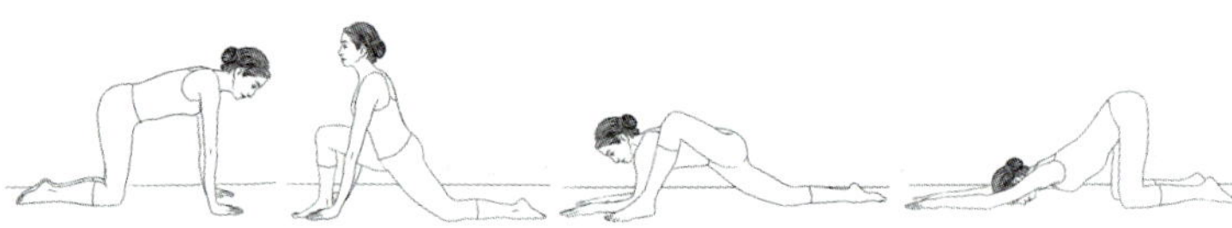

Anahatasana 5 respiraciones. Nos ayuda a generar espacio en el pecho y relaja el corazón

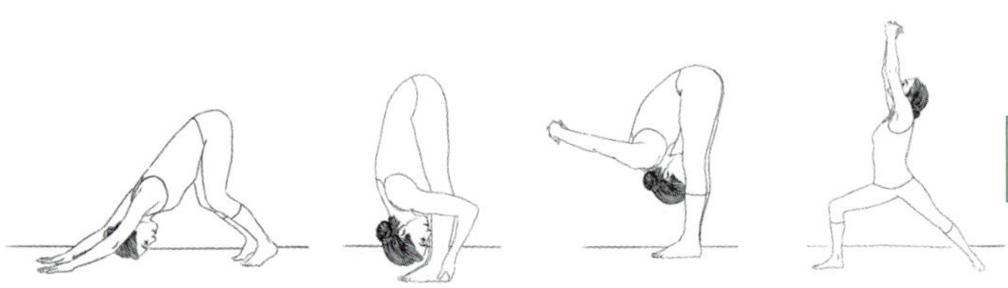

Pierna derecha delante

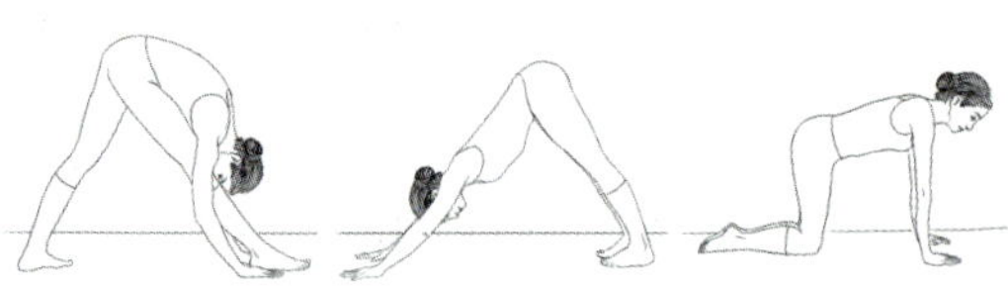

Repetimos secuencia con la otra pierna

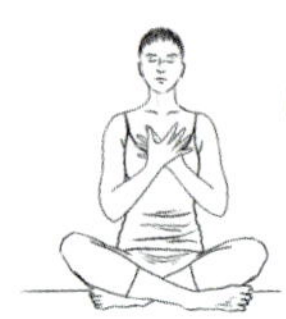

Respirando profundamente, encuentra la libertad en tu corazón 3 min

❸ SECUENCIA PARA RELAJAR EL SISTEMA NERVIOSO Y CALMARNOS

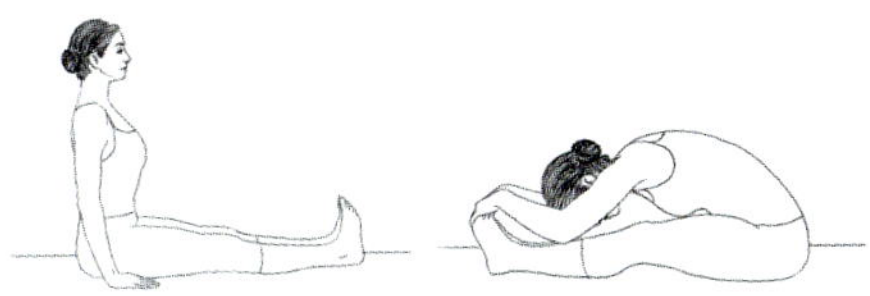

Paschimottanasana
Alivia la ansiedad

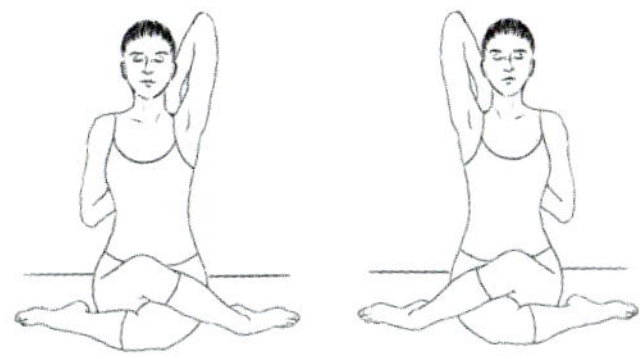

Gomukhasana
Estimula el meridiando del hígado y riñón. Calma la mente

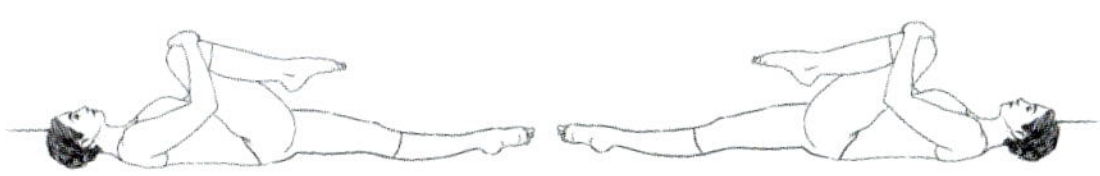

Ardha Pawanmuktasana

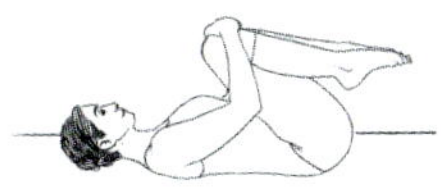

Apanasana

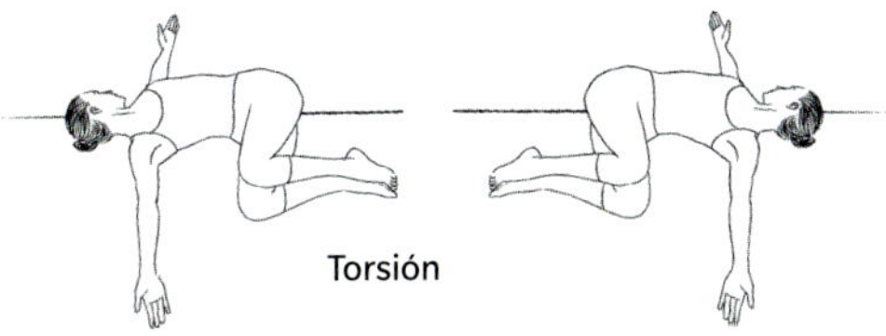

Torsión

Nos ayuda a mejorar la capacidad respiratoria

Exhala

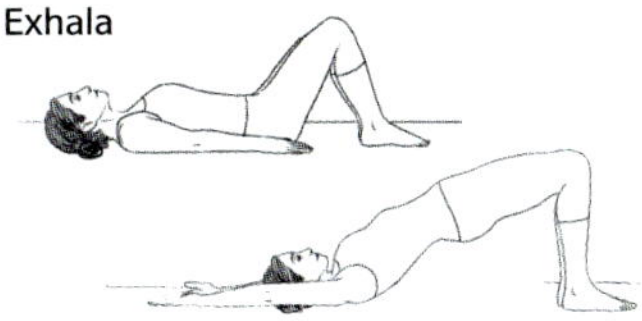

Inhala

x5 veces movimiento dinámico

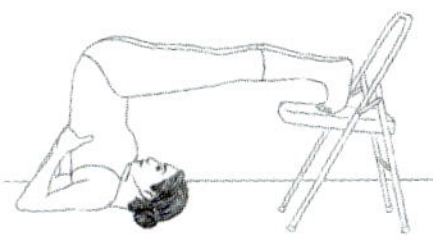

Halasana
Reduce la ansiedad

5 respiraciones por lado

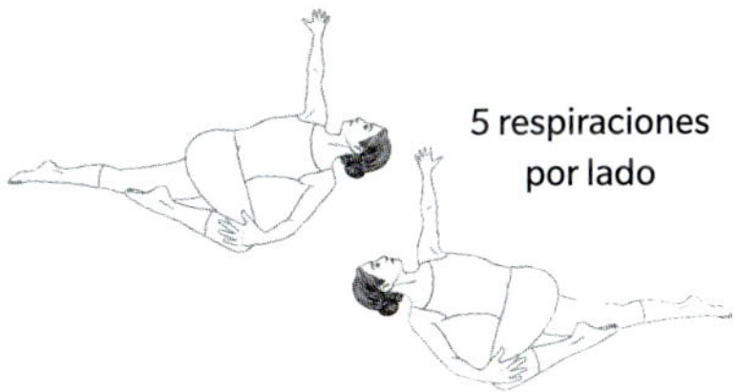

Torsión; nos proporciona equilirbio mental

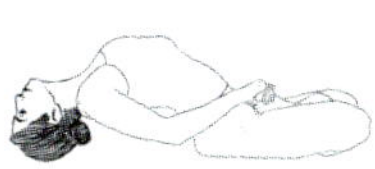

Matyasana
Aliviamos las emociones que nos bloquean

Relajación guiada a sitio agradable

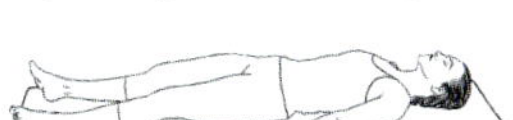

CLASE 3

«Espalda sana, mente libre»

- Tiempo: 1h y 30 min.
- Los dolores de espalda constituyen uno de los principales motivos de consulta en los médicos. La falta de movilidad en ella provoca acortamientos en la musculatura generando dolores y molestia a lo largo de la columna. A través de esta clase conseguiremos mantener la espalda flexible como el bambú y liberar la mente.
- Objetivos:
  - Flexión, extensión, torsión de la columna; y estiramiento de piernas nos proporcionará estiramiento en la zona baja de la espalda.
  - Esta práctica finaliza con una postura que compensa las desviaciones de columna; Jathara Parivartanasana.

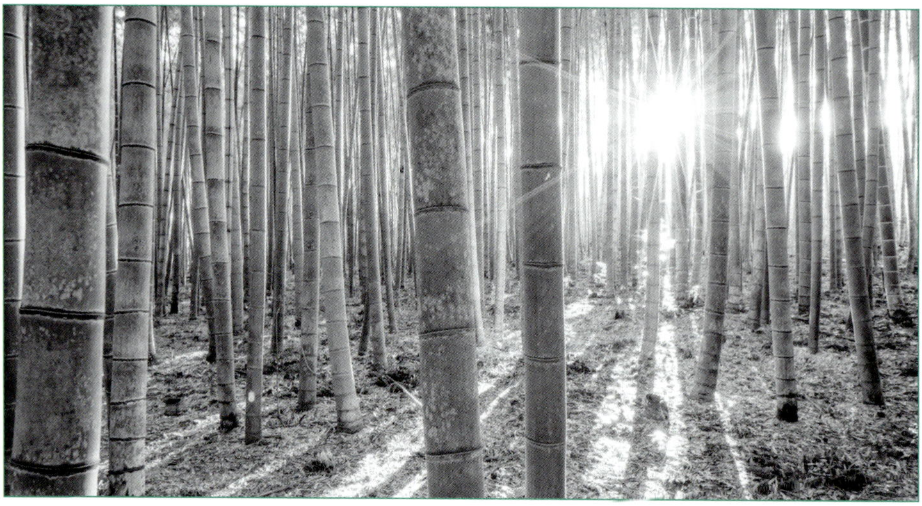

Herramientas del libro

✓ Respiración completa en ritmo 2:4, ritmo Samavritti.
✓ Visualización evocando la sensación de pesadez.
✓ Final: «Ardas Bhaee» – Mantra para dejar ir los apegos.
✓ Esencia de bergamota, especialmente destinada a personas con estrés y ansiedad. Reparte una gota en muñeca, detrás de las orejas, sienes y pecho.

1 INICIO Y CALENTAMIENTO: ELIMINAMOS EL DOLOR LUMBAR (5 RESPIRACIONES POR POSTURA)

✓ Respiración completa en ritmo 2:4 (2 inhalación, 4 exhalación).

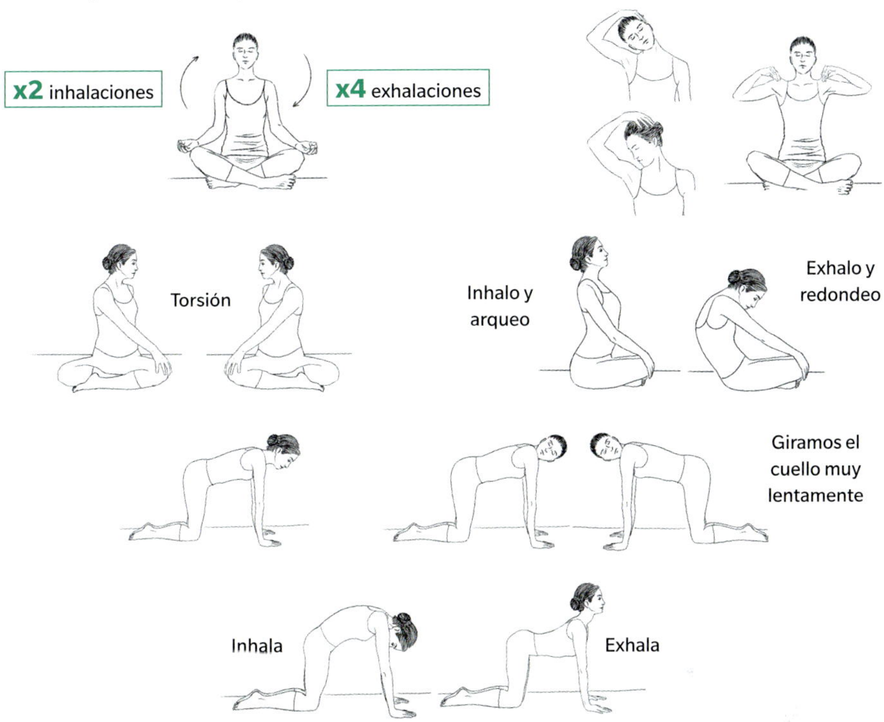

✓ Secuencia dinámica para crear movilidad en la columna. Repetir con ambas piernas.

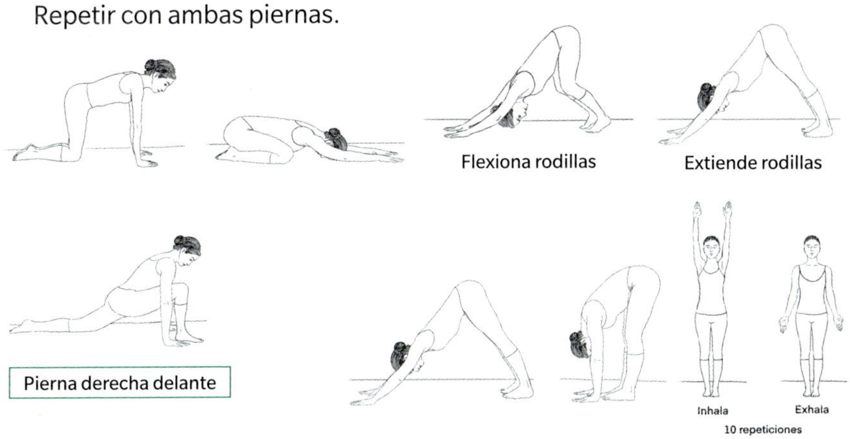

✓ Saludo al sol: calentamiento completo 2 vueltas completas.

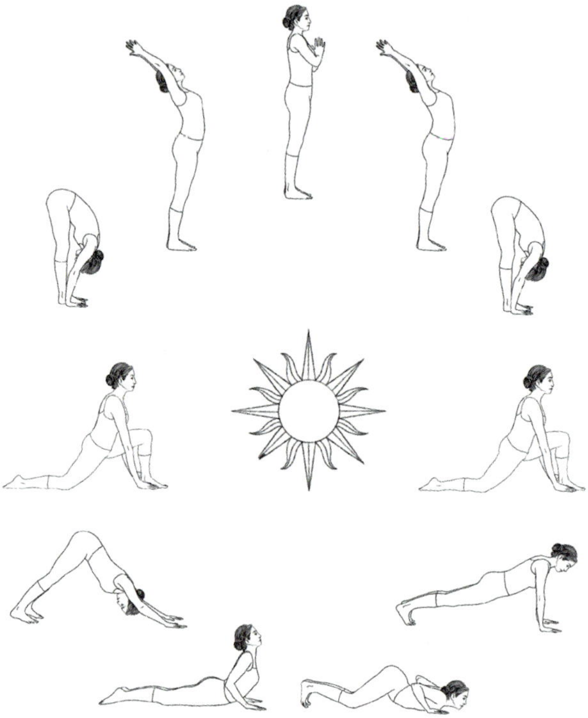

❷ POSTURAS PARA FLEXIBILIZAR Y FORTALECER LA ESPALDA

✓ Al menos 5 respiraciones por postura.

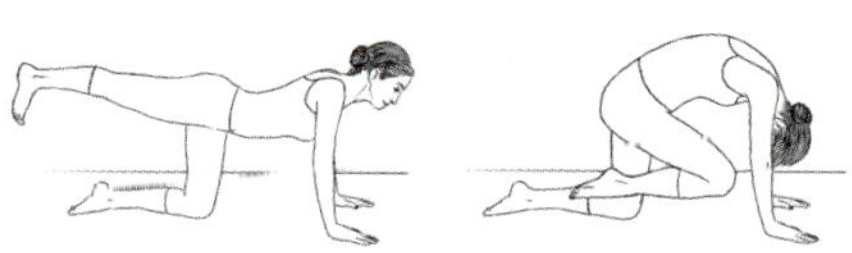

Arqueamos y redondeamos la columna

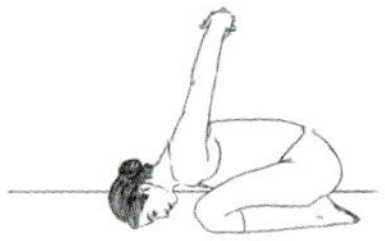

Damos espacio a las vértebras
y estiramos los hombros

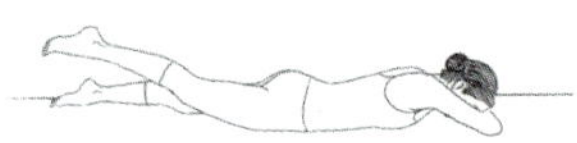

Salabhasana
Fortalece la espalda

Torsión

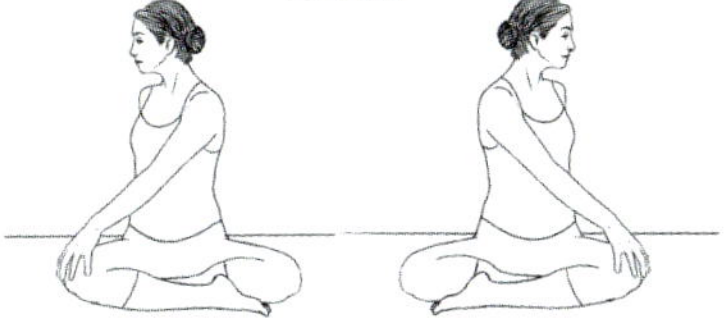

Exprime la columna y órganos internos

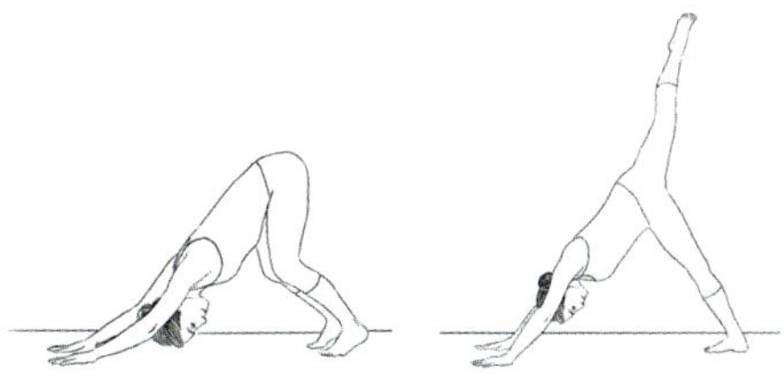

3 respiraciones y cambia de pierna

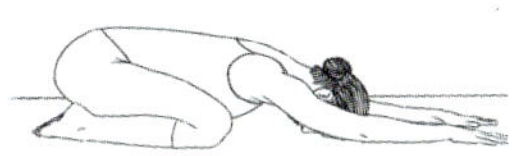

5 respiraciones para relajar el sistema nervioso

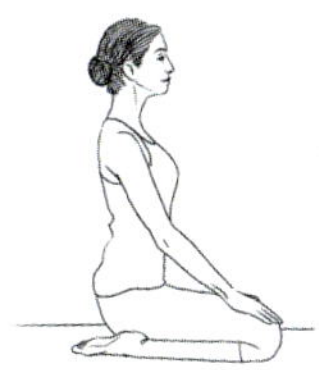

Vajrasana
Reduce la tensión generada por la ansiedad

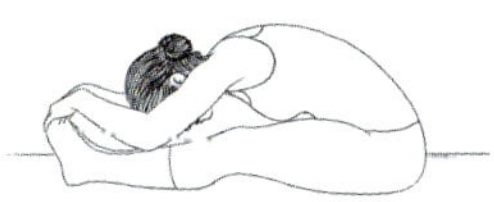

Paschimottanasana
Reduce la ansiedad (10 respiraciones)

5 respiraciones y cambia de pierna

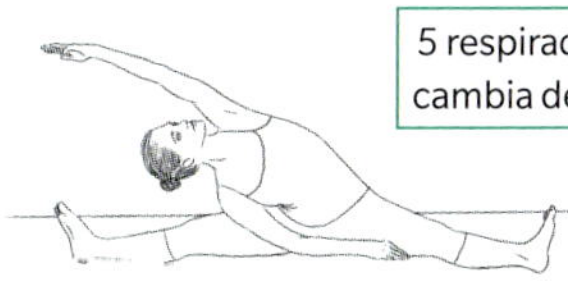

Paravritta Janu Sirsasana
Reduce la ansiedad

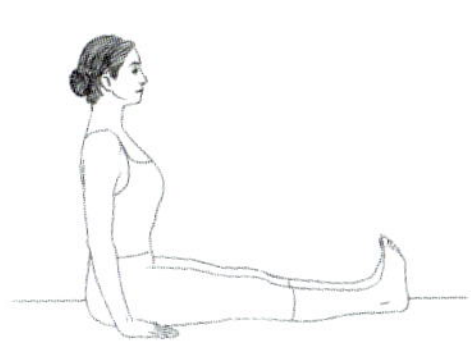

Dandasana
Favorece la concentración

Torsión

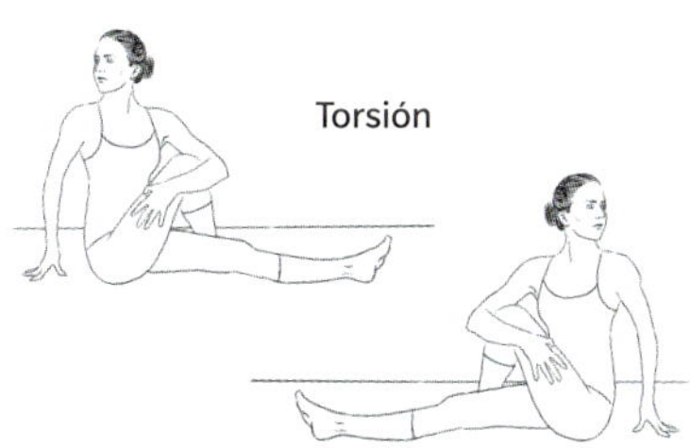

Mejora el sistema nervioso y aporta flexibilidad a la columna

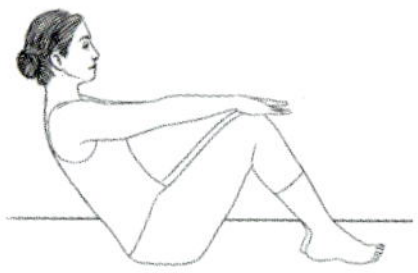

Exhala y activando abdomen. Túmbate

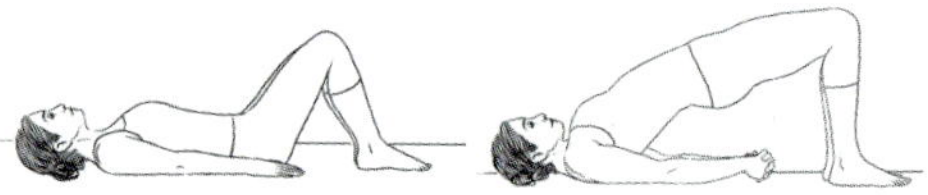

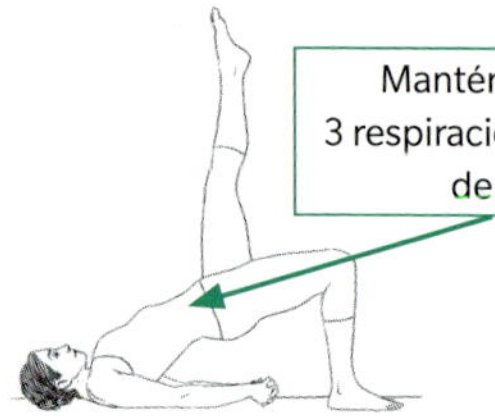

Mantén la postura 3 respiraciones y cambia de pierna

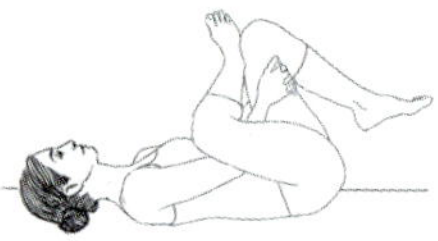

10 respiraciones y cambia las piernas. Postura para estirar el piramidal

3 FINAL

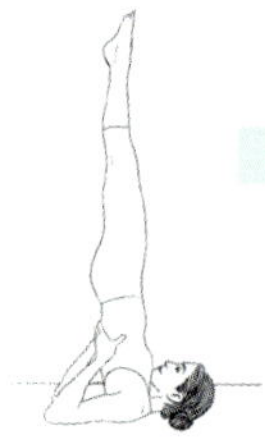

Sarvangasana

Halasana
Flexibiliza la columna

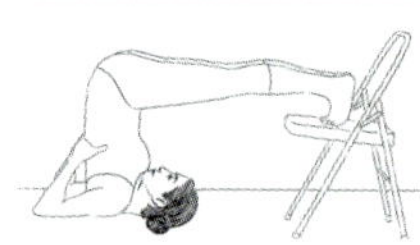

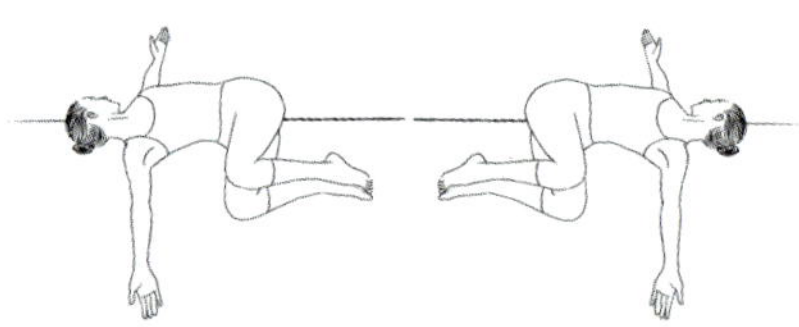

Jathara Parivartanasana
Compensa las desviaciones de la columna

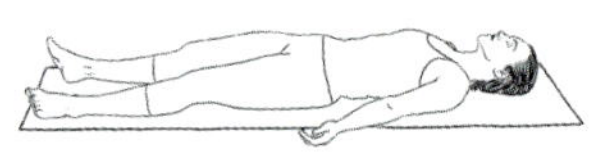

Savasana y visualización evocando la sensación de pesadez

Posición de meditación

Escuchando el mantra Ardas Bhaee
El mantra para dejar ir los apegos

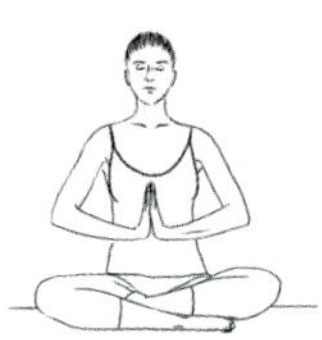

Canto del Om 3 veces para cerrar la clase

CLASE 4

Relaja el diafragma para liberarte de la ansiedad

- El funcionamiento del diafragma se ve afectado por las emociones que se bloquean en nuestro cuerpo. Es muy común en situaciones de ansiedad tenerlo bloqueado.
- Con esta secuencia te propongo:
  - Realizar asanas y pranayamas que lo relajan, flexibilizan y desbloquean.
  - Finalizar con una meditación en la que la respiración será nuestra guía.

  5 minutos.

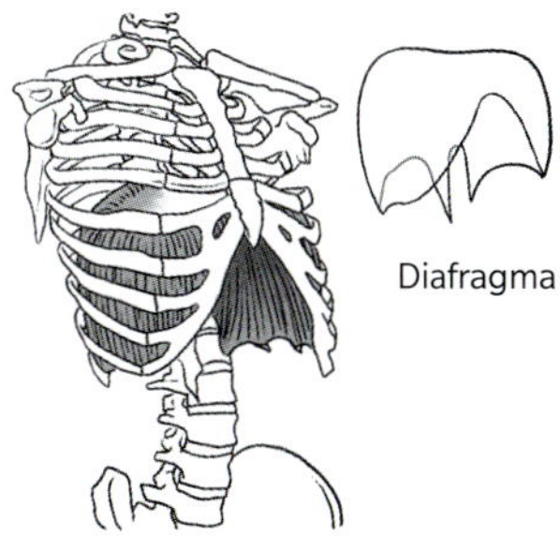

al inhalar → desciende
al exhalar → se expande
retenciones → le aportan flexibilidad

Herramientas del libro

✓ Respiración completa y con retención.
✓ Canto del OM.
✓ Meditación de la doble A.

❶ INICIO DE LA PRÁCTICA, PRANAYAMA Y CALENTAMIENTO 10 RESPIRACIONES POR POSTURA

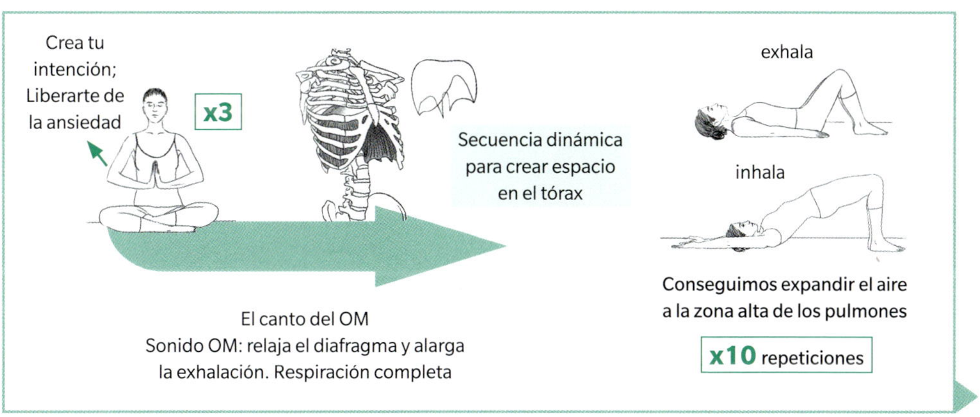

Apanasana

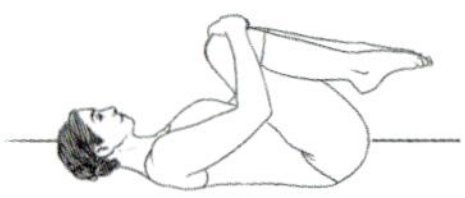

Damos espacio al diafragma

Setu bandhasana

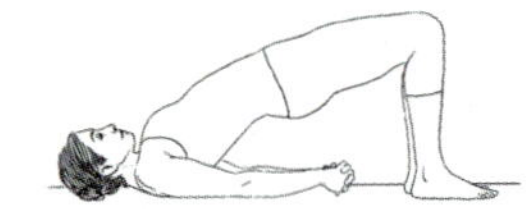

Preparación previa a realizar Pranayama

Pranayama Anuloma Viloma
Flexibilizamos el diafragma con este tipo de pranayama
3 minutos

Retenciones que despiertan el diafragma

Inhalas y retienes a pulmón lleno
Exhalas y retienes a pulmón vacío

10 respiraciones x 3 veces
ritmo 1:4:2 (inhalas, retén, exhala)

2 SECUENCIA PARA RELAJAR EL DIAFRAGMA Y REGENERAR LOS PULMONES

exhala- redondea

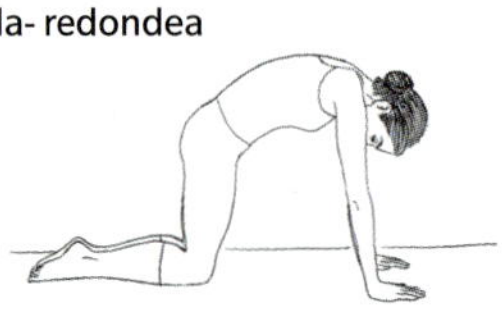

inhala-arquea

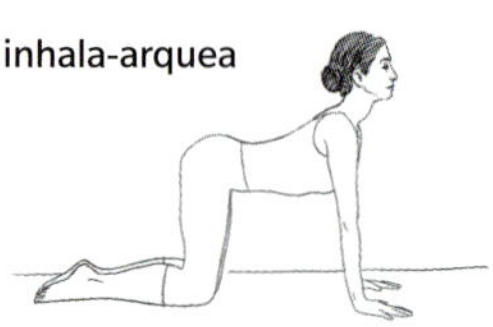

5 respiraciones

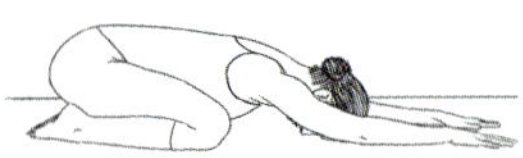

Separa bien los brazos para crear espacio en la caja torácica

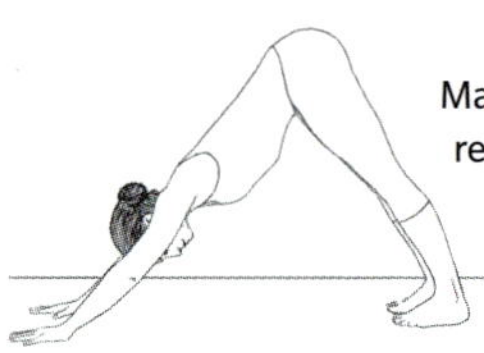

Mantengo en 5 respiraciones

Adho mhuka svanasana
El diafragma está en posición de descarga

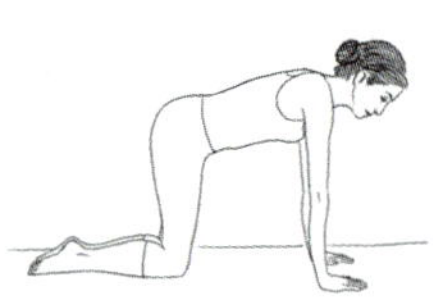

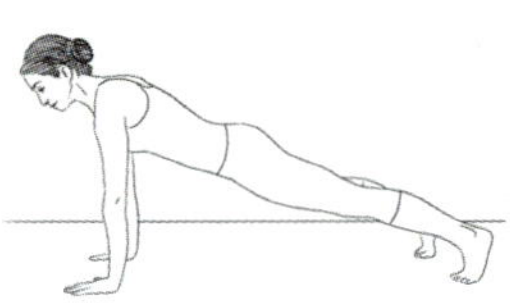

Phalankasana
Aporta fuerza en el abdomen y en la espalda

3 respiraciones para expandir el tórax y alargar la columna

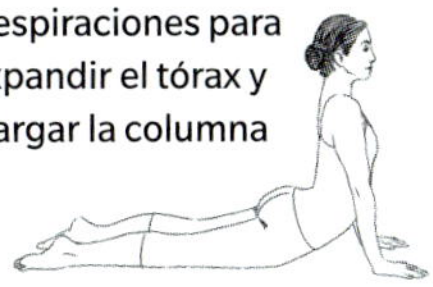

Urdhva Mukha Svanasana

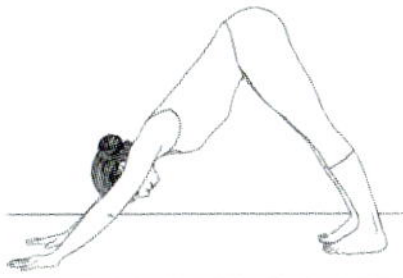

Adho Muka Svanasana
neutralidad del diafragma

Uttanasana
Comprime abdomen inferior y desplaza el diafragma

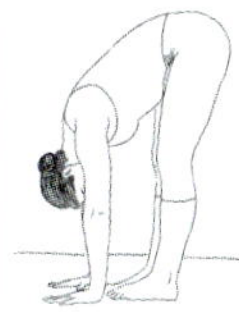

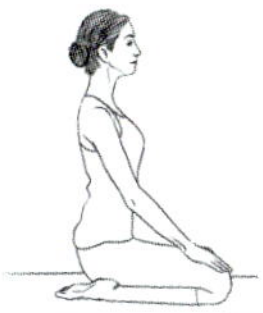

Vajrasana
Aliviamos la ansiedad y la fatiga dando espacio al diafragma

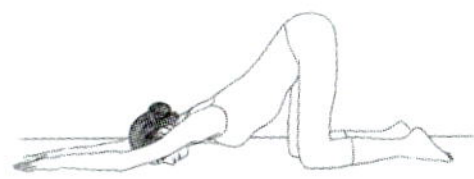

Anahatasana
10 respiraciones para aliviar la fatiga mental e invertir el diafragma

3 respiraciones y cambia de lado

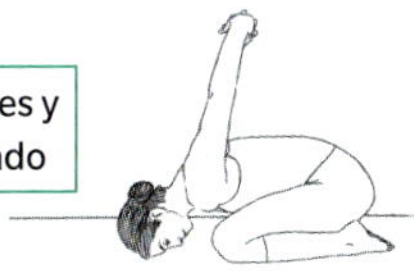

Balasana variante
Nos aporta serenidad mental

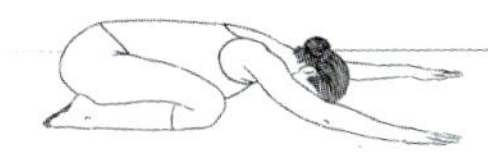

Balasana
Brazos extendidos

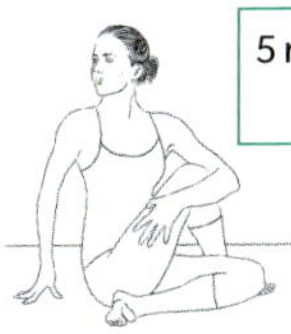

5 respiraciones por lado

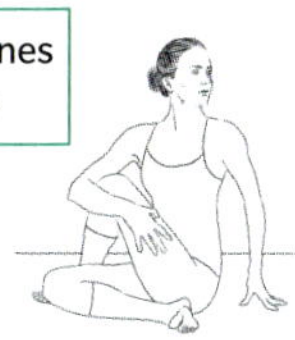

Ardha Matyendrasana
Esta postura desbloquea la tensión del diafragma

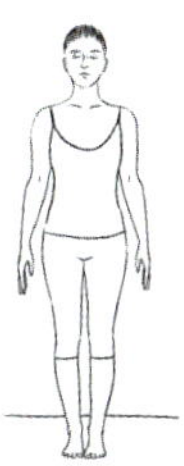

Tadasana

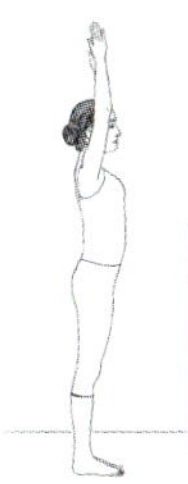

elevación brazos para expandir el tórax

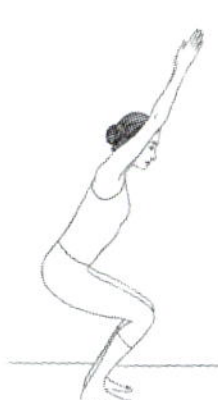

Utkattasana
Mejora la resistencia física y mental y estimula el diafragma

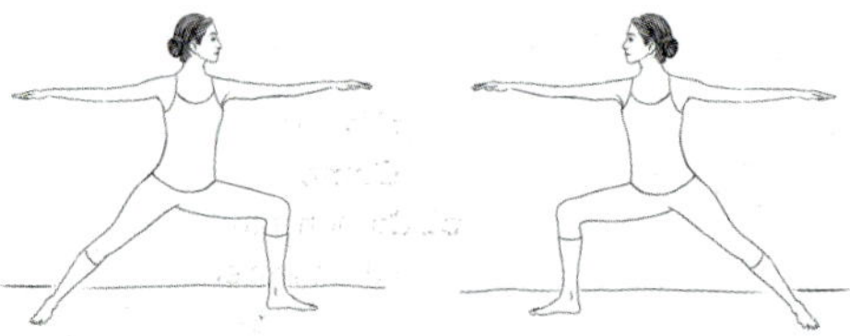

Virabhadrasana II
Mejora la función respiratoria

Cambia de lado

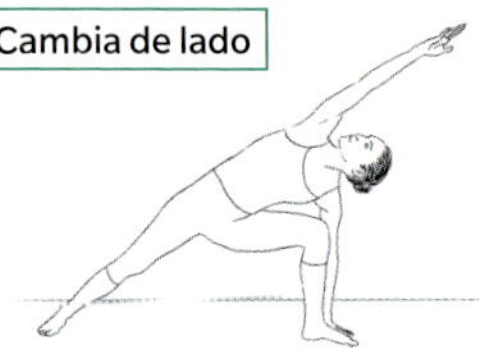

Utthita Parsvakonasana

3 SECUENCIA PARA SUAVIZAR DIAFRAGMA Y VUELTA A LA CALMA; 10 RESPIRACIONES POR POSTURA

✓ 10 respiraciones profundas por asana.

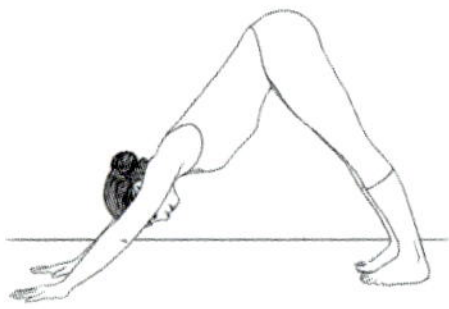

Adho Muka Svanasana
aflojamos el diafragma

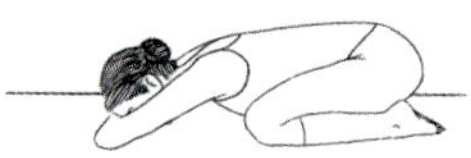

Balasana variante respira
profundo y relaja la mente

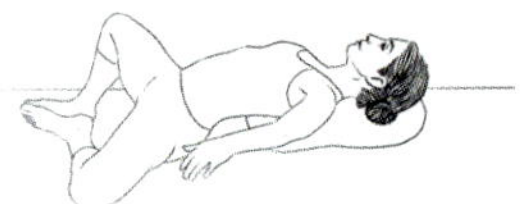

Supta Baddha Konasana
Alivia la ansiedad y los ataques de pánico

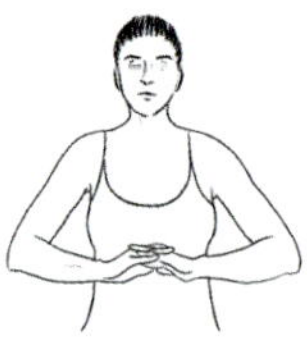

Meditación de la doble A
para relajar diafragma
5 minutos

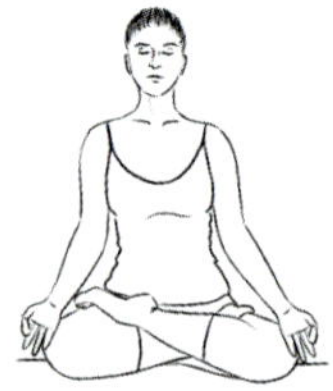

Canta el OM 3 veces
para cerrar la clase

CLASE 5

Yoga para liberar la tensión del cuello que produce la ansiedad

- El cuello es una de las zonas más vulnerables cuando sentimos ansiedad.
- En la ansiedad contracturamos los hombros, el diafragma y el escaleno.
- Objetivo: liberar la tensión que genera la ansiedad en cuello y hombros.
- Indicaciones: realizaremos la respiración completa modificando al ritmo 2:4 (inhalación y exhalación) en todas las secuencias.

Herramientas del libro

- ✓ Esencia relajante para aplicar en el cuello; lavanda.
- ✓ Respiración 2:4 para toda la práctica; Pranayama Samavritti.
- ✓ Exhalo por la boca al inicio para soltar la tensión.
- ✓ Meditación Mudra Namasté (pág. 95).
- ✓ Música instrumental para finalizar.

Usaremos silla para la práctica.

1 INICIO DE LA PRÁCTICA

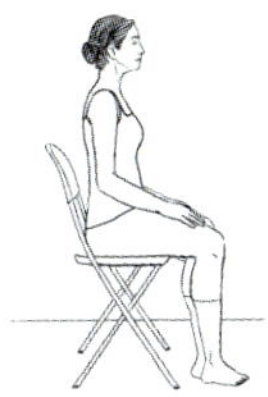

Coge aire por la nariz y echa el aire por la boca ahhhhhhhhh. 3 veces Gesticula con la cabeza diciendo NO y diciendo SI

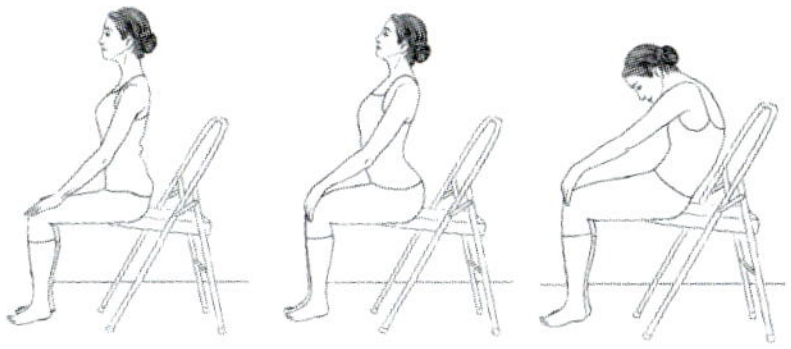

Nos sentamos en el extremo del asiento y movilizamos suavemente la columna

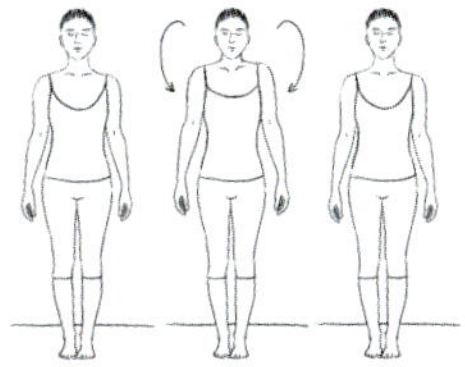

x10 veces

Movilizamos los hombros

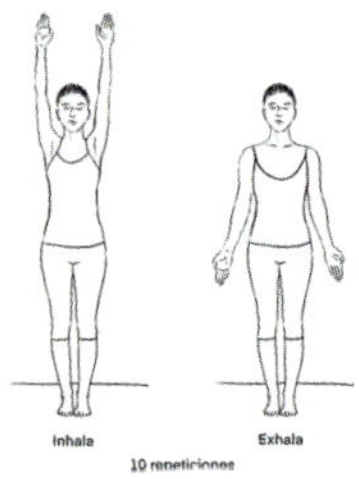

Pranayama Samavritti ritmo 2:4

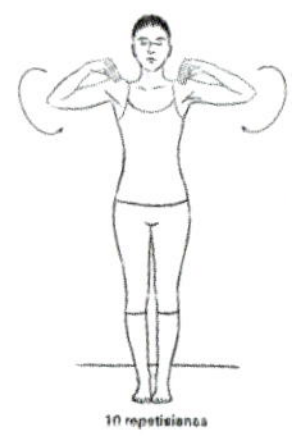

círculos con los codos

Arqueo inhalando

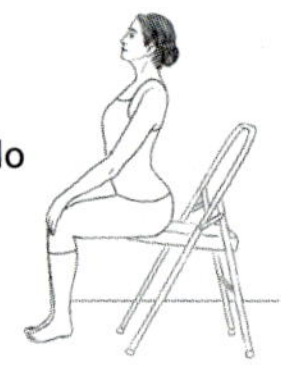

Realizar un movimiento más profundo

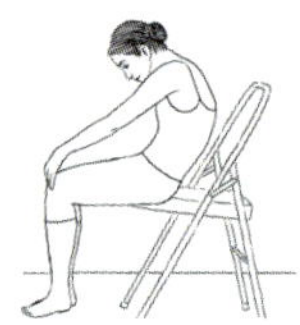

Redondeando exhalo

x10 veces

❷ POSTURAS QUE ALIVIAN LA TENSIÓN Y CREAN ESPACIO EN CUELLO Y HOMBROS

Alarga la espalda y entrelaza los dedos por detrás

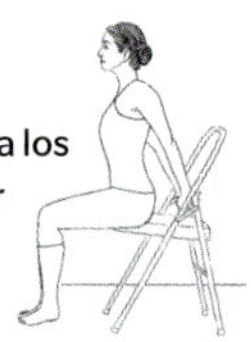

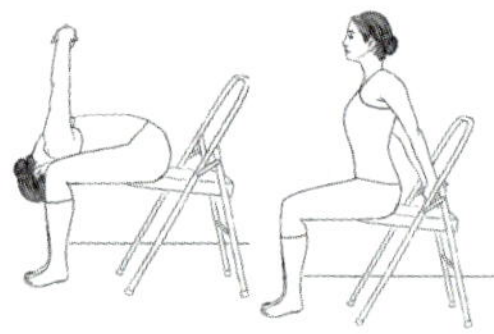

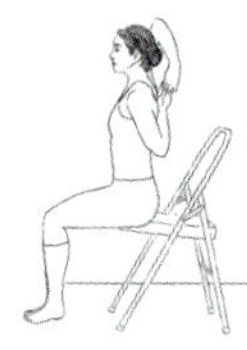

- Hacemos 5 respiraciones
- Alivia la tensión de los hombros
- Cambiamos los brazos

Gomukasana en brazos

Torsión (5 respiraciones y cambia de lado para dar movilidad a la columna)

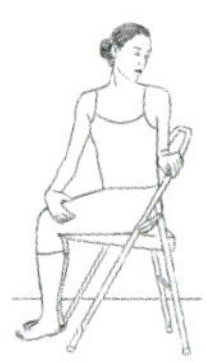

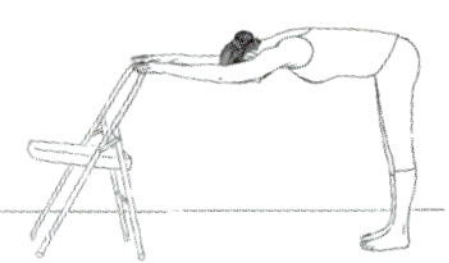

10 respiraciones. Estira brazos y piernas y mantén por 10 respiraciones. Esta postura nos ayuda a aliviar la tensión en brazos y hombros

Generamos espacio

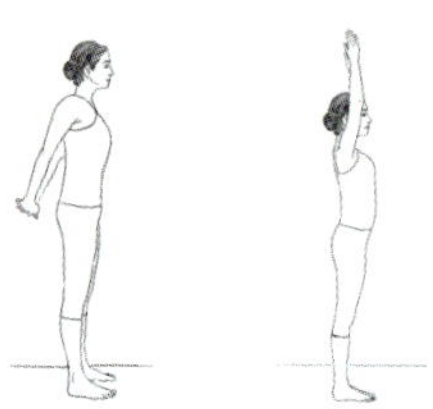

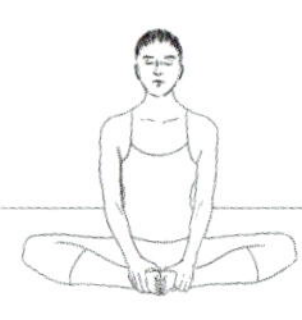

sube y baja rodillas

Baddha Konasana

❸ FINAL PARA ALIVIAR LA TENSIÓN QUE PRODUCE LA ANSIEDAD

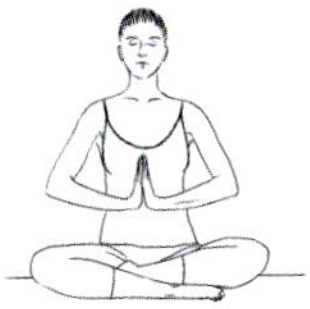

Meditación con Mudra Namasté para generar equilibrio mental

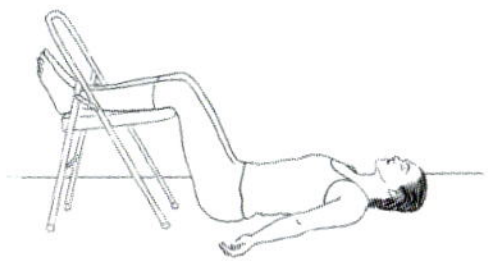

Relax final. Puedes utilizar una almohada en tu cabeza. Utilizamos música instrumental para relajarnos

CLASE 6

Postura avanzada para aliviar la ansiedad

- Natarajasana es una postura que comprende todos los aspectos mencionados anteriormente, que desde la práctica de yoga puede ayudarnos a aliviar y a mejorar en casos de ansiedad.

Esta asana la realizaremos como asana cumbre, es decir, al finalizar la clase, antes de la meditación y relajación final.

- Alarga el psoas.
- Estira el cuello.
- Concentración.
- Ritmo pausado en la respiración.
- Requiere aplomo en los pies y fuerza en las piernas.
- Estira y crea espacio en la zona delantera del cuello, etc.

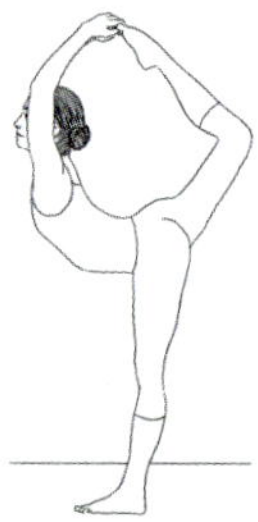

Beneficios:

- Alivia la ansiedad y ayuda en momentos depresivos.
- Regula el sistema nervioso.
- Requiere concentración y respiración pausada.
- Disminuye la fatiga mental y ayuda a desarrollar la fuerza y la valía de la persona.

✓ Y sus variantes, con cinturón o pared.

4

La depresión

Despréndete del pasado

La clave de la felicidad es dejar ir

Buda

Tema

Caso real de un alumno

«Siempre he vivido por y para el resto, pendiente de todo y todos. Cada día me sentía más pequeña y menos importante, no encontraba fuerzas ni ganas para hacer nada. Me di cuenta de que estaba sumida en una gran depresión. Creí que la vida y el mundo estaban en mi contra, hasta que un día me planté y decidí dedicarme tiempo a mí.

Fue en otoño cuando conocí a Marta, que comenzó a venir a mi casa a darme clases de yoga dos veces en semana».

Ana G.

El estrés crónico agota nuestro cuerpo y en la mayoría de los casos deriva en ansiedad, que si, a su vez, se prolonga en el tiempo, muy probablemente derive en depresión.

La depresión es uno de los trastornos mentales más comunes de esta sociedad, que afecta tanto mental como físicamente a la persona, alterando el comportamiento y las emociones.

El término *depresión*, según la RAE:

En una de sus cuatro acepciones, leemos: «Psicol. y Piquiatr. Síndrome caracterizado por una tristeza profunda y por la inhibición de las funciones psíquicas, a veces con trastornos neurovegetativos».

Según la previsión de la OMS, en el 2020 la depresión sería la enfermedad mental más común, así como una de las patologías más frecuentes en Atención Primaria, la primera causa de atención psiquiátrica. Es más común en mujeres que en hombres, pero en los últimos estudios publicados se observa que la depresión podemos padecerla todos: jóvenes, adultos y mayores.

La depresión es un término de Occidente que nunca ha existido en otras culturas. Y es determinante actuar rápidamente, porque es recurrente si no se inician una serie de cambios progresivos, a nivel mental y físico. Por ello los especialistas coinciden en considerar la depresión no como algo a exterminar, sino como una oportunidad o el punto de partida de lo que debes aprender a manejar, modificando la rutina que haces en tu día a día, entre otros objetivos y áreas a trabajar.

«O cambias, o todo se repite».

SÍNTOMAS COMUNES EN LA DEPRESIÓN

- Bajo estado de ánimo.
- Sentimiento continuo de tristeza.
- Rumiación o pensamientos repetitivos.
- Preocupación excesiva con pensamientos negativos.
- Creer que todo es amenazante.
- Pérdida de motivación.
- Exceso de horas de sueño o problemas de insomnio.
- Bajos niveles de energía, incluso para realizar tareas sencillas.
- Cambio notable en el apetito provocando pérdida o aumento de peso.
- Pesimismo ante lo que está por llegar, ante el mañana.
- Sentimientos de culpa, soledad, ineptitud, miedo, etc.

En ocasiones los sentimientos de tristeza son confundidos con la depresión, que ya conlleva o tiene como rasgo característico la tristeza. Y, aunque la depresión es una enfermedad psicológica y la tristeza es una emoción básica, ¿cómo distinguirlo?

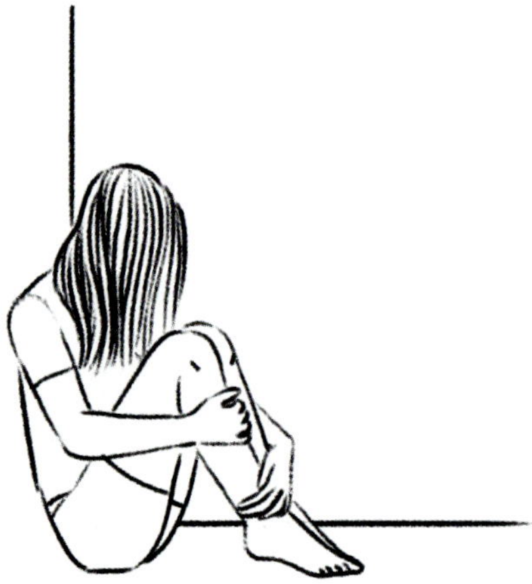

- La depresión no se manifiesta por una situación concreta, en un momento puntual, sino que se prolonga semanas o meses y nos impide realizar las actividades diarias.
- Sentimiento de vacío profundo y existencia.
- Dejadez en aseo y vestimenta.
- Las imágenes diagnósticas del cerebro se ven alteradas.

La depresión afecta a todos los ámbitos de la persona (familiar, laboral, salud, social, etc.). Se produce por diferentes factores y todos ellos podemos modificarlos si disponemos de las herramientas oportunas.

FACTORES BIOLÓGICOS DE LA DEPRESIÓN

Los factores biológicos que determinan o influyen en la depresión son las alteraciones en los neurotransmisores cerebrales como la noradrenalina, la serotonina, la dopamina, componentes genéticos, cambios hormonales, etc. Como somos química y energía, también se ven alterados los neurotransmisores (células que ayudan a que las neuronas del cerebro se comuniquen), que en conjunto, además de los síntomas que producen sus alteraciones, nos llevan a la depresión.

- **Dopamina**: Es la sustancia que regula los sentimientos positivos. Su déficit está relacionado con pereza, agotamiento, cambios de humor, hastío. Asimismo, reduce la sensación de estímulo y gozo.
- **Serotonina**: Su disminución puede precipitar una depresión y provocar impotencia de pensamiento y acción, pérdida de apetito y empeoramiento de sueño, alteraciones de la temperatura corporal y del comportamiento social.
- **Norepinefrina**: Es una hormona que prepara al cuerpo para hacer frente a una situación amenazante.

FACTORES INTERNOS DE LA DEPRESIÓN

Uno de los importantes es cómo somos, debido a nuestra educación y creencias. Nuestras creencias, lo que nos han enseñado o lo que nosotros interpretamos ante las diferentes situaciones de la vida, nos hace ser de una manera o de otra. Esto es lo que básicamente nos diferencia a unos de otros ante cómo nos comportamos en la misma situación.

FACTORES EXTERNOS O ENDÓGENOS

Circunstancias estresantes a nivel de relaciones personales, laborales, entre otros muchos factores, así como afecta también la ausencia de luz natural, alterando el humor y a la psique.

LA MENTE EN LA DEPRESIÓN

La depresión se considera una enfermedad de la mente, de baja vibración. Como ya hemos comentado, somos energía y la mente puede tener energía alta, equilibrada o baja.

Cuando nuestra vibración es baja, atraemos a nosotros las bajas vibraciones:

- Vampiros emocionales o energéticos, que son personas que desgastan nuestra energía porque nos hablen con poco respeto o por la negatividad de sus palabras.
- Hábitos de baja vibración (fumar, beber alcohol, drogas, etc.).

Deberemos, por tanto, en la depresión realizar un trabajo para potenciar nuestra mente para reprogramarla y así invertir esa tendencia de baja energía, para elevarla. Una de las claves es trabajar la compasión y conseguir una relación sana con uno mismo y no la contraria o perjudicial, de autodestrucción.

Generar hábitos de alta vibración nos hará salir de los estados depresivos.

Te sugiero algunos de esos cambios sencillos en la tabla con ejemplos.

Hábito de elevada vibración	Hábito de baja vibración
Leer un libro de autoayuda	Ver programa de tv donde se increpen
Tomar un *smoothie* (verdura y fruta)	Comer comida basura
Pensamientos positivos	Pensamientos negativos

Te pondré un ejemplo que suelo usar en clase.

Los elefantes son una de las criaturas más inteligentes del planeta, animales que la comunidad científica continuamente estudia y no deja de asombrarse por los descubrimientos que aportan.

Aun siendo una especie absolutamente inteligente, si cuando son pequeños se les ata con una soga a una estaca, ellos intentan escapar y por más que lo intentan no lo consiguen; así día tras día, hasta que entienden que no lo conseguirán nunca. Incluso al pasar los años, y los elefantes pesan 6.000 kg y se les sigue atando con el mismo grosor de soga y la misma estaca, y creen que nunca conseguirán moverse de allí mientras permanezcan atados.

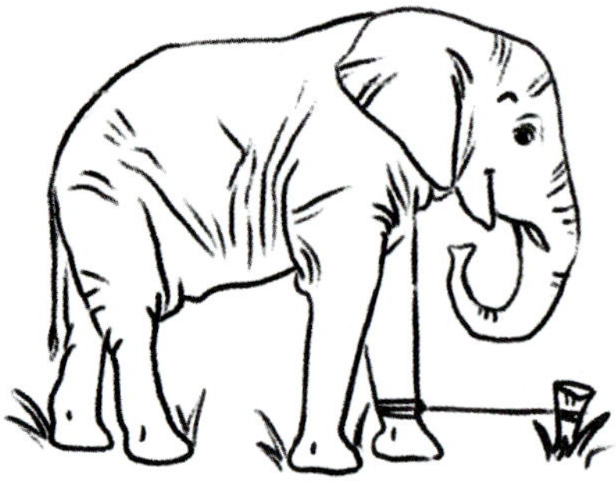

Así que con este ejemplo le hacen creer que «no podrá conseguirlo».

Esto mismo nos ocurre a nosotros. Si de manera continua hemos tenido a alguien en nuestro entorno diciendo que no lo podemos conseguir, entonces no lo conseguiremos; la mente tiende a memorizar la educación recibida y las creencias en la familia.

> Debemos romper las ataduras que se basan en creencias limitantes aprendidas en el pasado.

MI EXPERIENCIA

Desde que mi hija Carla cumplió un año vamos a nadar. Comenzamos en clases de matronatación, y fue entonces cuando me di cuenta de que los padres limitamos a nuestros hijos, metiéndoles miedo y utilizando palabras que provocan temor en ellos. Recuerdo que un padre le repetía encarecidamente a su hijo: «¡Tú solo no, que te vas a ahogar!» En una clase de 40 minutos esa frase salía de su boca no menos de 10 veces.

Sin embargo, los padres que motivamos verbalmente a nuestros hijos animándolos a volverlo a intentar y nos reímos con ellos cada vez que tragaban agua, o se caían en plataformas inestables, tuvimos una mejor evolución y mejor aprendizaje en los niños.

Es clave la forma en que hablamos a nuestros hijos, para que ellos entiendan que confiamos en ellos y que con esfuerzo y sonrisas todo se consigue. Y sobre todo que los niños vean que los padres hacemos las cosas con ellos. No puedo decirle a mi hijo que bucee, si no meto la cabeza en el agua yo para que me vea cómo se hace y lo divertido que es.

Quizás en este momento del libro te apetezca reflexionar acerca de tus creencias, y valorar qué crees que no puedes conseguir porque nunca has tenido cerca de ti a nadie que te dijese: «Ánimo, tú puedes conseguirlo».

Pues si no has tenido a nadie cerca que te diga lo maravilloso/a que eres y que todo lo puedes conseguir, yo te lo recordaré. Porque es cierto. Siempre podemos cambiar y conseguir vencer nuestros mayores temores.

> «Todo lo que tú quieras, lo vas a conseguir» y, como le digo a mi hija: «Estoy aquí para ayudarte y guiarte en lo que necesites».

EL CUERPO EN LA DEPRESIÓN

La postura corporal influye en nuestra actitud. La tendencia que se observa en personas con depresión suele ser una persona con el pecho hundido, la cabeza baja, arrastra los pies para andar, tristeza en su rostro, mirada caída.

Por tanto, existe una clara comunicación bidireccional entre mente y cuerpo.

Malas elecciones en la depresión y los efectos mentales

La depresión puede hacernos, no en todos, pero sí en algunos casos optar por soluciones como engancharnos a adicciones que, lejos de proporcionarnos alivio, nos hunden más, por sus consecuencias nefastas para nuestra salud: el tabaco, el alcohol, el exceso de café o cafeína y la incorrecta alimentación o ingesta. El efecto mental que queremos conseguir con estas sustancias varía de una persona a otra y de los momentos en que los utilicemos.

Tabaco

En el caso de una persona fumadora, lo que busca a través de esa profunda calada a su cigarrillo es «coger aire y echarlo»; es decir, busca respirar profundo a través de lo que es un hábito dañiño para su salud. Y en ese espacio en el trabajo lo que aporta el cigarro es un momento para reflexionar. Pero existen hábitos muchos menos nocivos.

Alcohol

El alcohol es quizás la droga más social que existe. En la adolescencia es la etapa en la que comenzamos a crear un mal hábito en nuestras vidas si cada semana la usamos para evadirnos de la realidad y se convierte en nuestra manera de divertirnos. Si de jóvenes tenemos el hábito de ahogar las penas y no hacerles frente, entonces cuando seamos adultos sentiremos la necesidad de beber prácticamente a diario para resolver los conflictos que nos vayan surgiendo.

Al consumir alcohol, negamos la realidad y «tragamos» las cosas sin reflexionar acerca de lo que nos ocurre. Además, el alcohol y las drogas nos convierten en alguien que no somos, perdiendo la noción del tiempo y de la realidad. Pero puede dejar de ser un mal hábito para ahogar penas y convertirlo en uno positivo, como buen aliciente para compartir con amigos, como algo ocasional.

Este gesto lo vemos continuamente en las películas cuando los personajes de la trama quieren tragar una situación que no pueden digerir y les preocupa. Para erradicar este hábito que en exceso se convierte en fatal, deberemos trabajar la aceptación, concepto que desarrollaremos y trabajamos con el yoga a lo largo de este libro.

Comida

La comida hace por momentos que nos sintamos bien, pero realmente los alimentos que se suelen elegir ante situaciones de depresión son alimentos vacíos y no saludables: azúcares, hidratos de carbono simples, grasas saturadas, alimentos grasos, alimentos con exceso de sal, etc. Justo los alimentos opuestos a los recomendables y que nos dan salud y vida, como veremos más adelante en el apartado de la alimentación aconsejable ante la depresión.

> La depresión es una mezcla de lo que pensamos, de nuestra química cerebral y de la baja energía de nuestra mente. Todo ello supone una pérdida de conexión con uno mismo.

QUÉ DEBES SABER SI ERES FAMILIAR DE UNA PERSONA QUE PADECE DEPRESIÓN

El apoyo de la familia y los amigos es clave para poder ayudar a la persona con depresión. Continuamente se habla de las pocas ganas y falta de motivación de la persona deprimida, podemos ayudarles yendo con ellos a diferentes lugares, desde una clase de yoga a una tienda. Una persona deprimida necesita la compañía de los seres queridos, y hacer las cosas en compañía. Y siempre hemos de estar al quite, con frases del tipo:

- «Las cosas van a mejorar»
- «Estoy contigo, juntos conseguiremos que te sientas mejor»
- «Te quiero, estoy a tu lado»

La persona con esta enfermedad cree que todos los que la rodean, familia y amigos, conocemos que se encuentran mal y por eso dejan de hacer planes, quedadas con amigos, etc. Pero en la mayoría de los casos, cuando se desconoce que la persona padece depresión, no llegamos a comprender por qué no sale.

> La depresión, al igual que la ansiedad y el estrés, se produce cuando lo que queremos es complacer a los demás.

La depresión se está convirtiendo en una epidemia en este siglo. Personalmente creo que se debe, entre otros muchos factores, al exceso de estímulos externos y a que perdemos la conexión hacia y con nosotros mismos.

No podemos hacer que los estímulos externos sean los que nos mantengan felices y animados, la felicidad se halla dentro de nosotros, por lo que el yoga, junto a otras herramientas, nos ayuda a establecer esa conexión con nosotros mismos, nos invita a sentirnos cómodos al estar solos y en silencio.

«Agradece la gota que derramó el vaso, porque será la semilla del cambio que pedías».

¿Sabías que el otoño afecta de manera considerable a las personas que tienen depresión? El otoño lleva consigo la pérdida de horas de luz, y las personas con depresión o más sensibles les afecta notoriamente. Sabiendo esto, puedes tomar las medidas oportunas en la llegada de esta estación.

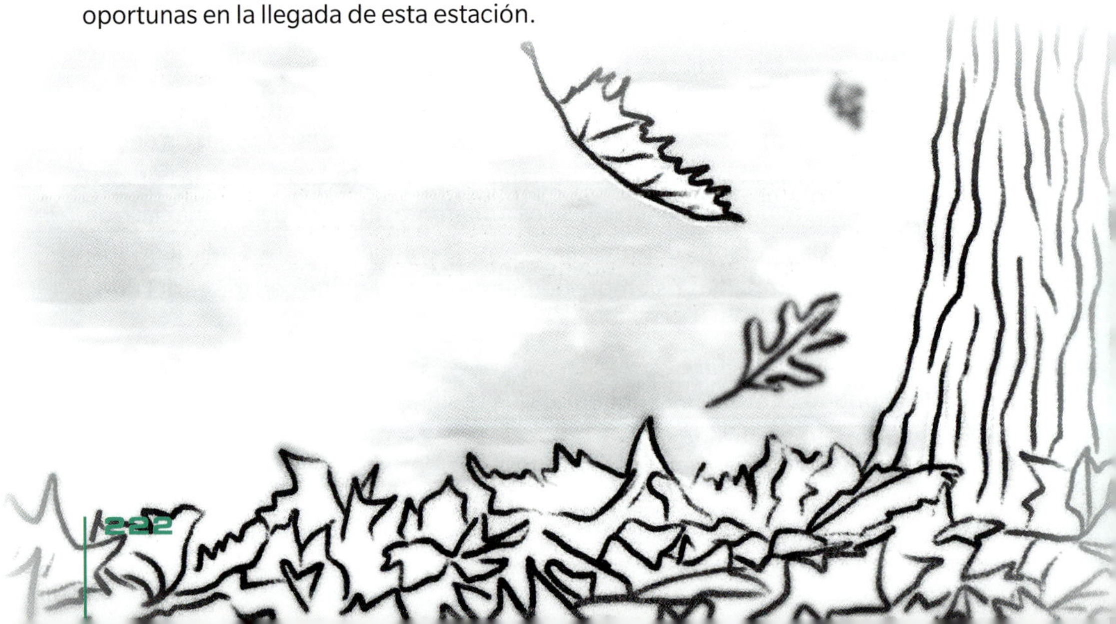

Experiencia de un alumno

«Al principio, cuando empecé a dar clases, no me centraba, pero era porque mi cabeza daba demasiadas vueltas a todo.

Había días que me sentía tan agotada que me costaba mucho moverme, por eso creí que lo mejor era que Marta viniese a casa y así no tendría excusas para dedicarme un tiempo a mí.

Recuerdo hablar mucho con Marta de las cosas que me pasaban por la cabeza y ella me proponía clases muy diferentes cada día en función de cómo estuviese. Recuerdo clases de mucho estiramiento y mucho trabajo físico, pero también clases muy lentas que invitaban al recogimiento y a la conexión hacia mí misma.

Las primeras clases me gustaron, porque me sentía mucho más relajada y centrada cuando terminaba. Cada día me sentía mejor; parecía que pesaba 20 kilos menos, la sensación era como si fuera una pluma de lo relajada de estaba. Entendí desde las primeras clases lo importante que era respirar bien y lo a gusto que me sentía cuando respiraba conscientemente.

La respiración me ayudó mucho, sobre todo para saber controlarme; la respiración en varios tiempos era la más efectiva para mí».

Ana G.

Sabías que...

«El Covid 19 nos expone a padecer trastornos de ansiedad y depresión, siendo 1 de cada 3 personas las que se exponen a padecer problemas mentales».

Estas declaraciones las realizó la directora de la OPS (organización panamericana de la salud), Carissa Etienne. Publicación de Europa Press en agosto del 2020.

Y en España, los psiquiatras y estudios que se han realizado han confirmado que los pacientes con enfermedades mentales empeoran y se produce un crecimiento de casos de depresión en los jóvenes al sentir coartadas sus libertades.

Yoga para la depresión

En ningún caso el yoga sustituye al tratamiento prescrito por nuestro médico, sobre todo ante una depresión, sino que lo usamos como ayuda para mejorar y modificar los diferentes síntomas y patrones para abordar la depresión de una manera holística.

Sería aconsejable consultar con tu médico en caso de depresión grave si en tu caso es conveniente realizar yoga.

BENEFICIOS DEL YOGA EN LA DEPRESIÓN

El yoga es mucho más que un trabajo físico, porque involucra la mente, las emociones y la espiritualidad.

- **A nivel físico.** Generamos fuerza en los músculos para adoptar una postura correcta y no dejarnos caer hacia delante. En yoga decimos que el cuerpo es nuestro templo; por eso, lo trabajamos para sentirlo fuerte.
  Regulamos el sistema nervioso para equilibrar la respuesta ante situaciones cotidianas y no venirnos abajo por complicaciones en el día a día. Generamos neurotransmisores positivos para la salud y nos ayuda a dominar nuestro cuerpo. Aprenderemos técnicas respiratorias para aliviar los estados depresivos, como veremos más adelante.

- **A nivel mental.** Nos hace reírnos, pasar un buen rato y socializar. Además de crear nuevas rutas mentales para afrontar el día a día de manera diferente.
- **A nivel espiritual.** Consigue que establezcamos la conexión hacia algo más grande y hermoso que la individualidad de la persona; la naturaleza, el universo y el amor.

Con el yoga podremos iniciar una serie de clases privadas con el alumno y al tiempo proponerle otro tipo de clases colectivas. Siempre dependerá del alumno y de la situación actual en la que se encuentre. Los estilos de yoga más beneficiosos para la depresión son:

- *Clases colectivas*, en las que te puedes relacionar con otros compañeros.
- *Yoga en pareja*, la pareja puede ser un amigo o persona de la clase.
- *Acroyoga* es una manera divertida de practicar yoga. Se necesitan 3 personas: el porteador, el volador y el cuidador. Los papeles de los tres se irán intercambiando para que todos puedan realizar los diferentes papeles. Este estilo de yoga se basa en la confianza y en el coraje. Además, se pasan momentos realmente divertidos.

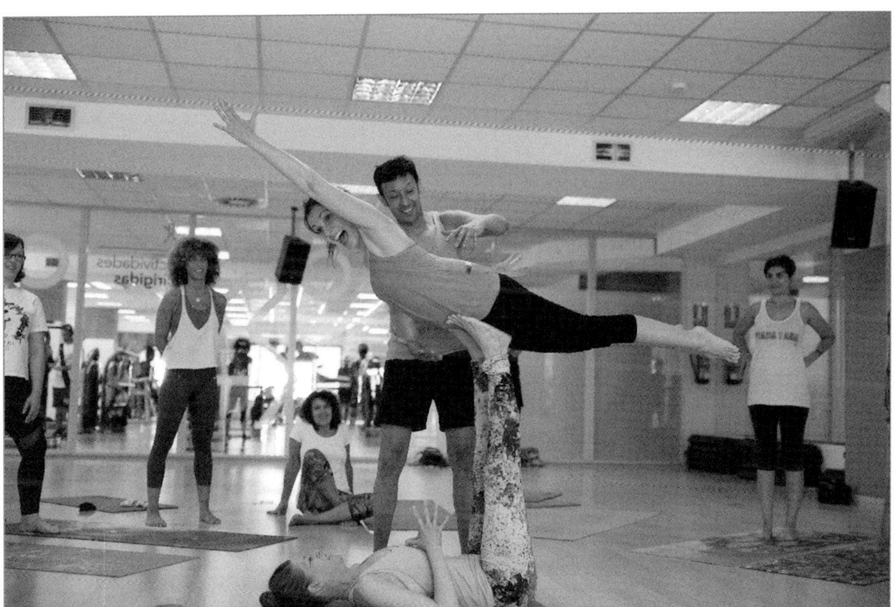

Foto acroyoga con Susann Mayer, en Madrid Yoga Congress.

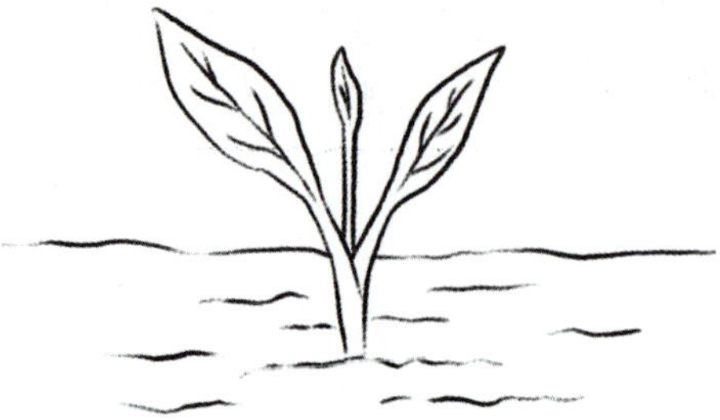

Cuando hacemos yoga plantamos la semilla del cambio, para que germine y crezca.

La depresión es recurrente, si no nos damos cuenta de que hay que cambiar, de que es una oportunidad para el cambio. Además, al superarla, constituye una oportunidad de oro para coger las riendas de nuestra vida con fuerza.

En yoga usamos continuamente la referencia de la naturaleza como ejemplo para comprender que todo lo que nace muere, y lo que muere vuelve a renacer. Como ocurre con esta semilla.

AYUDA DEL YOGA EN LA DEPRESIÓN

- A vivir el aquí y el ahora, dejando el pensamiento del pasado donde tiene que estar, en el pasado.
- Estimula la producción de neurotransmisores. Libera endorfinas y aumenta dopamina, serotonina y oxitocina.
- Optimiza el flujo de sangre y oxigenación.
- Mejora el estado de ánimo y memoria.
- Corrige nuestra postura, tan importante para modificar los estados mentales, si modificamos las estructuras externas, modificaremos las internas.
- Mejoramos la neuroplasticidad cerebral (creando y modificando nuevas conexiones neuronales).
- Favorece los estados de relajación física y mental, mejorando la calidad de descanso.
- Genera fuerza y elasticidad al sistema locomotor (músculos, tendones, fascias, articulaciones, etc.).
- Nos proporciona armonía al conocernos mejor y conectar con nosotros.
- Aceptación de las emociones.

Elementos comunes en personas depresivas o con tendencia depresiva

- Su mirada.
- La manera de hablar y de transmitir lo que les ocurre.
- La postura corporal.

PLAN DE TRABAJO DE YOGAESVIDA

Posturas sobre las que enfatizar

- ✓ Estilos de yoga más potentes a nivel de posturas y vinyasas, usando secuencias de asanas que permiten bajar la energía a los pies y piernas. Podremos combinar con asanas restaurativas y yoga suave.
- ✓ Enfatizar en posturas de apertura y extensiones para abrir parte frontal y lateral, generando más apertura en los músculos que rodean el corazón y los pulmones.
  - Extensiones posteriores para abrir el pecho, ampliar la capacidad respiratoria y mejorar la autoestima. Además de posturas que permitan apertura de las axilas. El gesto de ahuecar las axilas resulta muy beneficioso tanto en la depresión como en las mujeres para evitar futuros problemas en los ganglios. Ese gesto activa el sistema linfático. En las clases suelo usar la indicación de poner las manos en forma de copa o araña y de esa manera las ahuecamos en varias posturas a lo largo de las secuencias.
  - Extensiones laterales, para abrir espacio en los laterales del cuerpo y nos ayudan a desintoxicar.
  - Torsiones, por su efecto equilibrante a nivel mental y por su efecto orgánico desintoxicante.
  - Posiciones invertidas, para mejorar el sistema nervioso, circulatorio, linfático.
- ✓ Respiraciones: energizantes: Ujjayi, Kapalabhati
  - Equilibrantes: Nadi shodana, respiración con retención, etc.
  - Calmantes: respiración 1:2, exhalación al doble de la inhalación.
- ✓ Mantener los ojos abiertos, para que la mente no se evada.
- ✓ Meditación de ojos abiertos con Drishti o punto de concentración.

Las emociones comunes en caso de depresión que habrá que trabajar a través de las posturas y meditación son la tristeza, la apatía, la autoestima y el miedo.

EXPERIENCIA DE ANA

Las primeras clases que di con Ana fueron lentas a nivel postural; sin embargo, no dejaba de darle indicaciones en las posturas o incluso de poner mantras o músicas que ayudasen a elevar su estado de ánimo.

No aconsejo en personas con depresión escuchar músicas tristes. Por eso los mantras son ideales y mis explicaciones, una tras otra, le impedían a Ana volver a su estado de rumiación y preocupación.

Tal y como describe ella, cambiaba mucho las clases de un día para otro para que Ana no perdiese la concentración de la postura o del ejercicio propuesto.

Según Ana fue recibiendo clases, comenzamos a cambiar hacia posturas que elevasen su ánimo, avanzando progresivamente en las asanas y en las meditaciones, dejando mayores espacios de silencio.

Según conoces a la persona, y vas viendo su reacción ante las asanas o situaciones propuestas en las clases, vas conociendo mejor a tu alumno. Había días que para Ana era más importante hablar y llorar, que hacer una clase entera. O quizás al final de la clase, al preguntarle qué tal y cómo se había sentido, se echaba a llorar. Con el paso de las sesiones Ana comienza a liberar las emociones muy profundas que la entristecen.

Llorar en yoga

Llorar en las clases de yoga es maravilloso, supone un desbloqueo emocional inmenso y muy necesario. Cuando movilizamos el cuerpo, nuestra mente se relaja y finalmente las emociones tienen lugar. Llorar es algo muy sano de lo que no debemos avergonzarnos.

Llorar es una de las técnicas más sanas de liberación emocional y que, por supuesto, se produce con la práctica de yoga, al igual que las risas y los bostezos. Son diferentes manifestaciones de aflojar el sistema nervioso. Esta manera de liberarnos he observado que se consigue cuando trabajamos sobre tres aspectos concretos:

- Alargamiento del psoas.
- Desbloqueo del diafragma.
- Cuando la persona llega a conectar su corazón.

> La depresión es una enfermedad que nos muestra la importancia de cambiar nuestro camino y de ser protagonistas de nuestra vida, hoy y ahora.

Respiración o pranayama:

«El puente que une nuestro cuerpo y mente»

Quizás en yoga es más común enseñar ante el estrés y la ansiedad a los alumnos a alargar las exhalaciones buscando proporcionar estados de calma a la mente. Pero en la depresión justo es lo contrario, enfatizaremos la inhalación.

Cuando respiramos, es decir, en la inhalación, el SNS (sistema nervioso simpático) se despierta; por ello en la depresión es conveniente apoyarnos de respiraciones que resaltan la inhalación correcta y profundamente, así como de respiraciones que nos aporten energía.

La respiración es un acto involuntario que podemos hacer de manera voluntaria para modificar los estados de la mente; es «prana o energía» y se mueve. Esto mueve a «Chitta o mente»; si el prana está tranquilo, la mente también lo estará.

Desde el punto de vista respiratorio o de pranayama para la depresión, en yoga existen diferentes respiraciones de las que podemos ayudarnos.

«Respirar nos da 19.200 veces más energía interior que comer». Y como hemos comentado con anterioridad, la persona con depresión tiene pocas ganas de hacer nada. Y la respiración puede ser la herramienta que nos ayude a iniciar el cambio que necesitamos. Podemos enfatizar en tres respiraciones:

- La respiración abdominal.
- La respiración completa.
- Ujjayi

LAS MEJORES RESPIRACIONES PARA LA DEPRESIÓN

La respiración abdominal

La respiración que debemos utilizar a lo largo del día sería la respiración abdominal, sintiendo que al inhalar el abdomen se hincha y al exhalar se deshincha.

La respiración YÓGUICA completa

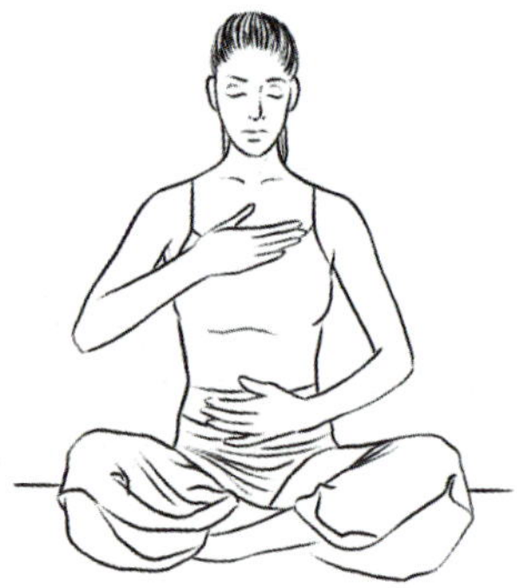

La respiración que usaremos habitualmente durante la práctica de yoga será la *respiración completa.* Inhalando y exhalando por la nariz.

- Inhalando: inflamos abdomen, costillas y elevamos esternón.
- Exhalando, desinflamos abdomen, conectando ombligo hacia la columna, cerrando costillas y relajando el pecho.

Esta respiración nos aporta energía y fortaleza interior para realizar la secuencia de posturas de las clases de yoga.

Ujjayi o respiración oceánica

Este pranayama, Ujjayi, lo podemos realizar al calentar nuestro cuerpo, es decir, al inicio de la práctica o cuando necesitemos fuerza y coraje, y es perfecto en caso de depresión. Gracias a este pranayama, la respiración se mantiene en la zona alta del pecho. Es una de las zonas que he comentado anteriormente, la importancia de trabajar la apertura y espacio en el corazón, pulmón y axilas. Precisamente para la MTC (Medicina Tradicional China), que asocia órganos concretos a tipos de respiración y de enfermedades, el pulmón es el órgano de la tristeza; el corazón, el órgano del amor hacia uno mismo y hacia el mundo; las axilas, el sistema linfático y circulatorio al tiempo que otorgan fuerza al pecho (donde reside el corazón).

Beneficios en la depresión

- Aumenta nuestra energía y vigor.
- Mejora nuestra concentración y trae la mente al momento presente.

- Mejora los problemas respiratorios tales como el asma y la bronquitis, al fortalecer los pulmones e incrementar la capacidad respiratoria.
- Fortalece los músculos abdominales.
- Relajar y aquietar el sistema nervioso.
- Permite el descenso de la presión sanguínea, mejora el trabajo de las glándulas; especialmente favorece a la tiroides.

> **Precaución en caso de hipotensión**

La respiración ujjayi u oceánica la podemos mantener durante la totalidad de la clase de yoga cuando realicemos asanas o vinayasas (secuencias de asanas).

Podrás descubrir más sobre ella en el capítulo del estrés al comienzo del libro.

Murcha pranayama o El aliento retenido

Es un pranayama que nos aporta energía mental y ánimo, la realizamos en clase, durante unos minutos para relizar la conexión previa a la práctica o fuera de la práctica de yoga, como trabajo respiratorio aislado para aumentar la energía. *Murcha* en sánscrito significa «retener», retención que se hace con los «pulmones llenos» tras la inhalación.

En este pranayama hemos de inhalar profundamente y bajaremos la barbilla en dirección a la garganta para retener el aire. La retención debemos realizarla durante el tiempo que nos resulte cómodo. El gesto de bajar el mentón nos ayuda a alargar el cuello y trabaja la tiroides.

✓ Podemos realizar 15 respiraciones o 3 ciclos de 10. Podremos aumentar el tiempo a medida que nos sintamos cómodos con este pranayama.

Beneficios para la depresión

- Comporta cambios cardíacos, circulatorios y respiratorios.
- Refuerza la energía mental y nos proporciona momentos de ánimo y entusiasmo.
- Permite una mayor asimilación de prana o energía.
- Mejora metabolización del oxígeno, al permanecer más tiempo dentro.

Precaución:

No retener el aliento hasta el punto de resultar agobiante o estresante. La técnica de la retención a medida que la vayamos practicando conseguiremos ampliar el tiempo de la retención de una manera confortable.

EJECUCIÓN

✓ Nos colocamos en postura adecuada a nuestro cuerpo.

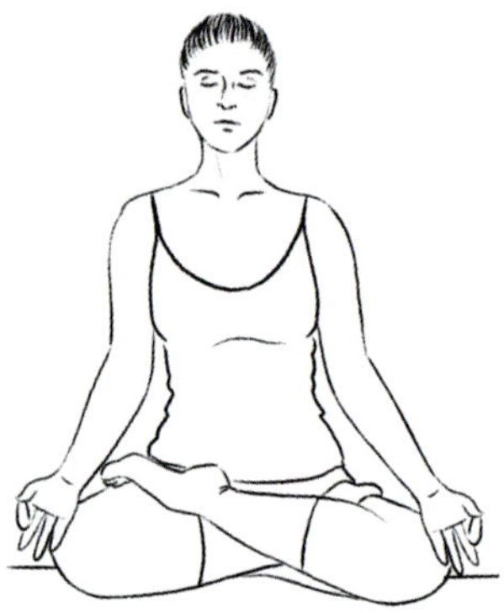

Pies sobre rodillas contrarias.

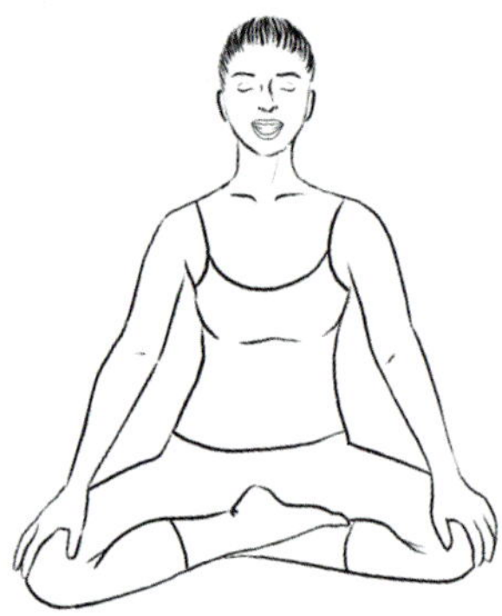

Un pie sobre el otro.

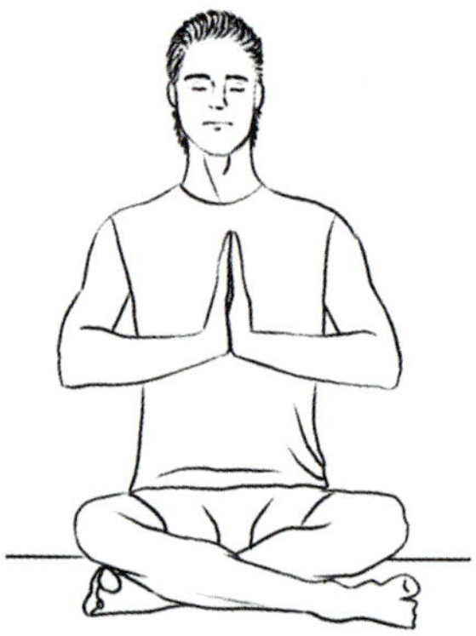

Talones debajo de rodillas contrarias.

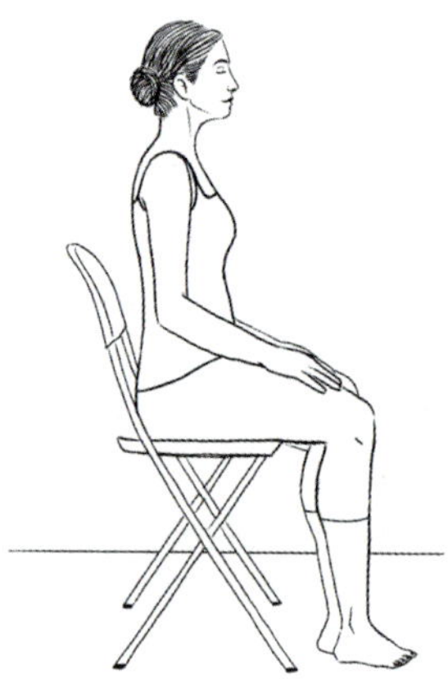

Sentado en silla.

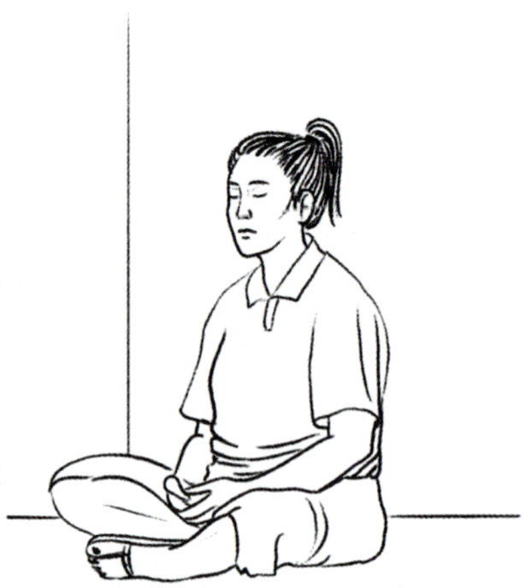

Espalda apoyada en pared.

✓ Espalda estirada, ojos abiertos o cerrados.
✓ Comenzamos respirando por la nariz, espalda erguida.
✓ Deja que el aire entre y salga de tu cuerpo por las fosas nasales varias veces, purificando los pulmones y permitiendo que tu mente se relaje en el momento presente.
✓ Vuelve a coger aire por la nariz, de manera profunda y reten el aire, bajando el mentón hacia la garganta, retengo el aire unos segundos, elevo la barbilla y echamos fuera el aire por la nariz.
✓ El cierre que realizas con la barbilla nos hace ser más conscientes de la retención del aire y de relajar principalmente el cuello y los hombros.
✓ Puedes realizar este pranayama, de 4 a 6 veces. Recuerda no forzar, aumentando poco a poco según tu progresión, lo irás ampliando de manera natural.

Pranayama Kapalabhati - Respiración de fuego

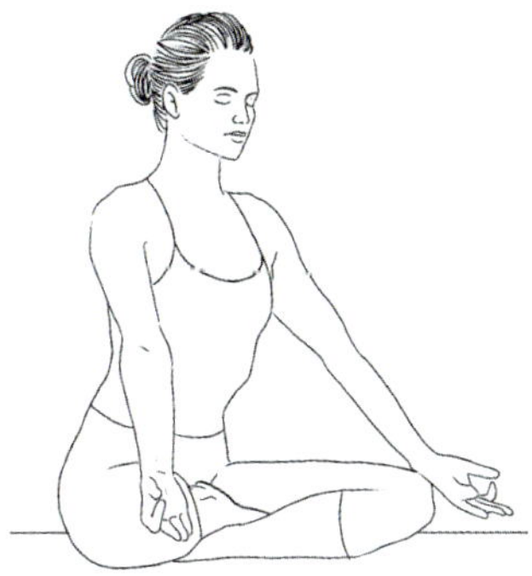

- Esta respiración aumenta el calor interno, aumentando y mejorando el paso de la sangre por cada parte del cuerpo y mente. Es una respiración que alcaliniza el cuerpo, que nos ayuda a limpiar los pulmones siendo muy energizante y beneficiosa para la depresión. Por este motivo resulta beneficiosa realizarla con un profesor como guía en casos de depresión. Actúa dilatando los bronquios, por lo que resulta especialmente beneficioso para las personas con problemas respiratorios como, por ejemplo, las personas asmáticas.
- Debemos realizarlo siempre en habitación ventilada o en el campo y siempre asesorados por un profesor.

- ✓ Sentado en posición cómoda, espalda larga y estirada. Mueve los hombros para liberar la tensión en ellos antes de comenzar.
- ✓ Coloca la mano derecha sobre el abdomen para sentir que al inhalar (por la nariz) se hincha o dilata. Al exhalar, se deshincha, y con tu mano te ayudas para sentir este movimiento interno. En la inhalación el diafragma baja para empujar los órganos internos hacia afuera y, al exhalar, empujamos los órganos hacia adentro. La exhalación se asemeja a cuando queremos limpiarnos la nariz en un pañuelo, y exhalamos por la nariz de golpe. Lo hacemos de una sola vez.
- ✓ Lo haremos 20 veces.
- ✓ Respira tres veces profundamente por la nariz al terminar.
- ✓ Para finalizar se retiene el aire dentro de los pulmones de la siguiente manera.
- ✓ Inhalas las ¾ partes de tu capacidad pulmonar y retienes el aire por 20 segundos y exhalamos.
- ✓ Inhala y exhalas profundamente varias veces.

Beneficios

- Revitaliza el cuerpo.
- Mejora la concentración y la atención.
- Mejora la capacidad pulmonar.
- Fortalece el sistema inmune.

EJECUCIÓN

La ejecución de este pranayama podrás encontrarla en mi canal de YouTube (Yoga es vida, Marta Pérez) con el título «Cómo descongestionar la nariz con el yoga».

Precaución:

No realizar en caso de estar embarazadas o personas con presión arterial alta.

Recuerda

En los largos meses de confinamiento en 2020, en los que el coronavirus atacó al mundo entero, los profesores de yoga recomendamos esta respiración para limpiar y purificar pulmones y bronquios, que es justo la zona y los órganos donde atacaba este virus, que tenía la llave para entrar a sus células para destruir nuestro sistema respiratorio.

Al tiempo, como elevamos la temperatura del cuerpo, se eliminan los virus.

Anuloma viloma, respiración equilibrante o respiración alterna

Beneficios

- Equilibrante, nos ayuda a aumentar la energía en caso de estados depresivos y también a relajar los nervios en caso de estar alterados o nerviosos.
- Favorece el funcionamiento de los sistemas nervioso, digestivo y endocrino.
- Al alternar el coger y echar aire por las fosas nasales, favorece el equilibrio de ambos hemisferios cerebrales.

Ejecución en tiempos 2/2/2

Inhalación - Retención - Exhalación

Esta respiración la explico en el vídeo que se podrá ver con código QR al final del capítulo.

En la depresión las respiraciones enérgicas son las que más aconsejo a los alumnos, pero también en determinados momentos podremos recurrir a otro tipo de pranayamas relajantes. La depresión suele ser la consecuencia de una ansiedad prolongada en el tiempo, y la depresión en sí puede generar estados de ansiedad y nerviosismo. Por ello, dependiendo de la situación personal del alumno en concreto, recurriremos a uno u otros pranayamas.

Visualización

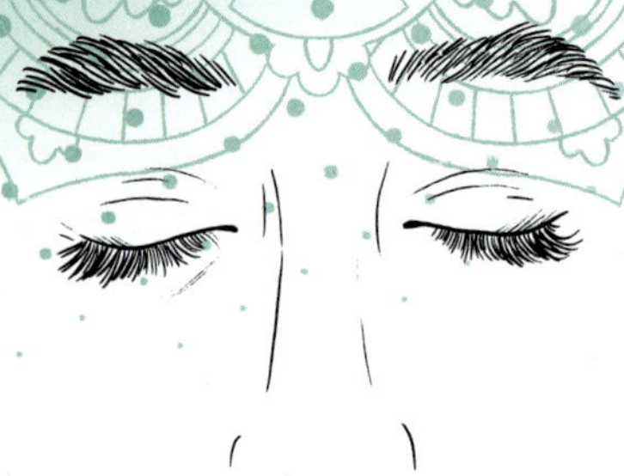

La visualización reprograma la mente

Durante las primeras clases de yoga con una persona con depresión no debemos proponer esta herramienta a no ser que la guiemos. No es recomendable dejar a la persona con depresión que imagine por sí solo, porque la tendencia de su mente será dejarse llevar por sus propios miedos.

Al pasar los meses, cuando la mente está más estable, por supuesto que podemos proponer otro tipo de visualizaciones, en las que se pueda desarrollar la imaginación abstracta. A un alumno con depresión le propondría una serie de visualizaciones guiadas, en las que, por ejemplo, realices un viaje a una playa y describir con «muchos detalles» para que la persona imagine algo real y no imaginario e irreal.

Las visualizaciones nos invitan a ver las situaciones como si fuesen una película. La visualización es imaginación.

Lo mejor de todo es que cuando realizamos visualizaciones, nuestra mente, en particular el subconsciente, no distingue entre la situación real o las sensaciones sensoriales que aparecen en ella. Es decir, que nos sirven a modo de entrenamiento, es como ensayar la situación antes de que nos suceda.

Los mejores momentos para visualizar son al despertarnos, por la mañana, o al irnos a la cama.

Busca un tiempo tranquilo en el día para practicar, sin que nada ni nadie te moleste. Antes de realizar una visualización, tenemos que ser conscientes de que si nuestro cuerpo alberga tensión, a través de la respiración dejaremos que se diluya. Después haremos las visualizaciones.

CÓMO COMENZAR UNA VISUALIZACIÓN

Comenzar una visualización ha de hacerse relajando cuerpo y mente, tumbado o sentado con la cabeza apoyada en un cojín, manta o similar.

- ✓ Conecta con la respiración, concentrándote en la respiración nasal. Observa cómo entra y sale el aire. Cada vez más y más pausado. (pausa)
- ✓ Centra tu atención en los pies. A medida que inhalas y exhalas, observa si sientes tensión y deja que se diluya con cada exhalación.
- ✓ Céntrate, en tobillos, gemelos y rodillas. Respirando profundamente, observa si hay tensión en alguna de estas zonas y ve relajando, dejando que la tensión se desvanezca. (pausa)
- ✓ Dirige ahora, la atención a los muslos y observa si sientes alguna sensación de tirantez en ellos. Exhala y deja que se relaje la tensión. (pausa)
- ✓ Ahora, dirigiendo la atención hacia el abdomen y la espalda, ¿sientes alguna tensión? Si es así, deja que a través de la respiración se vaya relajando, dejando que se diluya.
- ✓ Continúa respirando y subiendo hacia el pecho y los brazos, soltando cualquier sensación de tensión que sientas en esta zona.
- ✓ Concéntrate ahora en manos y brazos, y respirando pausadamente, afloja y suelta la tensión.
- ✓ Por último, relaja hombros sintiendo el peso, cuello relajado.
- ✓ Respirando profundo, afloja y diluye la tensión que sientas en el rostro. Alisando las arrugas y respirando hacia tu rostro, suelta y relaja la tensión.
- ✓ Por último, dedica unas cuantas respiraciones a relajar la capa más externa, la que nos envuelve, la piel.

Durante la visualización puedes regresar a cualquier zona en la que sientas tensión y dejar que se transforme en suavidad, como hemos hecho hasta ahora; que te propongo es especialmente agradable para las personas con depresión (que mantienen sus pensamientos y su mente centrada en el pasado); nos hará conectar con los cinco sentidos y de esa manera traer la mente al presente, anclarla en él. Aunque la visualización haga referencia a la vista, realmente podemos usar la visualización para utilizar los sentidos; por eso te propongo una visualización que en mis clases suele gustar mucho.

Visualización de los 5 sentidos

https://yogaesvida.es/yoga-para-la-depresion-cinco-sentidos/

Meditaciones y *Mindfulness*

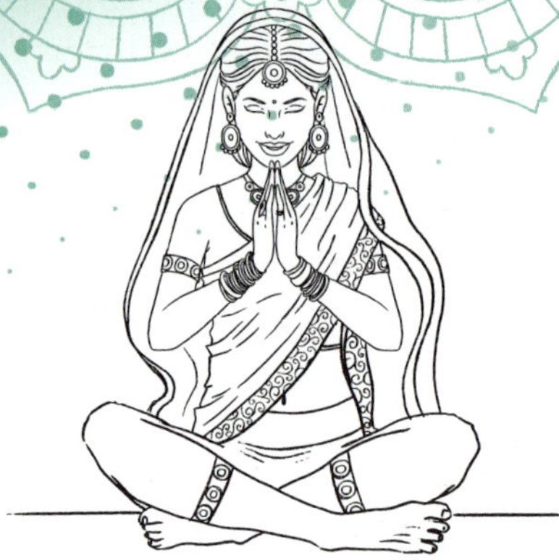

En la depresión es recomendable meditar, porque es la mejor manera de cuidar la mente a través del desapego de los pensamientos que durante la práctica totalidad del día invaden nuestra cabeza, es decir, tomaremos conciencia de lo que nos sucede sin juzgar.

La meditación nos ayuda a limpiar y entrenar la mente dando paso a la intuición y a la sensación de paz en la mente.

Cuando rumiamos o nos pasamos el día dando vueltas a las cosas sin dar con la solución, será el hemisferio izquierdo el que predomine, provocándonos un pensamiento rectilíneo contínuo. Y cuando padecemos depresión debemos estimular el hemisferio derecho que es donde se sellan las emociones negativas. Y la meditación nos ayudará a trabajar ambos hemisferios.

> En 1973, en un estudio realizado por Banquet, se confirma la teoría de que la meditación equilibra los hemisferios cerebrales.
>
> *Ténicas de relajación* - Rose M. Payne

Recuerda

Es recomendable comenzar la meditación con un profesor cualificado si comenzamos a meditar, para que nos ayude a entender y nos vaya guiando para poder meditar en casa.

MEDITACION DEL NIÑO INTERIOR

Con el paso de los años he averiguado que cuando padecemos depresión podemos ayudarnos de meditaciones que nos hagan conectar con el órgano que más energía nos proporciona, el corazón. La meditación del niño interior nos conecta con la esencia del alma que reside en el corazón, recurriendo a la memoria de nuestro corazón y no de la mente.

En la depresión observo que las personas tienden a sentirse fracasadas o que tienen el pensamiento constante de que todo lo malo siempre les sucede a ellos.

Por ello, realizar esta meditación nos hará regresar al momento en el que teníamos la misma cantidad de fallos que de aciertos y lo asumíamos con deportividad.

> Nos conectaremos con aspectos tan importantes como la espontaneidad, la curiosidad, la libertad, la diversión sin límites, las cualidades de tu niño interior.
>
> Nuestro niño interior aportará ilusión y esperanza a nuestra historia personal y a la historia del mundo.
>
> *Recuperar el niño interior*, Kairós

- ✓ Posicion cómoda.
- ✓ Relaja cuerpo y mente a través de la respiración y cierra los ojos.
- ✓ Imagina que comienzas a andar por el campo y a lo lejos ves una casa. Decides acercarte a ella. Ves a un niño de espaldas, según te vas acercando puedes ir viéndolo mejor. Lo escuchas reír...

  Parece que tiene 7 años y está jugando con piedras y palos y tiene sus brazos cubiertos de arena.

  Cuando estás a su lado, él se gira para mirarte ¡eres tú cuando tenías 7 años!

  Él te sonríe y tú a él. Decides acercarte para acompañarle en su juego.
- ✓ Decides acompañarle en su juego unos minutos.

  (pasados unos minutos) ha llegado el momento de irse, así que os despedís hasta otro día y os dáis un gran abrazo. Él te sonríe, y comienzas a alejarte poco a poco mientras él sigue jugando.
- ✓ Realizas 3 respiraciones profundas y despereza tu cuerpo lentamente para salir de la meditación.

Qué has sentido al realizar esta meditación

A los niños no les gusta estar solos cuando son pequeños; por eso, una vez que establezcamos esta conexión con nuestro niño interior, no lo dejes solo mucho tiempo. Puedes conectar con él en cualquier momento para saber qué tal está y si puedes ayudarle. Él o ella te aportará como adulto esa bonita energía de amor que tanto añoras.

LA MEDITACIÓN QUE NOS TRANSFORMA: LA ACEPTACIÓN

Detrás del estrés, el miedo y el enfado, se esconde la no aceptación de la situación que ocurre.

Tiempo aproximado: 13 minutos

- ✓ Comenzamos observando los sonidos que nos rodean, percibiendo de la contemplación cómo los sonidos vienen del silencio.
- ✓ Desde la contemplación soy capaz de escuchar más sonidos y cualquier sonido que perciba a partir de este momento, lo acepto…
- ✓ Observo la respiración sin modificarla. Observo la inhalación y la exhalación.
- ✓ Puedo observar el movimiento respiratorio, y cómo la inhalación permanece unida a la exhalación.
- ✓ Sé consciente de cómo te sientes, sin querer modificar nada; solo siente y percibe cómo te sientes. Dando la bienvenida a cualquier sensación que aparezca. Da la bienvenida a tu corazón y a tu cuerpo a cualquier sensación que llegue. Cualquier sentimiento es bien recibido, tomando la actitud de apertura a todo lo que está por venir.
- ✓ No rechazo ni cambio nada, acepto la visita de cualquier emoción.
- ✓ En este momento en el que abro las puertas de mi casa, consigo aceptarme a mí mismo.
- ✓ La aceptación se convierte *en comprensión* y en *amor incondicional.*
- ✓ Si tu cuerpo fuese un barco y tú el capitán, disfruta de este viaje de aguas tranquilas. Aceptando el oleaje, aceptando el viento.

- ✓ Ahora, sin juzgar si está bien o no, observa si hay molestias en el cuerpo por la postura en la que estás.
- ✓ Aceptar es permitir la entrada, dejar que pase.
- ✓ Siente tu presencia, y observa cómo acepta los cambios.
- ✓ Todo lo que sientes y experimentas no lo etiquetes, solo deja que acontezca y así conseguirás ampliar tu consciencia y cambias la resistencia por la armonía que produce la aceptación.

LA MEDITACIÓN QUE NOS CAMBIA LA MENTE: LA COMPASIÓN

> «La compasión es desear desde el corazón que el resto de los seres queden libres de sufrimiento».
>
> Dalai Lama

Consiste en crear una actitud bondadosa desde el corazón, desde el respeto hacia todas y cada una de las personas y seres sintientes.

EJECUCIÓN:

- ✓ Relaja el cuerpo y afloja la mente.
- ✓ Encuentra la neutralidad emocional a través de la actitud de observador.
- ✓ Conecta con el corazón. La compasión es el amor a su máxima potencia.

Beneficios

- Cambia a las personas, porque cambia la estructura de la mente. La mente funciona bajo estructuras o patrones de pensamiento creados en el pasado, por lo que a través de la compasión conseguiremos crear nuevos caminos en nuestra mente para reaccionar de manera diferente ante situaciones que se repiten; por ejemplo, en la depresión.
- Es una habilidad que podemos desarrollar de diferentes maneras, siempre estableciendo una conexión hacia el diálogo interno.

Puedes hacerlo contigo mismo o hacia otras personas, y conseguirás difuminar la voz crítica que hay en ti, que continuamente emite juicios.

Meditación para crear compasión

La compasión es un concepto del budismo. Nos muestra la idea de que si dejamos de pensar en nosotros mismos y lo hacemos en otras personas, en el mundo, etc., conseguiremos liberarnos de la ansiedad y de la sensación de soledad que trae consigo. Cuando hablamos de compasión, no lo hacemos desde la idea de que nos de pena o de compadecernos.

Si queremos salir de los estados de ansiedad y depresión, necesitamos entrenamiento.

PRACTIQUEMOS ...

- ✓ Selecciona el canal de televisión que menos te agrade, desde programas en los que critican o una serie de televisión (tendrás que encontrar algo que no te guste) y verlo durante 5 minutos, encuentra una actitud en la que abras tu mente a este entrenamiento.
- ✓ La compasión no consiste en sentir pena, sino en adquirir la actitud de observador (en este caso del canal de televisión seleccionado).
- ✓ Busca la neutralidad emocional (que no nos enfade, ni entristezca lo que sucede, sino buscar la neutralidad emocional).
- ✓ Relajando ojos, músculos, escuchando atentamente durante 5 minutos. Busca una actitud atenta y amable.
- ✓ Respira y conecta con la bondad de tu corazón.

También podemos realizar este entrenamiento para nuestra mente, con programas de radio, canciones o lo que se te ocurra.

Meditación de la compasión hacia alguien con quien no te llevas bien

Cuando los valores y los actos de una persona, o de un grupo, son contrarios a los nuestros, solemos enfadarnos. Probablemente veas un reflejo en ellos de un aspecto negativo en ti que has intentado erradicar toda la vida. Esta persona o situación creada por ella, será capaz de ensombrecer lo positivo y lo bueno en tu día. La compasión te hará cambiar tu manera de ver las cosas hacias estas personas en concreto.

EJECUCIÓN

✓ Colócate en una postura cómoda, elevando el pecho y manteniendo la espalda estirada. Realiza unas cuantas respiraciones hasta que tu mente y cuerpo estén relajados.
✓ Conecta con la actitud de observador para buscar la neutralidad emocional.
✓ Imagina a esta persona «con la que no te llevas bien», como si fuera un bebé. Está llorando en su cuna y decides acercarte, conecta con su mirada y decides cogerle en tus brazos, y traer su corazón hacia el tuyo y ambos respiráis tranquilos. Vuelves a dejarle en su cuna, ya está dormido. Y te marchas.
✓ Vuelves a abrir los ojos.

Beneficios

- Esta meditación nos hará conectar con la persona años atrás. Quizás algo a lo largo de su vida cambió para que sus valores o forma de actuar sea tan diferente a la tuya, creando esta conexión estableces la compasión. Cada vez que vuelvas a ver a esta persona, recuerda su mirada inocente y crea compasión hacia ella.
- Puede ser que esta meditación te resulte complicada de entender en un primer momento. Practicar la compasión significa, aprender a ver a las personas de otra manera, sin emitir un juicio por las actitudes y formas del resto, sin sentir compasión desde la bondad de tu corazón. Te garantizo que poco a poco irás suavizando tu tensión hacia esa persona y los sentimientos negativos que tienes se irán desvaneciendo. Serás consciente de que vivir en un estado permanente de «lucha» te hace generar tensión en tu mente y cuerpo y esto, en ningún caso, es positivo para ti.
- Cada vez que te sientas irritado por lo que ves y escuchas, redirige esa sensación y concéntrate en generar compasión.

Compasión por el pasado y el perdón

Agradece las enseñanzas pasadas de tus padres o de las personas que han formado parte de tu vida y de tu evolución personal, y perdona los errores del pasado; gracias a todo eso somos lo que somos.

- ✓ Colócate en una postura cómoda y conecta con la respiración para relajar cuerpo y mente.
- ✓ Cierra los ojos y concéntrate en traer a la mente a las personas clave en tu vida: abuelos, padre, madre, tíos, hermanos, etc.

Tu vida es tuya y debes coger el timón de tu barco y cambiar el rumbo las veces que haga falta.

MI EXPERIENCIA

Recuerdo un alumno que tuve hace tiempo en mis clases: LJ, que siempre me comentaba lo enfadado que estuvo con sus padres durante toda la vida, por no haberle dejado hacer lo que él quería. Él siempre quiso ser religioso de vida y profesión, pero sus padres creyeron que no era lo más adecuado para él, y esta situación frustró su vida.

LJ tenía claro lo que le gustaba, pero sus padres no creían que eso fuera lo mejor para él y le hicieron cambiar su rumbo y estudios en la vida.

Al practicar yoga reavivó su lado espiritual y restableció su conexión interior (cuerpo-mente-emociones) y volvieron esos pensamientos de rabia y furia hacia sus padres, culpándolos de sus dolores y problemas mentales por su errónea decisión.

Tras algunas clases juntos en los que su enfado no se diluía, sino que incluso predominaba en su rostro y gesto corporal durante toda la práctica, reflexionamos en grupo acerca de que no en todas las familias los padres apoyan las decisiones de los hijos y esto provoca en los pequeños inseguridad y faltas de confianza que en muchos casos generan que la persona tenga tendencia a no creer en sí mismo y, por tanto, su personalidad tenga una tendencia depresiva. Con el paso de los años LJ culpó a sus familiares, pero se fue dando cuenta de que nunca es tarde para retomarlo donde lo dejó y fue consciente de que la persona que debía ayudarse a sí mismo era ÉL.

Uno mismo es el que ha de descubrir su camino y continuar con su propia evolución personal.

Los padres siempre quieren lo mejor para los hijos, pero «también se equivocan». Como hijos tenemos la responsabilidad de tomar las riendas de nuestras vidas y perdonar. Vivir en el rencor y enfadados con la vida crea un desequilibrio muy fuerte a todos los niveles; hay que aprender a fluir en la vida y con la vida. Si hay cosas que en tu infancia no curaste o integraste, ahora es el momento.

El mantra de la compasión universal

Al escucharlo y cantarlo se purifican las emociones negativas, nos protege de las enfermedades y crea un escudo protector hacia las emociones negativas. Es uno de los mantras que escucho cada semana y que me gusta poner en las clases. Cada sílaba del mantra purifica un aspecto negativo del ser:

OM Orgullo.

MA Envidia.

NI Deseo pasional.

PAD Prejuicio.

ME Posesividad.

HUM Agresividad / Odio.

Recomendación musical

ARTISTA	TRACKS
Joan Condal	OM MANI PADME HUM

Existen muchas versiones de este mantra. Me gusta escuchar y usar en clase esta versión, porque resulta fácil seguirlo y cantarlo. También puedes encontrar la versión que más te guste y escribirlo aquí para recordarlo.

Meditación Kriya «Tratak»

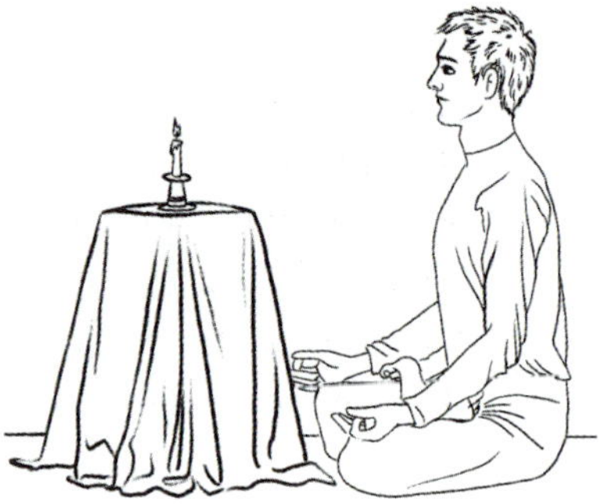

Los ojos son los protagonistas en esta maravillosa meditación.

Son el órgano por el que más información recibimos y aprendemos.

Los ojos se trabajan en yoga de diferentes maneras; existe el yoga de los ojos y el yoga de la corrección visual, entre otros. Y también podemos realizar diferentes técnicas de meditación y *mindfulness* con los ojos.

El maestro Iyengar, «creador del yoga Iyengar, creía que las personas que padecen depresión guardan tensión en la parte exterior de los ojos y pedía a sus alumnos que intentasen «mover el extremo exterior de los ojos hacia las sienes y las orejas», porque así se relajarían la tensión que guardan los ojos.

Esta meditación es uno de los kriyas o limpiezas internas que se realiza en yoga con el fin de limpiar los ojos y mejorar el estado de concentración de la mente.

Beneficios para la depresión

- Nos proporciona calma al relajar el sistema nervioso.
- Libera y limpia los ojos. Mejora y corrige miopía.
- Alivia los pensamientos y el efecto de rumiación porque enfoca nuestra mente.
- Perfecciona la concentración y nos enfoca hacia la meditación.
- Mejora en casos de insomnio.

Material necesario: 1 vela

Ejecución

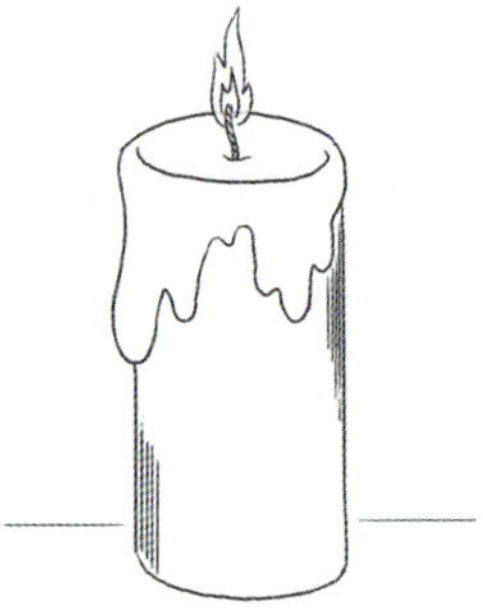

- **Duración aproximada:** 10 minutos, pero también la puedes hacer una versión más corta. Integrada en tu práctica de yoga o de manera aislada.
- La Luz de la sala ha de estar tenue.
- Posición cómoda con la espalda estirada.

✓ Coloca la vela encendida a cierta distancia de ti, aproximadamente a metro y medio
✓ Abre los ojos, fija tu mirada sin parpadear y mantenla mirando la llama de la vela durante unos segundos.
✓ Cuando sientas que no puedes mantener abiertos los ojos más tiempo, ciérralos y visualiza la llama de la vela con todo tipo de detalles; la intensidad de la llama, forma, color, tamaño. Y quédate unos segundos de nuevo con ojos cerrados.

Puedes volver a repetir los mismos pasos varias veces más.

LA RISA Y EL HUMOR

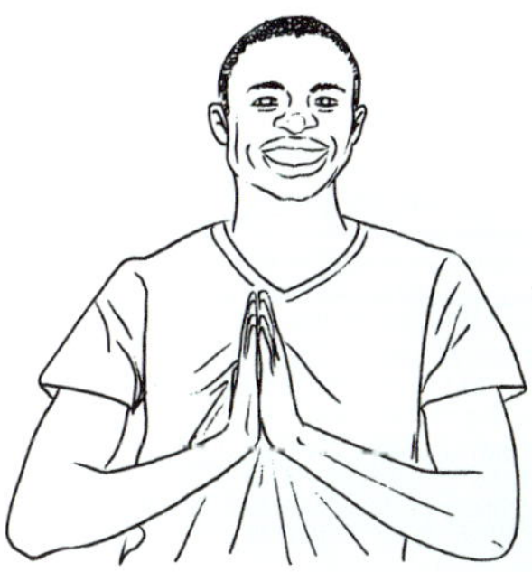

> La risa promueve los mecanismos internos de autocuración dentro del ADN de cada célula.
>
> Kazuo Murakami
> *(genetista y director de investigación sobre el humor en Japón)*

En las clases propongo a los alumnos que en posturas de dificultad técnica sonrían y de esa manera en vez de generar tensión, estaremos creando neurotransmisores positivos para nuestra salud y bienestar. Esto mismo les propongo a personas con depresión que falseen la sonrisa durante unos minutos y sentirán que su actitud empieza a cambiar.

La risa es una herramienta terapéutica que influye de manera positiva, como la mejor de las medicinas.

- *Emocional*
  - Consiguiendo eliminar la sensación de miedo, factor que agrava las depresiones.
- *Físico y mental*
  - El humor protege los genes relacionados con la enfermedad.
  - Alivia los dolores, al segregar catecolaminas y dopamina.
  - Mejora el sistema inmune, activando 18 de los 23 genes que están relacionados con la respuesta inmune.
  - Adelgaza al provocar que el corazón aumente su velocidad y lata más rápido, si lo realizamos durante 15 minutos al día.
  - Combate el insomnio, activando más de 400 músculos.
  - Ayuda contra los problemas cardiovasculares por la activación de endorfinas, dopamina y serotonina, además de adrenalina.
  - La risa mejora la piel. Al aumentar el bombeo del corazón, el aspecto de nuestra piel se embellece y nos ayudará a eliminar las toxinas de nuestra piel a través de la sudoración.
  - Limpia nuestros ojos, incrementa la memoria, facilita la digestión.

Sabías que...

La risa la disfrutan más las mujeres y que reduce el estrés.

Minutos para reflexionar

¿Qué personas o situaciones te hacen reír?

Meditación de la sonrisa interior

2 min

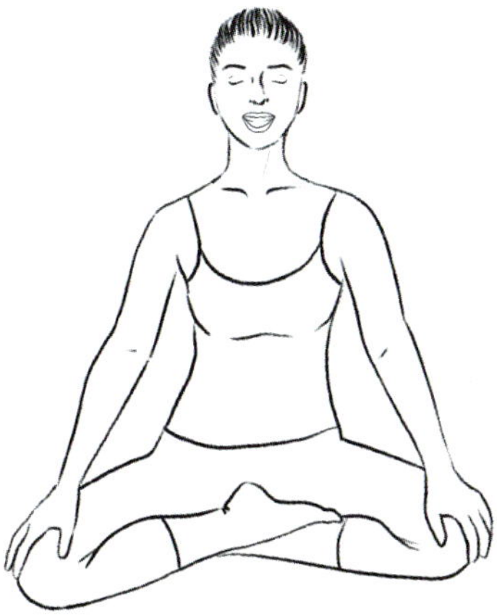

- ✓ Colócate en posición cómoda, alarga la espalda y conecta con la respiración para relajar cuerpo y mente.
- ✓ Comenzamos proyectando una gran sonrisa en nuestro rostro, a través de esta gran sonrisa siento cómo se ilumina mi rostro. Es una luz radiante y, como toda luz, crea reflejo.
- ✓ Desde nuestros labios se refleja la sonrisa hacia nuestra pantalla mental, la frente. Suavizando las líneas de expresión, se dibuja una suave sonrisa que afloja las tensiones de tu entrecejo.
- ✓ Desde la frente desciende hacia el corazón.
- ✓ Ese reflejo comienzas a sentirlo en tus hombros, que crean una gran sonrisa entre ambos y esta sensación crea alegría en tu corazón.
- ✓ Esa sonrisa comienzas a sentirla en tu abdomen, dándole espacio con una gran sonrisa, que baja hacia tus caderas llegando hacia las rodillas.
- ✓ Frente, labios, hombros, abdomen y rodillas.
- ✓ 5 sonrisas que abarcan todo mi cuerpo sumiendo de alegría serena cada órgano y sistema de mi cuerpo.
- ✓ Respira profundo y comienzas a abrir los ojos lentamente.

En el apartado de vídeos al final del capítulo podrás encontrar varios relacionados con la sonrisa interior.

Meditación de los opuestos

Patanjali en el *Yoga Sutra* recomendaba combatir los pensamientos negativos evocando en la mente «los opuestos». Para poder realizar esta meditación debemos ser conscientes de cuáles son los mensajes o pensamientos negativos, que nuestro cerebro nos manda.

Emoción negativa	Emoción positiva

Melancolía-alegría/
Avaricia/generosidad

Y desde aquí comenzaremos a elaborar una lista de opuestos y escuchar lo que nos sugiere tras la meditación.

____

____

____

____

LA GRATITUD

«La gratitud diluye la queja y atrae la abundancia».

Investigaciones psicológicas han demostrado que *la gratitud está asociada a la felicidad*, y consigue que disfrutemos de experiencias positivas para reducir el estrés y fortalecer nuestro sistema inmunológico.

Tenemos millones de motivos al día para estar agradecidos, solo hay que abrir los ojos y estar dispuestos a ver y entender. La gratitud también se entrena.

Tenemos que aprender a ver con la inocencia de la mirada de un niño, y maravillarnos de la grandeza de la creación. ¿No te parece increíble que cada mañana nos despertemos y nuestro cuerpo funcione?

Y ¿no te parece increíble, el hecho de despertar cada mañana?

Agradece porque la vida es un milagro, todo lo que te rodea y es suficiente motivo para estar agradecido.

Si quieres ser feliz has de ser agradecido.

Haz una lista con las cosas por las que te sientes agradecido, ¿por qué te sientes agradecido?, ¿alguna persona que te ayudó?, ¿a quién crees que has ayudado hoy?

Si no te viene nada a la cabeza, puedes comenzar por lo que «Me encanta de mi casa», «Me encanta de mi hija/o», «Lo que me gusta de mí».

____

____

____

____

____

LAS PALABRAS SON ENERGÍA

¡Gracias! es la palabra con mayor vibración que modifica nuestro estado mental.

La gratitud diluye la queja, y cuando padecemos depresión, continuamente nos quejamos. En todos y cada uno de los aspectos de tu vida, ya sea en el trabajo o en tu vida personal, solo di GRACIAS.

EJECUCIÓN

✓ Dí «Gracias» en voz baja, lo repites al menos cinco veces al salir de casa y al regresar a casa.

Beneficios

- La gratitud nos cambia. Diluye la queja y aleja el pensamiento negativo y pesimista sobre uno mismo.

MEDITACIÓN DE LA GRATITUD 5 min

La mente tiene tendencia a la queja y a atraparse en ella. Esto es muy común en la depresión que creamos que siempre todo nos ocurre a nosotros, y solo damos vueltas a la negatividad que nos rodea, sin fijarnos de las miles de situaciones positivas que nos rodean. La mejor manera de soltar la queja es siendo agradecido, porque con la gratitud, la mente no se queja. De manera que la gratitud se convierta en tu forma de ser, que sea tu estilo de vida.

EJECUCIÓN

✓ Colócate en una posición cómoda.
✓ Comienza a sentir tu respiración. Agradece este acto fisiólogico que la vida te da. La capacidad de poder respirar.
✓ Cierra los ojos.
✓ Respira profundo y siente la energía del agradecimiento en tu corazón, Siente como se expande en la inhalación y en la exhalación.
✓ Agradece los aspectos importantes de tu vida, y también las cosas más pequeñas.
✓ La existencia no depende de ti, es un regalo que debes agradecer.
✓ (pausa de al menos 2 minutos)

La gratitud se comprende cuando agradeces no sólo lo bueno, si no lo malo.

MINDFULNESS

El *mindfulness* en la depresión nos ayudará a concentrar la mente a través de la atención plena.

Desde los actos más cotidianos como abrir una puerta, lavarnos los dientes, tomar una taza de rico té... Se trata de devolver la consciencia a determinados momentos del día, no hay que hacer nada nuevo, sino diferente a cómo lo hacías.

Como hemos visto anteriormente, cuando padecemos depresión, la mente está continuamente proponiéndonos pensamientos o ideas negativas acerca de lo que nos ocurre y deja de estar presente. Por ello, ser consciente y devolver la consciencia a actos diarios habituales nos aportará calma y sosiego.

Además, una de las consecuencias del *mindfulness* es que ayuda a eliminar el dolor crónico.

Mindfulness del abrazo colectivo: el afecto

El afecto es una emoción que genera energía positiva en las personas y que podemos conseguir con *mindfulness*.

Cuando padecemos depresión buscamos apoyo de nuestra familia y entorno, y con este *mindfulness* nos sentiremos apoyados, comprendidos y valorados.

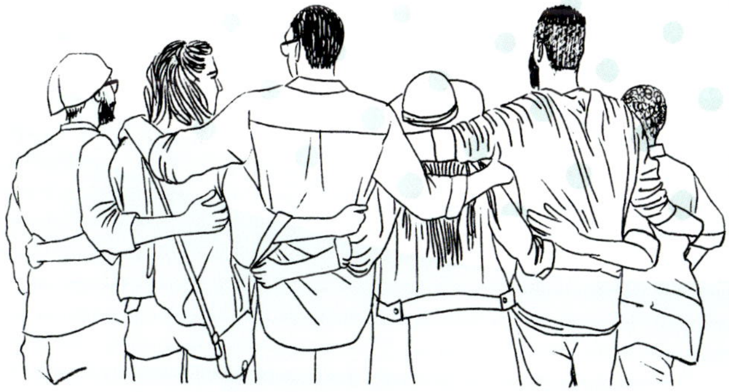

Beneficios

- Conseguir encontrar el afecto trayendo a nuestra mente a las personas que son importantes en tu vida.
- Conectar con el presente.

Para ello vamos a realizar un viaje en el que nos prepararemos para recibir algo importante.

EJECUCIÓN

- ✓ Busca un lugar cómodo, puedes sentarte o tumbarte y déjate llevar.
- ✓ Cierra los ojos e imagina que estás en un lugar muy agradable; puede ser la playa, el campo, tu casa.
- ✓ Parece que estás sola, pero de repente elevas tu mirada y te das cuenta de que están todas las personas importantes de tu familia vital: «Familia, amigos, personas del trabajo, tus vecinos, etc.», personas que consiguen sacarte una sonrisa, con solo pensar en ellos.
- ✓ Trae a tu mente los niños pequeños, si hay en tu familia. Si no, acuérdate o recuerda los niños de algún amigo o conocido... Los niños consiguen sacar sonrisas a todos y enternecer los corazones. Todos ellos, ¡están mirándote! Alegres y orgullosos de ti, te sonríen.
- ✓ Observas cómo entre todos comienzan a realizar un gran círculo a tu alrededor. Se preparan para abrazarte y decirte lo orgullosos que se sienten de ti y de tenerte a su lado. Están todos a tu lado, mostrándote el inmenso cariño y amor que sienten por ti.

La estrategia de usar emociones positivas frente a las negativas es una buena estrategia para la depresión.

Otras herramientas de yoga para la depresión

MEDITACIÓN CON EL MUDRA DEL VACÍO, Mudra para momentos de emergencia

Los mudras o el yoga de las manos en la depresión nos ayuda a recuperarnos de las heridas del pasado y nos proporciona confianza en el futuro.

Podemos realizar este mudra en momentos de emergencia para conectar con uno mismo. Cuando estamos estresados, nerviosos y necesitemos calma y tranquilidad, nos dará calma. Lo realizaremos durante 3 minutos.

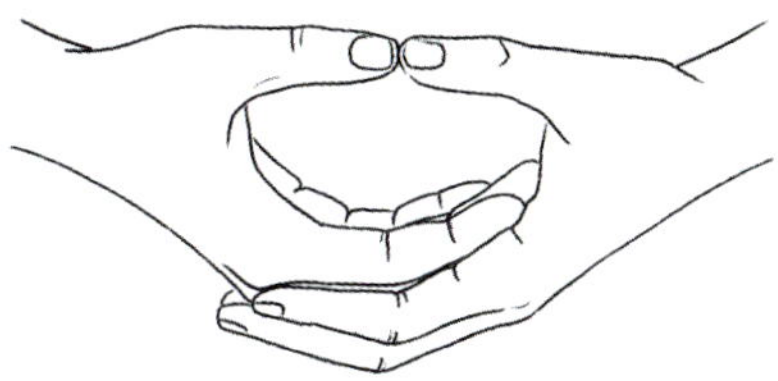

Beneficios

Las personas con depresión se benefician con este gesto o yoga de las manos, meditación al limpiar y renovar la energía emocional, ya que consiguen dejar la mente en blanco (no tienes que hacer ni pensar en nada, conecta con el vacío). Por tanto, busca el vacío de tu mente, cerrar el círculo con nosotros mismos y crear conexión. En culturas orientales significa limpieza y sencillez interior.

Ayuda a aclarar y calmar la mente, y favorece la preparación hacia otros tipos de meditación y concentración, algo muy positivo, ya que, como he comentado anteriormente, la depresión hace que la persona se centre en el pasado, temiendo el futuro incierto.

✓ Colocamos la mano derecha sobre la izquierda.

EL OBSERVADOR

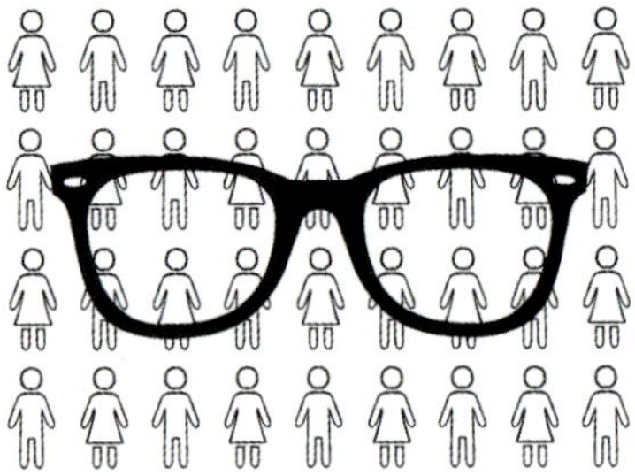

La constancia en las clases de yoga nos ayuda a modificar los patrones de pensamiento. Cuando padecemos depresión, conseguimos entender lo que sentimos, pensamos, etc., y es a través de la consciencia cuando nos damos cuenta de que «no somos lo que pensamos», sino que nuestra cabeza siempre nos va a proponer ideas, situaciones o problemas y si aprendemos a crear la actitud de observador, veremos las situaciones desde otro punto de vista, sin implicarnos emocionalmente en nuestros pensamientos como primera persona.

> La actitud de observador consiste en ver las cosas con cierta distancia.

Cuando hacemos posturas en yoga, continuamente invito a mis alumnas a observar qué ocurre en sus cuerpos y en su mente ante las posturas.

La actitud de observador (que hemos practicado anteriormente en la meditación de la compasión) también la desarrollamos durante las meditaciones, en las que dejamos que las sensaciones físicas y los ruidos externos, entre algunos factores, pasen a un plano secundario. Una de las claves para afrontar la depresión podría ser el distinguir que cuando la mente nos propone pensamientos catastrofistas, problemas, rumiación, etc., podemos darle un nombre a esa parte de nosotros. Recuerdo en el caso de mi alumna Ana G., siempre llamaba a sus problemas «Murphy», como el de «la ley de Murphy». Es una estrategia muy inteligente hablar como que Murphy ha vuelto, o «ya está aquí Murphy otra vez». Así tomas la actitud de observador, es decir, miras las cosas desde otro ángulo.

Siguiendo la misma estrategia de Ana G., otros ejemplos de Murphy pueden ser:

- «Mi yo resabiado».
- «El que todo lo sabe».
- «El listo».
- «Mi crítico interior».

Apunta en las siguientes líneas, el nombre que le darías tú a tu voz crítica

____

____

____

Cada vez que sientas que te estás juzgando, que te atacas a ti mismo, darle nombre a la zona de nuestra cabeza que evoca esos pensamientos negativos hacia uno mismo, nos hará salir de nuestra mente para tomar la actitud de observador.

Experiencia de un alumno

> «En muchas ocasiones durante la depresión tuve la impotencia de querer hacer las cosas, pero no conseguir que saliesen. Quería ayudar a mi hijo y no podía, no sentía fuerza para poder hacer nada y creía que todo lo que hacía nunca era lo suficiente, o no estaba bien».
>
> Ana G.

Esta conclusión a la que llegaba Ana G. se debía en gran parte a la baja autoestima que tenía en este momento.

LA AUTOESTIMA

La baja autoestima es otro de los rasgos que vemos en personas con depresión. El origen de esta baja autoestima tiene lugar cuando somos pequeños y nuestros mayores y referentes continuamente retiran su aprobación hacia actitudes que realizamos con frases como:

- «Deja de molestar».
- «Si no te portas bien, te tiraré tu juguete preferido».

- «No insistas, no lo vas a conseguir».
- «Eres pequeño para conseguir eso», etc.

Las personas somos energía y las palabras son muy poderosas sobre nosotros. Tienen el poder de cambiarlo todo, para bien y para mal. Cuando somos pequeños, lo que buscamos es el afecto y la aprobación de nuestros padres y mayores.

MI EXPERIENCIA

En yoga utilizamos un lenguaje positivo, que anime y eleve la autoestima a las personas que vienen a clase. Personalmente, intento con mis palabras, dar el apoyo y reconocer el esfuerzo a todos, pero especialmente a las personas que no están pasando por un buen momento.

Lo que me maravilla ver en mis alumnos es la ayuda y el apoyo que se prestan los unos a los otros.

Con una enfermedad como la depresión cuesta salir a la calle, no apetece hacer planes y veo en determinados alumnos que su apoyo es tal que van a buscarles andando a sus casas, para venir juntos a clases. Ese apoyo es justo el que necesitan, alguien que los saque de casa y que los acompañe a asistir.

En yoga, como en tu vida fuera de la esterilla, y si eres padre, debemos reforzar los comportamientos positivos de las personas e hijos; si lo hacemos estaremos provocando que esa conducta se vuelva a repetir.

«El elogio y el afecto son dos conceptos muy poderosos para cambiar y potenciar así el refuerzo de las actitudes positivas».

EJECUCIÓN

- ✓ Se puede realizar en postura de meditación o en una silla sentado.
- ✓ Coloca la mano derecha sobre la izquierda y conecta los pulgares. Formamos un cuenco y las dejamos descansar sobre el regazo.

MI EXPERIENCIA

Podemos realizar una meditación con este mudra al finalizar la práctica o dedicar unos minutos a meditar.

LOS MANTRAS

Recomendación musical

ARTISTA	MANTRA y SIGNIFICADO
Shantala	Purnamadah - Mantra de la sabiduría
Deva Premal	Gayatri Mantra - Mantra que genera sensación de plenitud
Ajeet Kaur	Sat Narayan Wahe Guru - Mantra para nuestra alegría interior
Paramjeet Singh & Kaur	Sat Nam Wahe Guru - Mantra para sentirse bien y buscar la felicidad
Snatam Kaur	Gobinday Mukande - Mantra de agradecimiento

Gobinday Mukande, de Snatam Kaur

Este mantra centra nuestra mente y ayuda a la preparación de la meditación. Genera compasión y nos limpia los obstáculos de pasado. Con este mantra realizamos una llamada universal a todos tus poderes para que te ayuden.

También puedes escucharlo en el coche o de camino al metro.

Gobinday, Mukande, Udhaare, Apaare, Hariang, Kariang, Nimaame, Akaame

«Sustentador, Liberador, Iluminador
(eleva y exalta tu espíritu),
Infinito, Destructor, Creador, Sin nombre, Sin deseos
(el amor y la compasión más allá del deseo)».

MÚSICAS Y LISTA MUSICAL PARA LA DEPRESIÓN

Las listas de música que suelo usar en clases de yoga para personas con depresión varía en función de lo que quiera trabajar ese día en clase con la persona en concreto. La música es esencial para cambiar el estado de ánimo. Principalmente utilizo y recomiendo dos medios:

1. *Escuchar mantras*. Hay estudios que corroboran que la escucha continuada de mantras genera cambios en nuestro cerebro, así que puedes elegir los que más te gusten.
2. *Músicas variadas y rítmicas*. También uso músicas más animadas y rítmicas que nos hagan bajar la energía a los pies y nos apetezca incluso bailar cuando hacemos yoga.

Recomendación musical

ARTISTA	TRACKS
Ibiza Lounge	Sensual Chillout
Yoga trainer	Power yoga
Jai- Jagdeesh	Aap Sahaaee Hoaa
Orchestra-Skyler	Mandalay Ambient
Nicholas Gunn	Seeking Serenity
Alex Henry Foster	Lavender Sky
Riley Lee	Floating dream

En el siguiente código QR podrás acceder a la información sobre cómo abordar la depresión desde un punto de vista holístico (nutrición, la voz del experto, suplementación...).

Alivia la depresión en el día a día

https://yogaesvida.es/yoga-para-la-depresion-yoga-dia-a-dia/

ESENCIAS

Las esencias en la depresión han de ser usadas principalmente a través del olfato:

- inhaladas, para conseguir llegar así al sistema límbico
- con difusor

Y la podemos aplicar en el corazón para que nos de la energía y suponga un refuerzo para elevar la autoestima.

Como sabes, las esencias son terapéuticas y pueden ser de gran ayuda tanto en depresión leve como en la crónica.

Rosa

La rosa es la esencia de mayor vibración energética. Es una esencia que nos hace enamorarnos, sonreír y sentirnos bien.

Es muy potente cuando trabajamos el amor y las relaciones personales y es la esencia ideal si padeces depresión.

MI EXPERIENCIA

Cuando uso la esencia de rosa en las clases, se eleva la energía de todos los alumnos, incluso se hace complicado realizar una clase o taller de yoga en silencio. Esta esencia puedes aplicarla detrás de las orejas a modo de perfume y en el corazón. He podido comprobar personalmente la maravillosa energía que aporta a las personas con depresión esta esencia, que pueden usar a modo de perfume cada día aplicando detrás de las orejas y en el corazón. También llevándola en el bolso y oliéndola.

Incienso

Es antidepresivo y ayuda a calmar la angustia, mejora la inmunidad y eleva la vibración, ayuda a los estados meditativos, mejorando la conexión interior.

Esta esencia es recomendable usarla en difusor y puedes aplicarla en tu rostro, porque, como veremos en el capítulo de intestino-cerebro-piel, nos ayuda a mejorar el estado general de la piel.

Jengibre

Es una esencia que aporta energía, con sabor picante y aroma suave. En la depresión el uso de antidepresivos merma la apetencia sexual, por lo que es recomendable el jengibre por su alto valor afrodisiaco, sobre todo en los hombres. Asimismo, combate la fatiga mental y física.

Puedes tomar una infusión cada mañana al despertar o a media mañana, incluyendo una gota de esencia de jengibre para apoyar al sistema digestivo.

La concentración que ofrece una esencia no es igual que comprar el tubérculo de jengibre, pero también puedes tener jengibre en la nevera y usarlo cuando hagas un plato de arroz, quinoa, pasta, etc. En mis talleres de yoga suelo llevar jengibre para las infusiones que tomamos al finalizar las clases y suele gustar mucho.

Verbena exótica

La verbena la encontramos en algunas infusiones y perfumes. Es un buen antidepresivo que favorece el sueño y tiene efecto relajante y antiinflamatorio.

Ylan ylang

Tiene un aroma dulce, floral e intenso. Con efecto calmante, que ayuda a mejorar y elevar la autoestima.

Calma la respiración agitada, equilibra el exceso de yin y yang.

Puedes usarla como perfume, aplicando detrás de las orejas y en muñecas. También en difusor, poniéndolo en el coche como ambientador, usando unas gotitas en un algodón y lo colocas en la salida del aire.

Resumen

- ✓ Podemos usar diversas herramientas en caso de padecer depresión. Lo que sería interesante sería que en estas líneas establecieses cuáles puedes utilizar a corto plazo y a largo plazo.
- ✓ Las herramientas a corto plazo nos van a proporcionar «control» sobre la situación. Sin embargo, las herramientas a largo plazo nos brindarán esa vitalidad y energía, tan necesarias en caso de depresión.
- ✓ La depresión tiene como objetivo mostrarnos que debemos iniciar un cambio en nuestros hábitos.
- ✓ El yoga nos ayuda tanto física como mentalmente a superar y a mejorar los síntomas de la depresión.
- ✓ La autoestima, la gratitud, la compasión y la visualización ayudan a mejorar los estados depresivos.
- ✓ La alimentación y la suplementación son clave para mejorar en esta enfermedad.

Bibliografía

- Festy, Danièle, *Mi biblia de los aceites esenciales,* Medici, Barcelona, 2016.
- Grain, Helen, *La magia del momento,* Plataforma, Barcelona, 2017.
- Kolk, Bessel van der, *El cuerpo lleva la cuenta,* Eleftheria, Barcelona, 2015.
- McKay, Matthew & Fanning, Patrick, *Autoestima,* Sirio, Barcelona, 2018.
- Novo, María, *Despacio, despacio,* Obelisco, Barcelona, 2011.
- VV.AA., *Recuperar el niño interior,* Kairós, Barcelona, 1994.

Vídeos de depresión - www.yogaesvida.es

Yoga y la neurociencia https://youtu.be/-2vXG6P04qM	Alivia la depresión con la fuerza del yoga https://youtu.be/TMacsOkxoE0	La importancia de los pies en la práctica de yoga https://youtu.be/IffUvWcdBpw
Agradece meditando https://youtu.be/gO7r9N-Zfxg	Cómo encontrar tu equilibrio interior https://youtu.be/vAomvihVwtI	Qué es halasana y cómo mejorar la actividad cerebral https://youtu.be/Z50z9GEddA4
Memoria y concentración con Dharana https://youtu.be/xCKUH3-Pehs	Mejora tu equilibrio haciendo yoga https://youtu.be/Qe37TIWvCZI	Vive la vida con alegría (con ayuda del yoga) https://youtu.be/YhStND9IDsk
Sukha purvaka, la respiración de yoga que nos ayuda a relajarnos https://youtu.be/rXfuD-wVBdQ	El yoga puede ayudarnos a cambiar el signo de nuestros malos pensamientos https://youtu.be/8CN8MmG1M0w	Sitali pranayama, o cómo aprender a emplear la respiración para refrigerarnos https://youtu.be/htVALN-ni_0

Lista de reproducción de vídeos del capítulo

https://www.youtube.com/playlist?list=PLufI7P7JZZh1jzIN88yIv7fqM-EvPYKA7

CLASE 1

Mejora tu ánimo

- Tiempo aproximado: 20 minutos.
- En esta práctica vamos a mejorar el ánimo ante la depresión «generando espacio en las axilas» para mejorar el trabajo del corazón, pulmones y la glándula timo. En las mujeres es especialmente beneficioso este gesto para mejorar la lubricación y favorecer el trabajo de drenaje de los ganglios que se encuentran en las axilas.
- Encontrar la línea entre el pulgar y las axilas nos conecta con el corazón.

Herramientas del libro

✓ Apertura de axilas.
✓ Actitud del observador y respiración completa.
✓ Murcha Pranayama.
✓ Mantra del agradecimiento. «Gobinday Mukande», de Snatam Kaur para finalizar.

❶ INICIO (CREAMOS EL FOCO DE LA PRÁCTICA) Y CALENTAMIENTO PARA FAVORECER EL DRENAJE EN LAS AXILAS

✓ 10 respiraciones por postura.

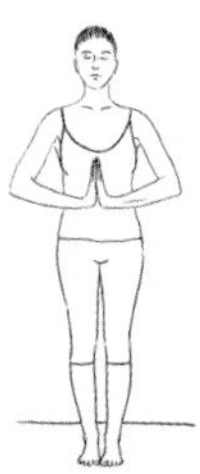

Actitud de observador (centramos la mente en elevar nuestro ánimo) Respiración completa

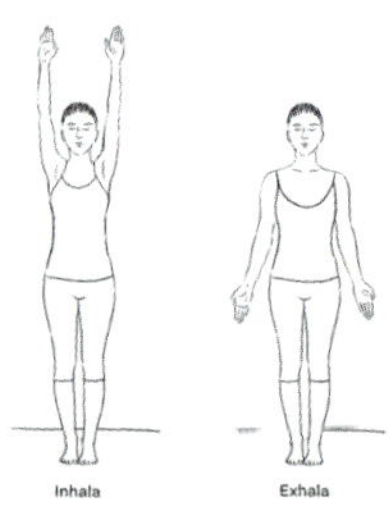

Abrimos y ahuecamos las axilas

x10 veces

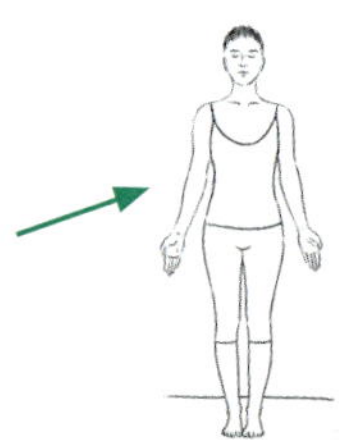

Inhala colocando los pulgares hacia arriba y eleva los brazos

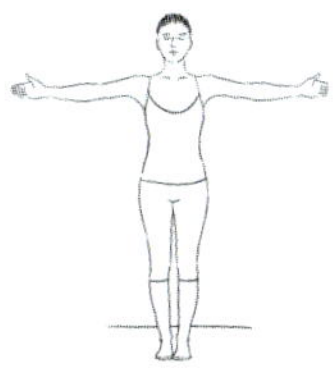

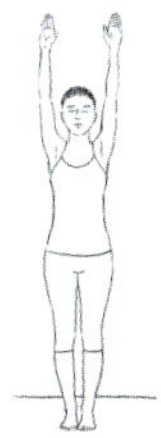

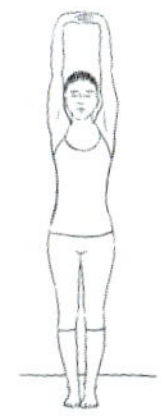

Drenamos las axilas

Alargamos los costados

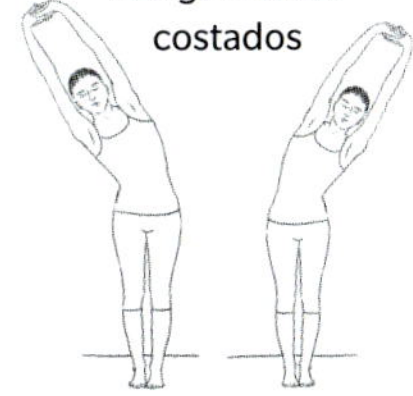

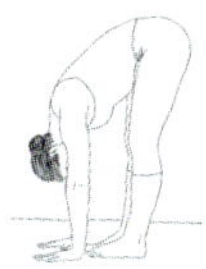

Aleja los brazos y ahueca las axilas para crear espacios en los ganglios

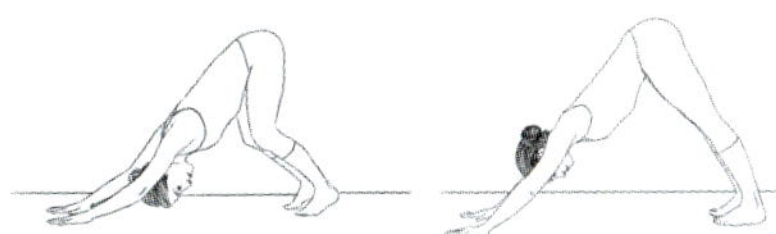

Axilas suaves

❷ ASANAS PARA AHUECAR Y CREAR ESPACIO EN COSTADOS Y AXILAS

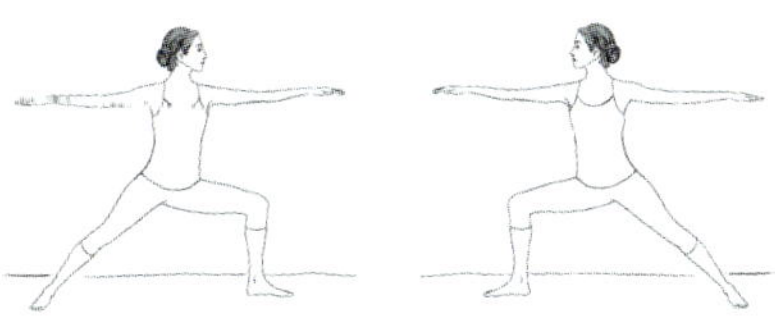

Virabhadrasana II
5 respiraciones ahuecando las axilas, conecta el romboides

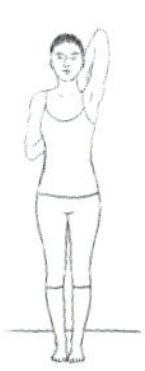

Gomukhasana
Abrimos espacio en las axilas y cambia los brazos

Relaja las axilas

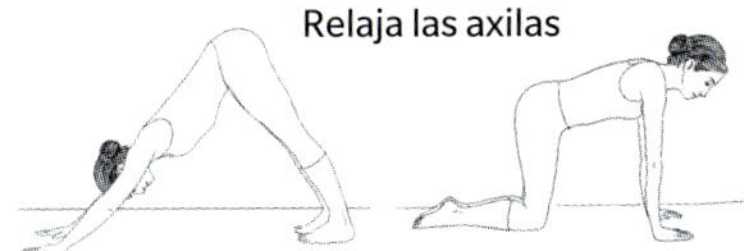

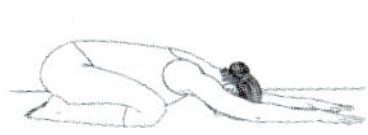

Balasana
Rodillas al ancho de caderas

Mandukasana

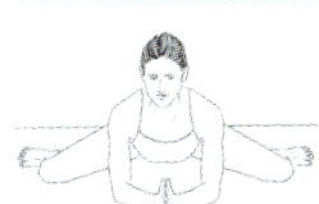

5 respiraciones para aliviar la depresión leve

Balasana

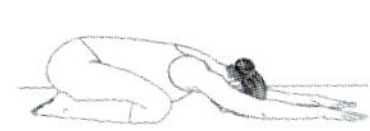

Cierra rodillas. Ahueca las axilas y hombros alejados de las orejas

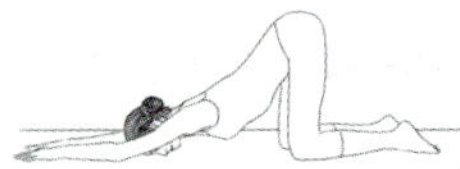

Anahatasana
Suaviza el corazón y deja que las axilas se abran

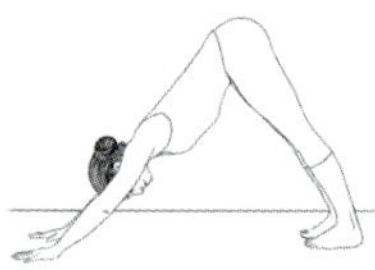

Adho Muka Svanasana
invertimos la sangre desde la cintura

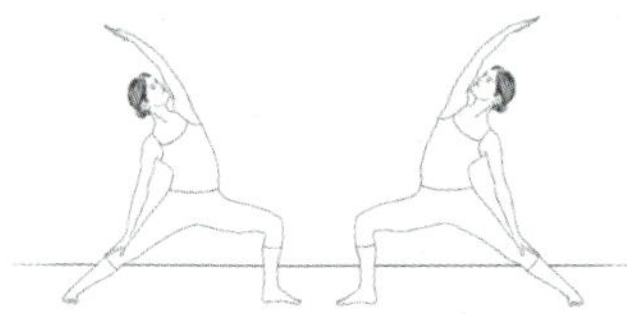

Guerrero extendido

Le damos espacio a las axilas

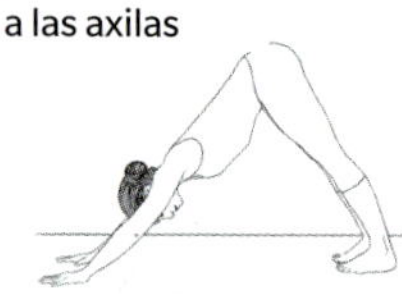

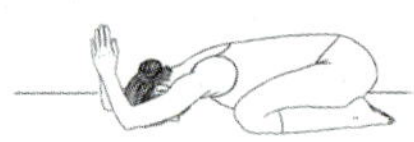

Balasana variante
codos en el suelo y manos en Namasté

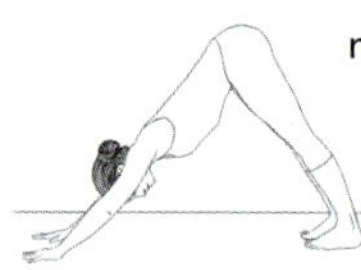

Atención; no colapses las axilas

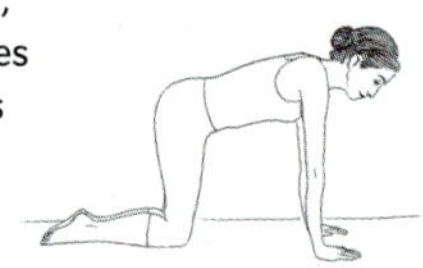

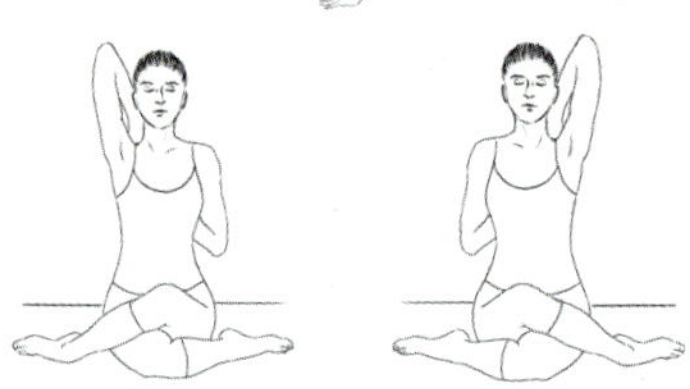

Gomukhasana
Estiramos pecho y axilas

❸ FINAL DE LA CLASE

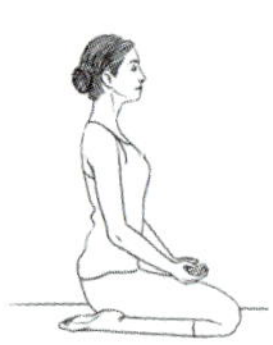

Pranayama
Murcha
3 minutos

Podemos ponernos un pañuelo blanco que cubra cabeza y hombros para preservar nuestro aura

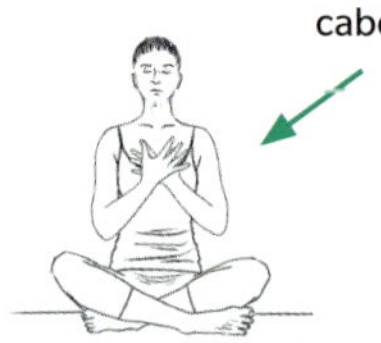

Mantra del agradecimiento
«Gobinday Mukande»
11 min

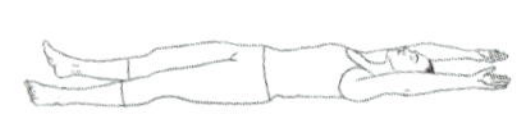

Savasana: coloca las palmas de las manos hacia arriba, percibiendo la apertura en las axilas para favorecer el drenaje de los ganglios
1 min

CLASE 2

Las tres mejores posturas para mejorar tu sistema inmune

- Con la depresión, la actitud mental y corporal que genera va mermando el sistema inmune. Te muestro 3 de las mejores posturas para mejorar el sistema inmune, tan importante para estar sanos.
- Estas tres asanas puedes integrarlas dentro de tu práctica. Por ejemplo, en las variantes del saludo al sol. Pero también pueden ser tus asanas cumbres o finales, de la práctica:

Parivrtta Trikonasana

- Es una postura de torsión profunda que dota de gran flexibilidad a la columna. Por su fuerza en pies y piernas, disminuye el exceso de pensamiento al bajar la energía al tren inferior.
- El giro que se realiza con el abdomen, implica directamente a los órganos internos (bazo, páncreas e intestinos). En el caso del bazo contiene los glóbulos blancos, los que ayudan a luchar contra infecciones, virus y gérmenes.
- Para poder realizar esta postura, hemos de trabajar la fuerza y la extensión de las piernas, los equilibrios, la apertura y el alargamiento del tren superior, estiramientos de cuello y brazos.

Proporciona equilibrio mental al tiempo que aporta flexibilidad a la columna.

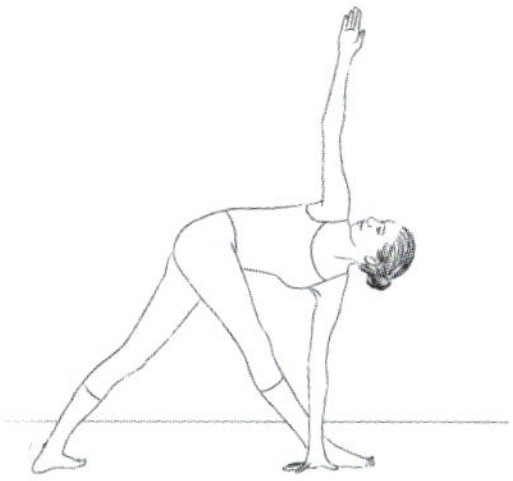

Ustrasana

- Es una postura de extensión que crea espacio en el pecho y estimula la glándula timo. La timo es la llave del sistema inmune. Además, esta asana desarrolla la fuerza interior de la persona, aliviando la fatiga mental y física.
- Para realizar esta postura de manera correcta, debes alargar la espalda y, desde la activación del abdomen comenzarás a arquearla hasta llegar con las manos a los talones.
- Para realizar esta asana, hemos de calentar los flexores de cadera, abdominales, aperturas de pecho y extensiones de cuello.

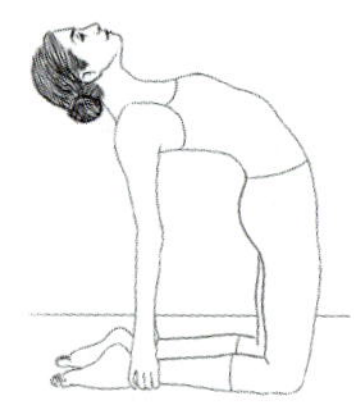

Parivrtta Janu Sirsasana

- Es una postura de extensión lateral que provoca apertura de pecho. Esta asana ayuda a abrir espacio en el pecho, axilas, alarga los costados, la cara interna de los muslos, etc., y estimula hígado y riñón, páncreas e hígado.
- Reduce la fatiga que sentimos en cuerpo y mente, y reduce la ansiedad.
- Para poder realizar esta asana hemos de calentar las piernas y los brazos.

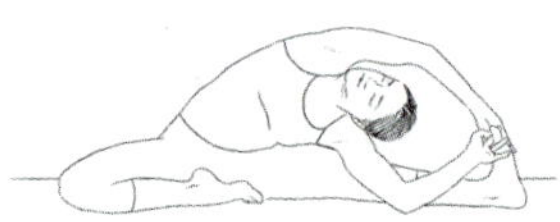

Con estas asanas puedes escuchar el mantra Sat Narayam, de Ajeet Kaur, que aporta energía y fortaleza.

CLASE 3

Alegría y fuerza interior

- Esta clase fomenta la sonrisa para aprovechar todos sus beneficios.
- Cada respiración y cada postura será realizada con una sonrisa con la que conectaremos al inicio, a través de la meditación de la sonrisa interior.
- En esta secuencia serán muy importantes los brazos, que nos ayudarán continuamente a generar espacio en el corazón, liberando las emociones que lo bloquean. Nos ayudaremos de dos meditaciones para conectar con la sonrisa y el corazón a través de la gratitud.
- También limpiaremos los ojos a través de la «Kriya Tratak».

Herramientas del libro

- Inicio: meditación de la sonrisa interior: 2 min.
- Respiración Ujjayi: respiración victoriosa para toda la práctica.
- Kapalabhati pranayama, para generar calor y energía.
- *Mindfulness* del abrazo colectivo.
- Opcional, uso de esencia Ylang Ylang.

1 INICIO Y ENFOQUE DE LA PRÁCTICA + CALENTAMIENTO DE ARTICULACIONES; UJJAYI PRANAYAMA

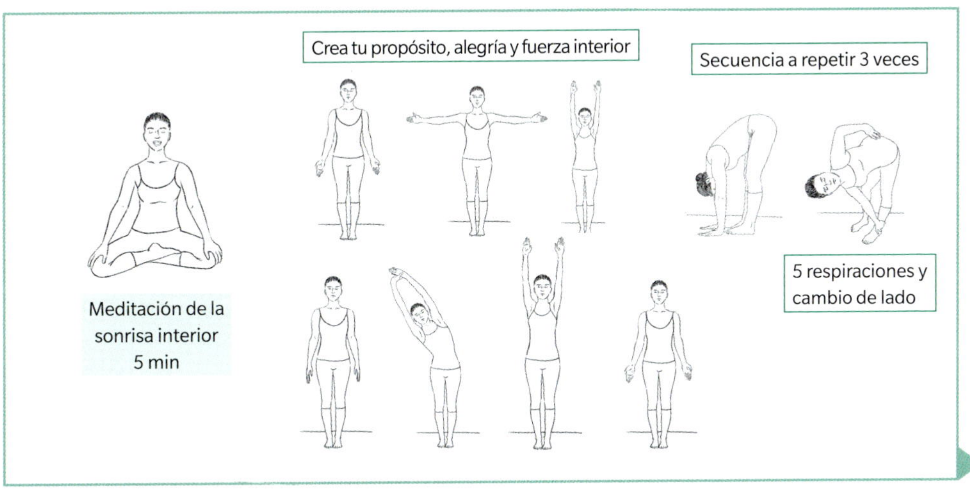

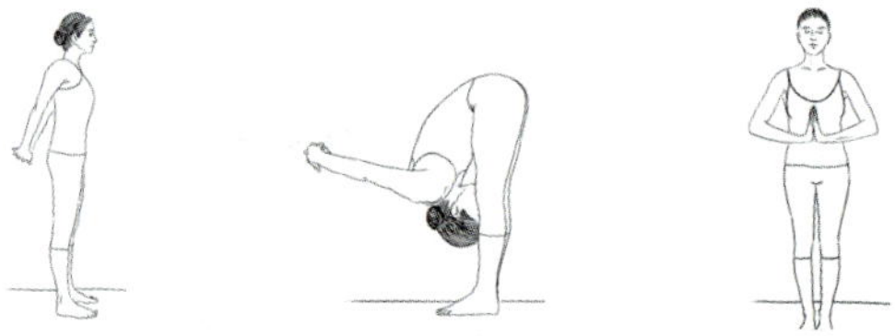

Junta tus manos en el corazón y trae un recuerdo alegre a tu mente y siéntelo en tu corazón

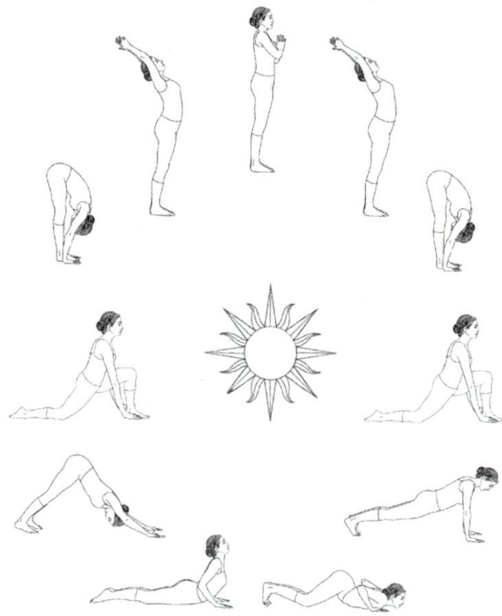

Calentamiento general. Saludos al sol

2 veces por lado y sonríe a la vida

❷ SECUENCIA PARA GENERAR FORTALEZA INTERIOR

✓ 5 a 10 respiraciones por postura. Muestra una gran sonrisa en tu rostro en cada postura.

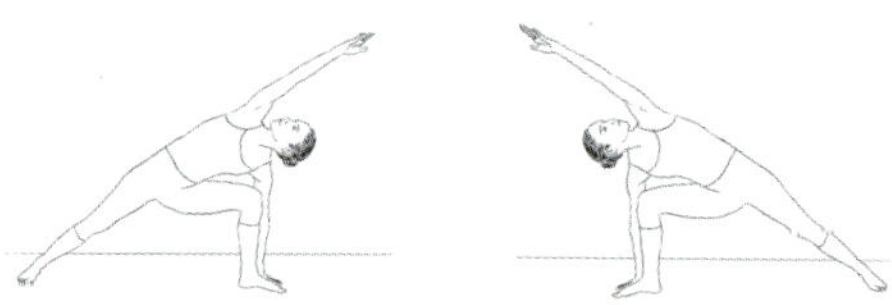

Utthita parsvakonasana

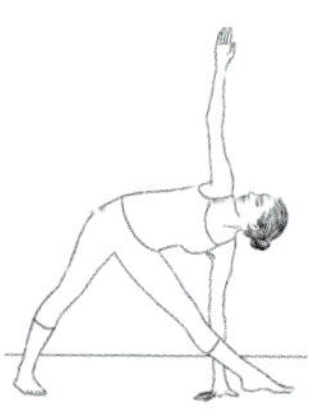

Trikonasana

y cambia de lado

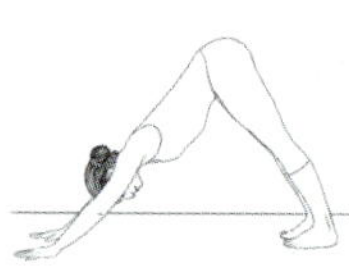

Adho Muka: nos aporta serenidad

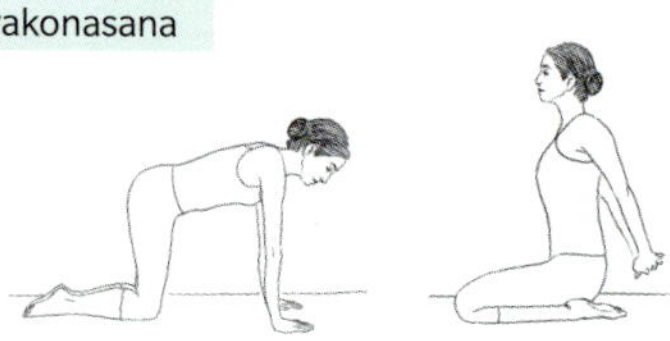

Vajrasana: reduce la depresión

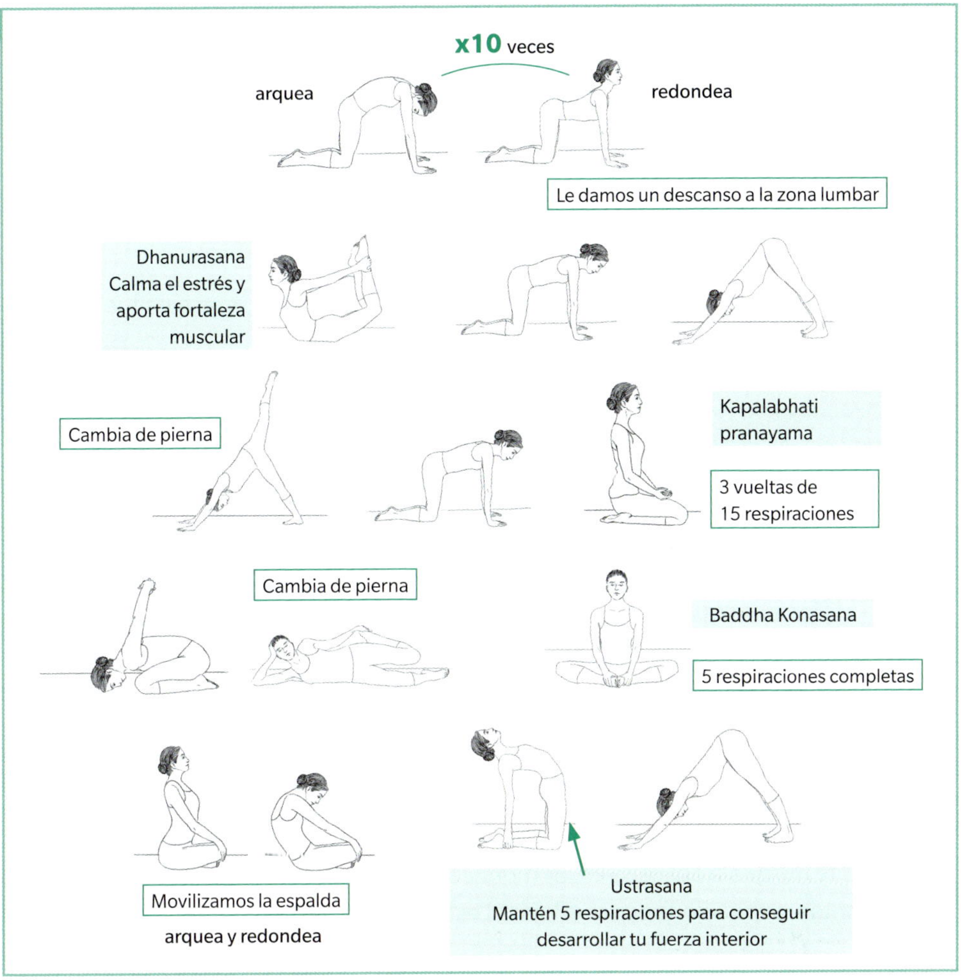
x10 veces
arquea
redondea
Le damos un descanso a la zona lumbar
Dhanurasana
Calma el estrés y
aporta fortaleza
muscular
Cambia de pierna
Kapalabhati
pranayama
3 vueltas de
15 respiraciones
Cambia de pierna
Baddha Konasana
5 respiraciones completas
Movilizamos la espalda
arquea y redondea
Ustrasana
Mantén 5 respiraciones para conseguir
desarrollar tu fuerza interior

3 FINAL DE LA SESIÓN

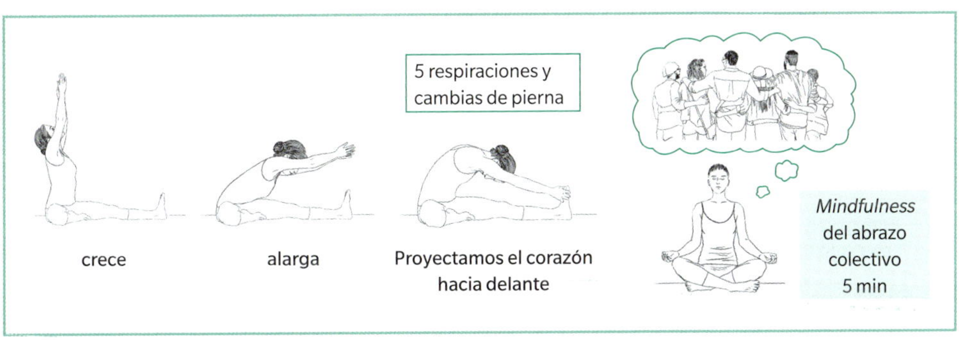

CLASE 4

Trae la luz a los rincones oscuros de tu cuerpo

La clase enfatiza en tres aspectos:

- Estirar los costados (mejora la movilidad del diafragma, masajea los órganos internos: bazo, páncreas e hígado).
- Alargar la cara interna de los muslos (crea espacio en una zona que normalmente permanece acortada y cerrada).
- Dotar de flexibilidad y movimiento a la columna (cuerpo flexible, mente flexible).

Herramientas del libro

✓ La respiración que usaremos en la clase será la respiración completa. Y practicaremos Kapalabhati.

✓ Savasana final: Gayatri mantra. Es un mantra que reconforta y proporciona el estado de plenitud.

✓ Esencia de incienso, recomendable en la depresión al estimular la glándula pineal y pituitaria (sistema límbico) y, además, nos ayuda a establecer la conexión espiritual. Podemos aplicarla en los pies, o difundirla en el aire. Personalmente me gusta aplicarla en las muñecas, la nuca y en las sienes, realizando unas cuantas respiraciones para aflojar el estrés.

1 INICIO Y CREAMOS EL FOCO DE LA PRÁCTICA «TRAER LUZ» + CALENTAMIENTO

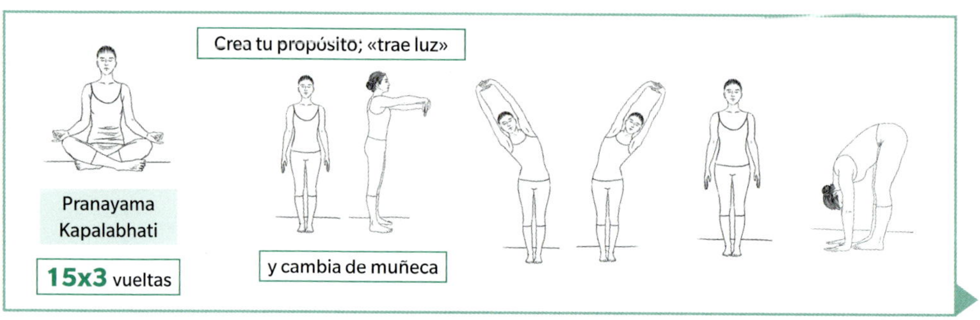
Crea tu propósito; «trae luz»
Pranayama
Kapalabhati
15x3 vueltas
y cambia de muñeca

x10 veces

arquea — redondea

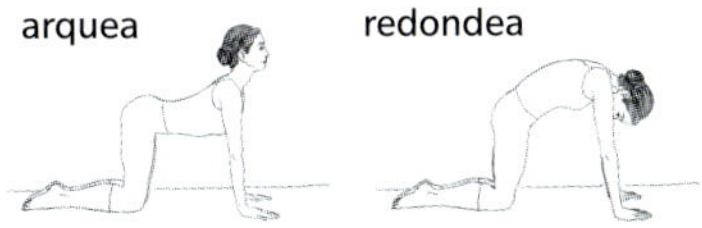

Anahatasana

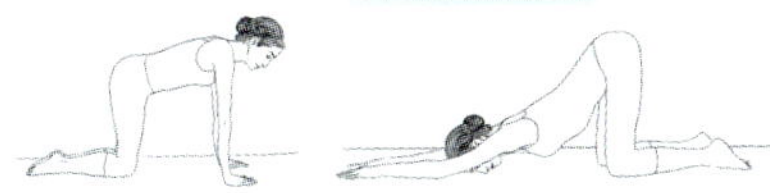

5 respiraciones para alargar los costados

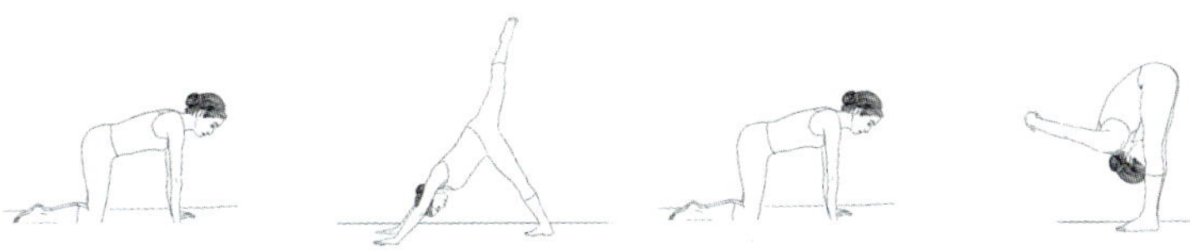

10 respiraciones y cambia

Vashistasana

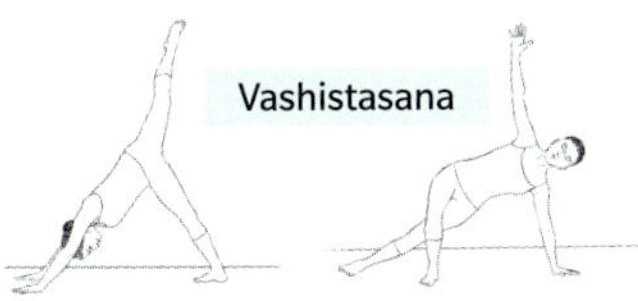

3 respiraciones y cambia de lado

SALUDO AL SOL
2 vueltas completas

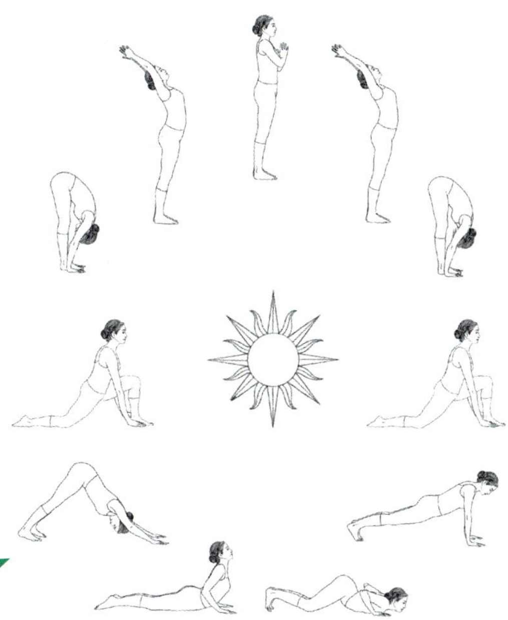

y cambiamos de lado

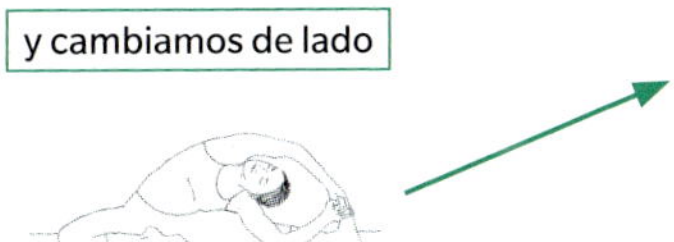

Parivrtta Janu Sirsasana

Integramos esta asana entre estas posturas del saludo al sol. Realizaremos por ambos lados

❷ ASANAS PARA TRAER LUZ

✓ 5 respiraciones por postura y cambia de lado

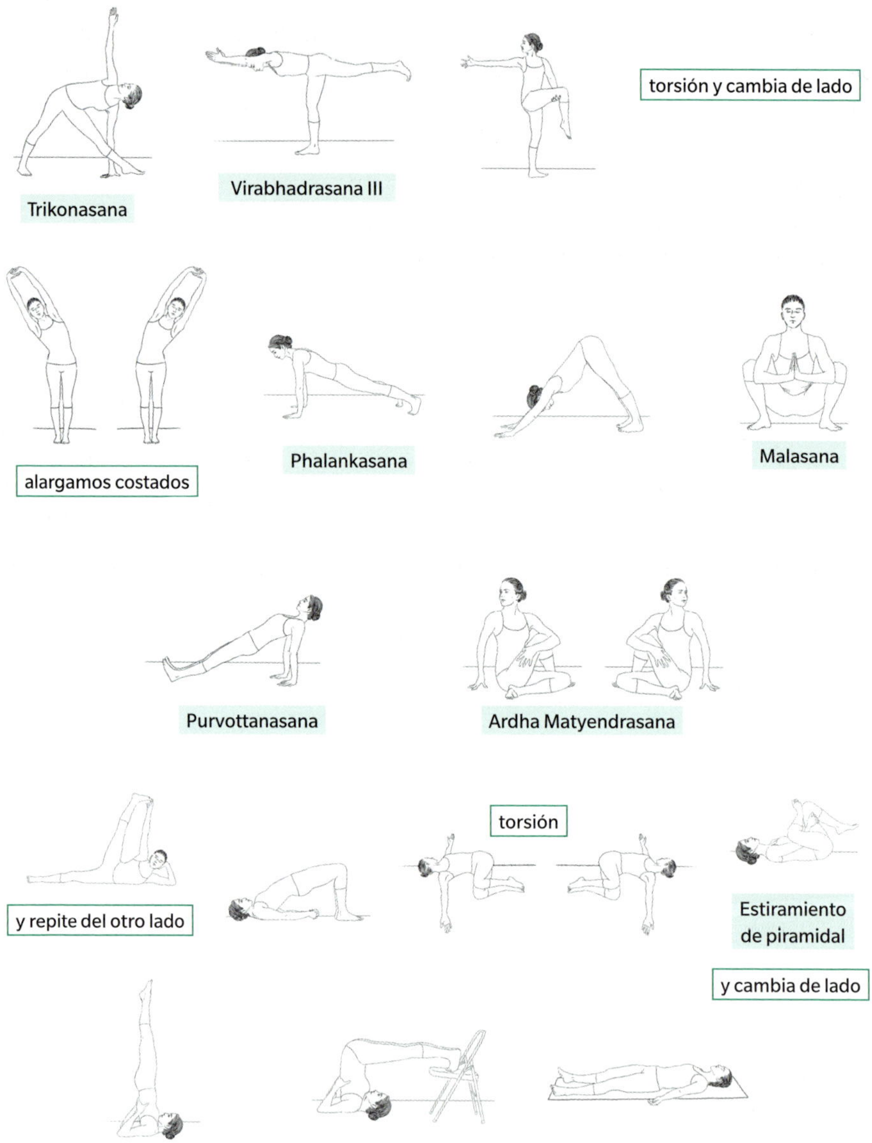

CLASE 5

Recupera el interés por vivir

El objetivo de esta clase será a nivel físico: alargar los costados y experimentar aperturas de pecho que nos ayudarán a recuperar el interés por vivir. A nivel mental: trabajaremos con dos meditaciones (aceptación y compasión), que consiguen romper con los patrones mentales negativos y Anuloma Viloma pranayama, que nos proporciona equilibrio mental. La combinacion entre pranayamas, posturas y meditaciones logrará que recuperemos el interés por vivir.
Dedicaremos al menos 5 respiraciones por postura.

Herramientas del libro

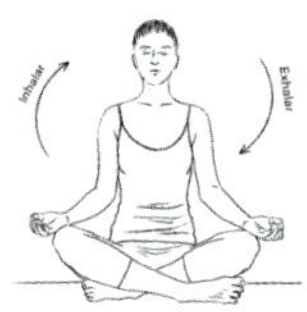

Mantra para escuchar a los largo de la clase. «I'm Happy», que es un mantra para conseguir la alegría interior.

- ✓ Meditación de la Aceptación y Compasión.
- ✓ Respiración completa para toda la práctica.
- ✓ Pranayama Kapalabhati.
- ✓ Material para la clase: silla
- ✓ Opcional: Esencia de jengibre que es una esencia suave y picante que aporta energía. Aplicaremos 1 gota en las plantas de los pies, frotando uno contra otro. Y otra gota que aplicaremos en la punta de la lengua o en un vaso de agua y beberemos al finalizar la clase.

1 INICIO MEDITACIÓN DE LA ACEPTACIÓN

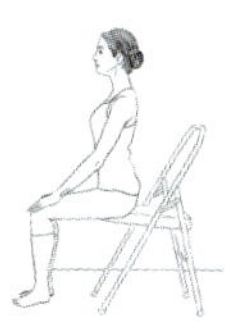

Meditación de la Aceptación
5 min

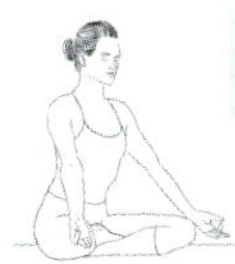

Kapalabhati Pranayama

15 respiraciones x 3 vueltas

arquea

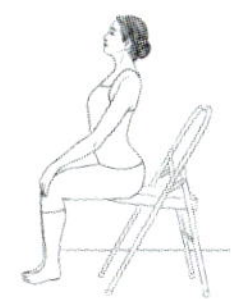

redondea

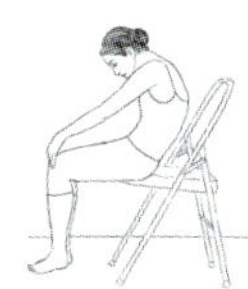

10 movimientos

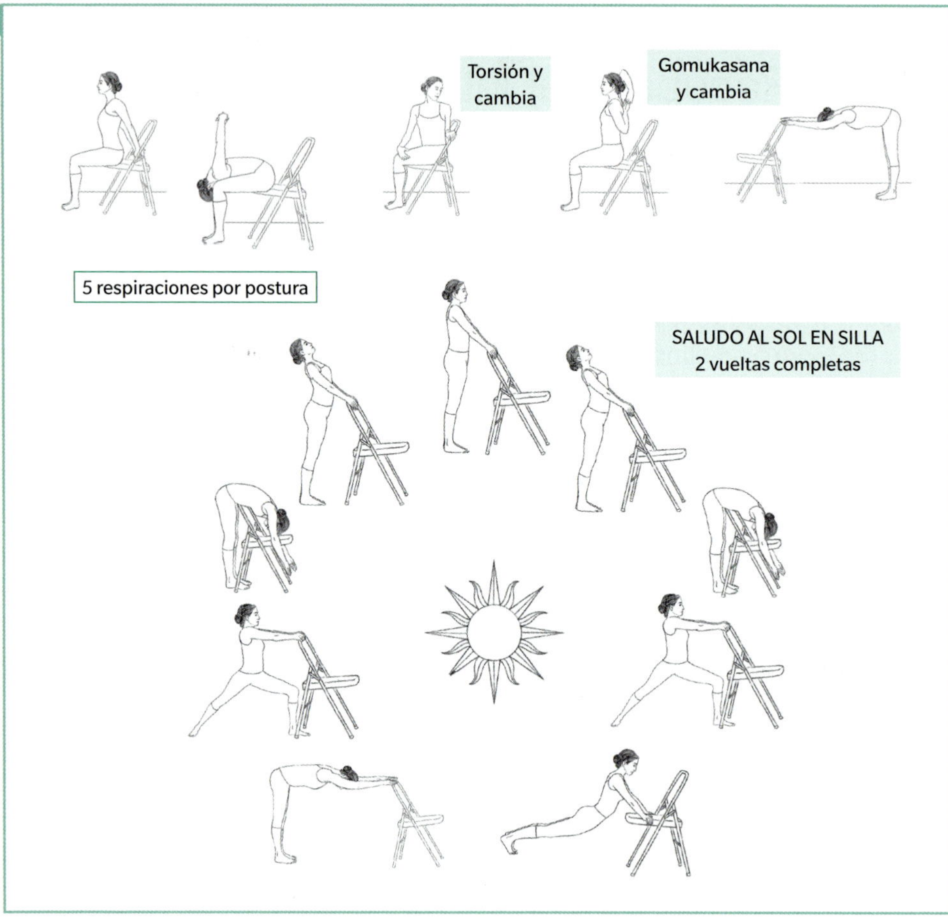

❷ SECUENCIA PARA RECUPERAR EL INTERÉS POR VIVIR

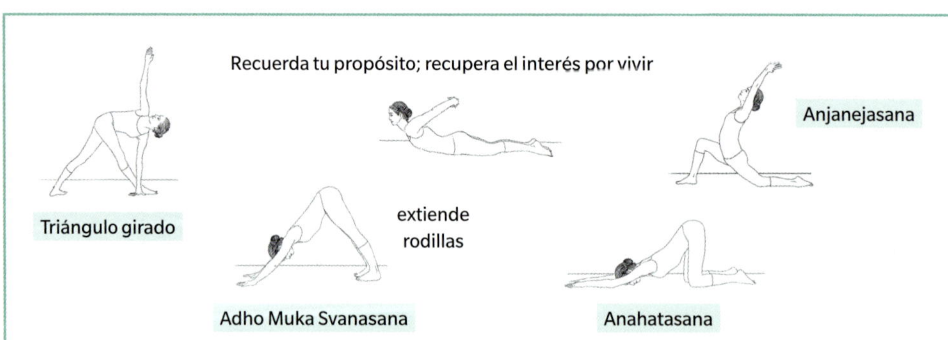

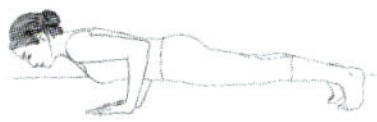
Chaturanga

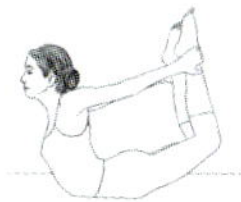
Dhanurasana

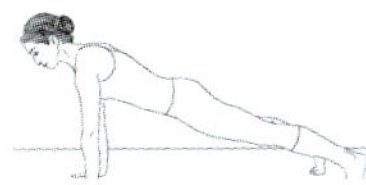
Phalankasana

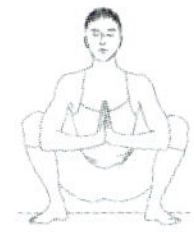
Malasana

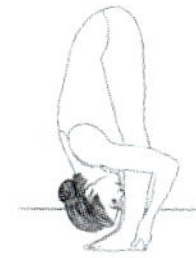
Uttanasana

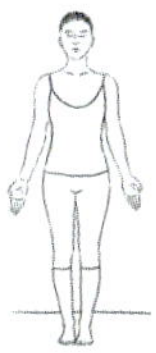
Tadasana

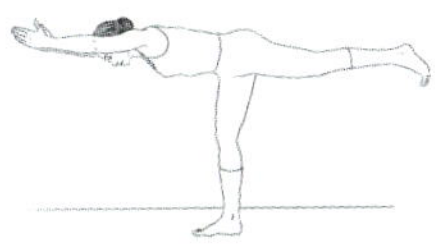
Virabhadrasana III
y cambia de pierna

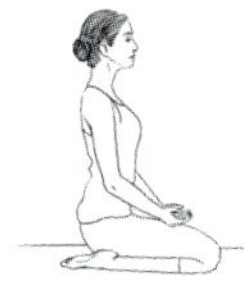
Vajrasana

❸ FINAL DE LA CLASE: RELAJACIÓN Y MEDITACIÓN

✓ relax final

5 minutos

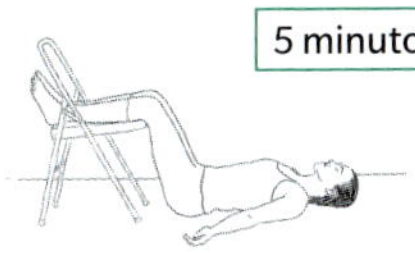
Savasana

5 minutos

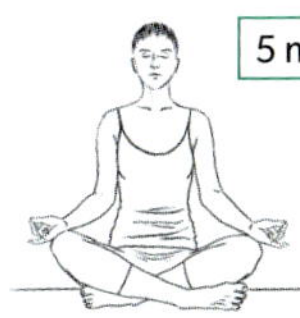
Meditación de la compasión
(pasado y perdón)

CLASE 6

Postura avanzada: Dhanurasana

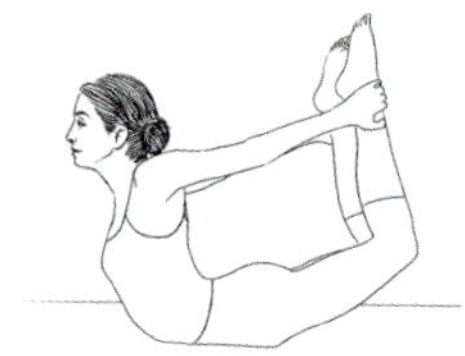

Es una postura de extensión básica o intermedia-avanzada en función de las variantes. Es una asana que nos llena de energía al generar espacio en el corazón.

- ✓ **A nivel físico:** estira la zona frontal (pectoral, deltoides, abdomen) y activa la zona posterior (erectores de columna, glúteo mayor, isquiotibiales).
- ✓ **A nivel mental:** nos ayuda a concentrarnos.
- ✓ **A nivel emocional:** eleva el ánimo.

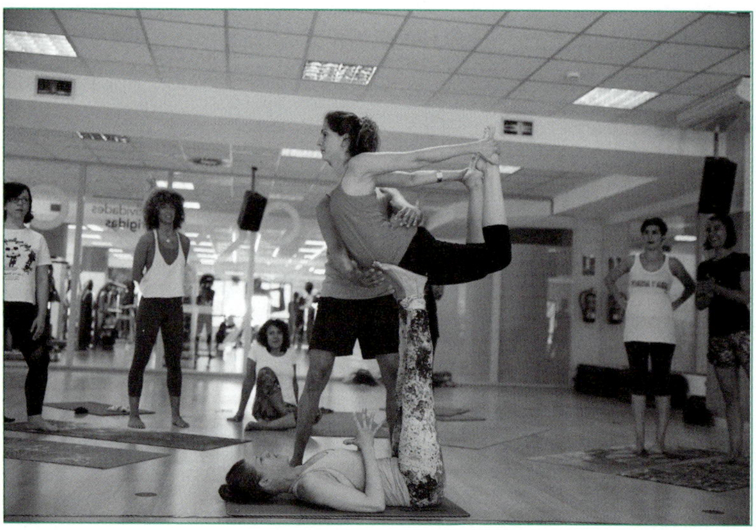

Esta fotografía pertenece a una de las ediciones del Madrid Yoga Congress, en la que realizamos un yoga en pareja y acroyoga con Susann Mayer.

- ✓ Nivel básico: podemos realizarla con cinturón de yoga.
- ✓ Nivel intermedio: en el suelo, tumbado boca abajo.
- ✓ Nivel avanzado: aeroyoga, como en la fotografía.

5

El insomnio

Engánchate al descanso

El alma necesita reflexión y silencio,
como el cuerpo necesita alimento y descanso

Anónimo

Tema

Caso real de un alumno

«Aproximadamente hace siete años pasé por una época difícil. Tuve depresión e insomnio. La depresión no era nueva para mí, pero el insomnio sí, hasta el punto de tener que tomar pastillas para poder dormir. Y fue esta situación la que me hizo tomar conciencia de que debía hacer algo por mi salud sin tener que depender de los fármacos. Fue en ese momento cuando decidí apuntarme a yoga».

Begoña R.

Según los últimos estudios científicos, a nivel nacional e internacional el insomnio es toda una epidemia si tenemos en cuenta que más de la mitad de la población sufre o ha sufrido en alguna ocasión algún tipo de problema o trastorno para dormir. Según la Sociedad Española del Sueño (SES), el 58 por ciento de la población española no duerme bien y algo menos de la mitad declara dormir menos horas de las recomendadas. ¿Pero recomendadas para qué?

El sueño es mucho más que descanso. Y resulta que mientras dormimos nuestro cuerpo se resetea, se fortalece para poder despertar como nuevo cada mañana. De la misma manera que enchufamos nuestro móvil cada noche para recargarlo, nuestro cuerpo necesita enchufarse al descanso. Esta explicación nos hace entender qué es lo que sucede cuando nos afecta el insomnio, ya que nuestro cuerpo sufre con mayor intensidad el efecto oxidativo por falta o ausencia de secreción adecuada de melatonina, fundamental para el funcionamiento celular.

En definitiva, nuestra calidad de vida empeora sustancialmente si padecemos insomnio, por lo que es importante preguntarse y saber qué consecuencias tiene para nuestra salud la falta de sueño o insomnio, en las que cabe destacar que triplica los fallos de atención y duplica la probabilidad de errores, según confirma el estudio elaborado por el Laboratorio del sueño y aprendizaje de la Universidad Estatal de Michigan.

La naturaleza tiene su energía interna, al igual que la tienes tú. Si nos fijamos en la naturaleza, y que para coger de la tierra algún alimento, como los tomates, hemos de saber que tienen su hora de recolección precisamente porque en distintas horas del día tienen más o menos energía. Lo mismo sucede con nosotros. Por las tardes noches hemos de disminuir los niveles de cortisol, noradrenalina, adrenalina, etc., dando paso a neurotransmisores que están relacionados con la activación del sistema nervioso parasimpático que promueven el descanso. A lo largo del día conseguimos que la serotonina se convierta en triptófano para que por la noche sea melatonina.

CONSECUENCIAS DEL INSOMNIO

- *Desequilibrio en el sistema nervioso.* De hecho, dormir es un proceso que ocupa la tercera parte de la vida de un ser humano. La falta de sueño aumenta el tono simpático relacionado con el estado de estrés y vigilia, deprimiendo el tono parasimpático que nos ayuda a calmar los impulsos nerviosos y el estrés sostenido. Debido a la conexión cerebro, intestino y piel la alteración en el sistema nervioso puede derivar en un problema tanto a nivel cerebral como digestivo o dermatológico.
- *Desequilibrio en la secreción de hormonas y neurotransmisores*, que afectan al uso que nuestro cuerpo hace de la energía, lo que puede desembocar en una mayor ingesta de calorías durante el día, aumentando así el riesgo de padecer obesidad o/y diabetes.
- *Incrementa el riesgo de hipertensión* u otras enfermedades cardiacas.
- *Modifica el pH del organismo*, aumentando los niveles de acidez en detrimento de los niveles alcalinos, sinónimo de cuerpo sano. La sangre del cuerpo mantiene un pH de 7.4, y en caso de desequilibrio la sangre sustrae, roba a otros órganos vitales del organismo los minerales que le faltan.
- *Incrementa la fatiga o neblina mental*, afectando a la memoria, los reflejos, al comportamiento conductual, al tiempo que favorece procesos neurodegenerativos del tipo del Alzheimer.
- *Incrementa la fatiga muscular y física*, favoreciendo el dolor crónico o patologías como el síndrome de piernas inquietas.
- *Empobrece la absorción de nutrientes de la dieta*, al tiempo que altera el equilibrio del metabolismo. Para ampliar más información sobre este aspecto, ver apartado sobre la alimentación que puedes encontrar en el código QR.
- *Favorece la aparición de problemas óseos como la osteoporosis*. Es durante el sueño cuando las estructuras óseas se reparan, se nutren y recuperan parte de la densidad que han perdido durante el uso que hacemos de ellas a lo largo del día.
- *Debilita el sistema inmunológico al alterar el equilibrio del mismo*, provocando cambios en el eje hipotálamo, pituitaria-adrenal y el sistema simpático (asociado a los estados de estrés), es decir, altera la homeostasis del cuerpo.
- *Problemas reproductivos y endocrinos*. La falta de sueño puede alterar la secreción de glándulas como la tiroides y otras hormonas provocando alteraciones en nuestra capacidad reproductiva, disminución de la libido y problemas de carácter menstrual.

- Enfermedades cardiovasculares e hipertensión.
- Aumento de peso.
- Trastornos mentales diversos.
- Infecciones de todo tipo.
- Empeoramiento de cualquiera de las enfermedades que ya tengamos.

FACTORES QUE ALTERAN EL DESCANSO

- *Exceso de pensamiento.* Tendremos que encontrar las herramientas necesarias para conseguir dormir, y en la mayoría de las ocasiones tras el insomnio se encuentra una persona controladora o nerviosa que no encuentra la forma de canalizar sus pensamientos. Veremos diferentes formas de hacerlo, pero quizás sea buena idea tener una agenda al lado de la cama en la que escribir las ideas y trasladarlas al papel para tener la sensación de soltar el control y poder conciliar el sueño. Trasladar las ideas al papel es una manera sencilla para dejarlas ahí y no tener que memorizar o rumiarlas durante la noche.
- *Contaminación lumínica.* Descubre si tu habitación tiene un exceso de luz, haz la prueba al acostarte. Si eres capaz de ver los dedos de tu mano con el brazo extendido una vez estés acostado en la cama, es que hay un exceso de luz en la habitación. La luz puede proceder de la calle o del interior de tu propia habitación, por lo que, sea cual sea el origen de la contaminación lumínica, dedica unos minutos a revisar estas interferencias para adecuar tu estancia al descanso. Comprueba que las persianas estén bien bajadas, elige tejidos opacos para las cortinas y revisa los pilotos de luz de los aparatos eléctricos que tengas en el cuarto, una televisión o el despertador. Y siempre que puedas elige para tu habitación luz cálida.
- *Contaminación electromagnética.* Los móviles y otros dispositivos similares, como las tabletas, emiten potentes señales electromagnéticas que desequilibran el ciclo del sueño. Para evitar tal alteración, y ya que en muchos casos usamos el móvil como despertador, es conveniente activar el modo avión para desactivar la búsqueda de señales electromagnéticas. Y si queremos usar el móvil antes de irnos a dormir recuerda activar el modo NOCHE en los ajustes de tu móvil para cambiar de luz azul, que activa la producción de cortisol. Es decir, la luz cálida no interfiere en la producción de melatonina, las ondas wifi y *bluetooth* sí, por lo que sería recomendable apagar el *router* durante la noche. Y si queremos hacer un trabajo integral, en lo que a la contaminación electromagnética se refiere, puedes

revisar si al dormir tu cabeza está cerca de algún electrodoméstico, en el caso de que tu habitación esté junto a la cocina.

Una manera de conocer cuáles son las zonas donde se radian más ondas en nuestro hogar es a través de nuestras mascotas.

Los gatos suelen colocarse para dormir en las zonas de mayor elevación de ondas electromagnéticas, porque les relaja estar cerca de ellas, y se colocan en las zonas de mayor radiación. Nuestros animales domésticos nos hacen de guía. Sin embargo, los que tengáis perros sabréis que suelen colocarse en las zonas de menor contaminación electromagnética.

- *Temperatura de la estancia*. Lo ideal es que la habitación no supere los 21 grados, tanto en verano como en invierno. Esta es la razón por la que muchas noches de verano nos cuesta conciliar el sueño o padecemos despertares precoces, debido a que las altas temperaturas provocan que los ciclos del sueño sean más cortos.
- *Actividad física aeróbica a partir de las 20 h*. Está comprobado que la actividad física intensa puede ser un obstáculo para conciliar el sueño si se practica cerca de la hora de dormir. A partir de las 19 h no deberíamos realizar ejercicio aeróbico, ya que es recomendable que transcurran al menos cuatro horas de margen respecto a la hora de acostarnos. No pasa así con el yoga, que, como veremos, puede ser una potente herramienta para mejorar los problemas de insomnio.
- *Alimentación*. Tanto la elección de los nutrientes como la hora a la que los ingerimos puede perturbar el equilibrio de la glándula pineal o favorecerlo. En las últimas horas del día es importante evitar bebidas excitantes como el café, el té, el alcohol y otras bebidas estimulantes, así como la comida picante que activan el cortisol. También es importante la elección de los nutrientes en la última ingesta del día. Debemos evitar los alimentos procesados o de difícil digestión, así como alimentos con grasa o exceso de colesterol porque promueven la fabricación de cortisol u hormona del estrés. Tampoco es conveniente ingerir alimentos de naturaleza fría ni crudos que dificultan la digestión y, por tanto, la conciliación del sueño. El horario es igual de importante y está regido por el desayuno. Es decir, si desayunas a las ocho de la mañana lo ideal es que la última comida fuera a las ocho de la tarde.

Otros contaminantes del sueño

- *Flúor*. El flúor de los dentífricos afecta al sistema nervioso, generando un desequilibrio en los receptores y neurotransmisores, además de irritar la mucosa gástrica.

- *Jet lag*. Si estamos acostumbrados a viajar a países con diferente uso horario al nuestro, nuestro ritmo de sueño se verá alterado. Podemos ayudarnos de la suplementación para que nuestro cuerpo se adapte a los cambios, tanto a la ida como a la vuelta de nuestros viajes, que no solo desajustan el sueño, sino nuestra rutina de comidas, regularidad de tránsito intestinal, etc.

  Los suplementos de melatonina, que es la hormona que sintetiza la glándula pineal y que segrega más o menos melatonina en función de la oscuridad, son recomendables. La melatonina no induce el sueño, lo que genera es la modulación del ciclo, a través de los procesos neurofisiológicos del cerebro. Resulta ser uno de los productos más vendidos en el mundo entero y podemos conseguirla de liberación rápida para que actúe en pocas horas o de liberación prolongada.
- *Horarios de trabajo y cambios de hora*. Muchos de los cambios que alteran nuestro ritmo biológico vienen sobrevenidos. Los cambios de hora de una estación a otra o los turnos de trabajo pueden alterar y desequilibrar los ciclos circadianos. En el caso del cambio de hora lo ideal es adelantarse e ir ajustando, de cuarto de hora en cuarto de hora, el momento de irse a dormir y el del despertar. De este modo nuestro cuerpo no sufrirá tanto y le ofreceremos mayores posibilidades y capacidad de adaptación. Durante el día es necesario que entre la luz a través de los ojos y por las noches deberíamos usar luces cálidas y de poca intensidad, y no luces led. En el caso de que por el trabajo no podamos dormir durante la noche es muy importante que controlemos la contaminación acústica y lumínica de tu dormitorio al dormir. Además, en este caso las rutinas alimenticias son clave para salvaguardar el equilibrio, ya de por sí alterado, y es que nuestro cuerpo no está hecho para dormir durante el día.
- *Tener un bebé en casa*. Los bebés duermen de media entre 12 y 14 horas, pero no todas esas horas transcurren durante la noche. Para enseñarles a dormir y a distinguir el día y la noche siempre es recomendable que duerman con algo de luz durante el día, manteniendo la máxima oscuridad posible durante la noche. Uno de los consejos que recibimos los padres al llevar a los niños al cole es que, aunque sea de día, hay que bajar las persianas mientras cenamos para crear una rutina en los niños para llevarlos a la cama a la hora indicada en estaciones donde hay más horas de luz. Según el niño vaya creciendo y madurando, su organismo irá regulando su propio ciclo circadiano. Ten en cuenta que los más pequeños son especialmente sensibles al efecto de la contaminación electromagnética de los móviles y las tabletas, porque su cerebro está en desarrollo y es más permeable que el de un adulto.

LOS CICLOS CIRCADIANOS

Son los ciclos sobre los que nuestro cuerpo se regula. Es nuestro reloj biológico interno el que por las mañanas detecta luz natural y provoca que nos despertemos y que todo nuestro organismo se ponga en funcionamiento. Y por las noches, al disminuir la luz, nuestro cuerpo se relaja y va disminuyendo su actividad.

Si tenemos horarios de trabajo o de vida alterados respecto a las horas de sol, debemos tomar una serie de precauciones para ajustar nuestro ciclo circadiano. Lo veremos a lo largo del capítulo, en el que encontrarás soluciones para ajustar tu ciclo a tu ritmo de vida. La alimentación y el desarrollo de tu día serán claves para poder conciliar el sueño de manera correcta.

¿Qué puede alterar el ritmo biológico o ciclo circadiano?

Según la MTC cada hora del día se corresponde con un órgano del cuerpo.

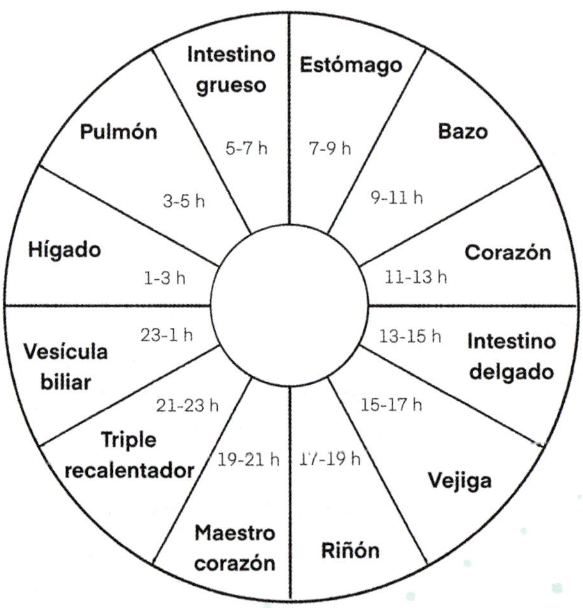

Como ves en este dibujo, a cada hora del día trabaja un sistema corporal diferente. Desde las 21 h a 7 h aproximadamente, nuestro cuerpo se regenera, y para ello necesita relajación y descanso.

El reloj orgánico

- **La hora del hígado de (1h a 3h).** El hígado se desintoxica.

  Si te sueles desvelar siempre a esta hora es que tu hígado necesita una desintoxicación. A nivel emocional esta franja ayuda a liberar las emociones que alberga el hígado: «la ira». Suele ser la hora en la que las personas con estrés o ansiedad tienden a despertarse.

- **La hora del pulmón de (3h a 5h).** El pulmón elimina sus residuos y también la emoción que albergan: «la tristeza». Es determinante para las personas que padezcan depresión entender que el descanso en esta franja es de suma importancia para ellos.

- **La hora de los intestinos (5h-7h).** Por ello muchas personas nada más despertar, lo primero que hacen es ir al baño, porque es el momento de limpieza de los mismos. Las emociones de la angustia y la sensación de «no poder asimilar alguna situación».

Generalmente, nos acostamos bastante tarde en España. Lo ideal sería acostarse de 21 h a 23 h para que las glándulas suprarrenales y la tiroides aporten el equilibrio necesario al organismo. Si en esta franja realizamos alguna secuencia suave de posturas o dedicamos unos minutos a la meditación o relajación, nos aseguraremos un buen descanso. Sobre esta franja horaria el cortisol disminuye, dando paso a la melatonina, que nos ayudará a relajar el sistema nervioso, abriendo las puertas al sistema nervioso parasimpático, que es el que nos repara y nos aleja del estrés.

Cuento del Búho y la Alondra

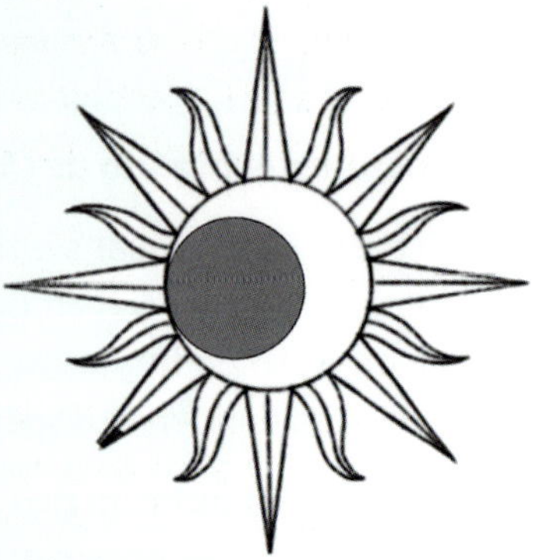

«Érase una vez una alondra y un búho que un día se conocieron, se enamoraron y formaron su propio nido. Todo parecía perfecto, porque al búho le encantaba cazar por las noches y a la alondra cantar cada mañana.

Al tiempo, la alondra se molestaba con el búho, porque la despertaba cada noche al cazar, y por las mañanas no le acompañaba a cantar. La alondra tampoco acompañaba a cazar al búho, porque debía dormir cada noche para poder levantarse temprano, a cantar por las mañanas.

En alguna ocasión se hicieron compañía el uno al otro, uno siempre andaba medio dormido, o muchas veces hasta malhumorado, pues estaba perdiendo sus preciosas horas de sueño reparador. La alondra y el búho se dieron cuenta de que sus relojes biológicos eran incompatibles y por eso no podían estar juntos todo el tiempo que les gustaría. Desde entonces, como se querían tanto, el búho dejaba que la alondra cantara por las mañanas y ella dejaba que su querido búho cazara por las noches, y muchas veces, hacían también el esfuerzo de acompañar al otro para disfrutar tiempo juntos, pero sabiendo que su reloj no podía cambiar».

¿Qué eres, búho o alondra?

____

____

En la mayoría de las parejas suele haber un búho y una alondra. Si no lo tienes muy claro, quizás sepas distinguirlo cuando ves una película por la noche y tú o tu pareja os quedáis dormidos al poco de comenzar a ver la película. En tal caso eres alondra, porque estás activo por la mañana y cansado por la tarde-noche.

En el caso de ser búho, sobre las 20h parece que comienza un nuevo día para ti y disfrutas de ver tranquilamente series y películas hasta tarde. Sin embargo, te cuesta mucho despertar por la mañana y tardas en quitarte la pereza cada mañana.

El insomnio provoca enfermedades serias y es conveniente acudir a un especialista para que nos guíe y así tener las pautas necesarias para mejorar nuestro sueño y proceso de reparación. Una vez que hemos revisado y analizado todas las circunstancias que alteran los ciclos del sueño, lo siguiente que debemos saber es cómo podemos volver y recobrar el equilibrio a través del yoga.

Experiencia de un alumno

«Fue una decisión muy acertada, de las mejores que he tomado en mi vida. No tenía ni idea de lo que me iba a encontrar. Al cabo de mes y medio más o menos, empecé a notar los beneficios y me enganché. Hasta hoy que sigo practicando.

Para mí hay un antes y un después en mi vida a raíz de practicar yoga. Con el tiempo pude dejar de tomar las pastillas para dormir y no solo eso, sino que algo más cambió en mí. Mi forma de pensar, de ver la realidad. Aprendí a relativizar y a soltar. Me encontraba más a gusto conmigo misma y, por consiguiente, con los demás. Me di cuenta de que los temas que antes me preocupaban y obsesionaban ya no lo hacían. Me tomo todo con más calma. Y no solo yo he notado el cambio, los que están a mi alrededor también.

En otros aspectos también he notado cambios: soy más disciplinada, tengo más fuerza de voluntad y más paciencia para conseguir mis objetivos. Te pongo un ejemplo: antes de practicar yoga nunca había estado a dieta. Afortunadamente, no me hacía falta, hasta hace poco, en que tuve un evento y quería ponerme un vestido que no me valía. Me propuse hacer dieta durante un mes (no me daba tiempo a más). ¡Y lo conseguí! Yo misma me sorprendí de que fuera capaz de hacerlo, con lo que me gusta comer. Te cuento como anécdota que una amiga mía vino un día a comer a casa y también quedó muy sorprendida de ver que mientras los demás disfrutaban de un copioso cocido, yo lo hacía con pasta y verduras. Estoy absolutamente convencida de que el yoga me ayudó, preparó mi mente para el desafío. Y si fui capaz de hacer esto, podría hacer cualquier otra cosa».

Begoña R.

Todos estamos expuestos a tener malos momentos en la vida, porque todo cambia, hoy estás arriba y mañana abajo. Si nos hacemos con las herramientas necesarias, conseguiremos aceptar lo que la vida nos aporta, comprendiendo que hay que fluir con la vida y aprender tanto de lo bueno como de lo malo.

Yoga para el insomnio

El insomnio genera problemas a nivel físico y mental, justo todo lo que podemos mejorar con ayuda del yoga, trabajando la parte física y mental. Hay dos formas en que el yoga puede ayudarte: *1)* con la ejecución de clases concretas que promuevan el relax o *2)* con técnicas puntuales que pueden inducir el sueño.

- Nos ayuda a equilibrar el sistema nervioso, para activar durante el día el sistema nervioso simpático y para que por las tardes, sobre las 20h, consigamos que se active el parasimpático y entremos en estado de vagotonía.
- Estimular la glándula pineal a través del Ajna chrakra con visualizaciones y meditaciones.
- Relajar el cuerpo para «suavizar» y relajar la mente con el fin de que se afloje el cuerpo.

YIN YOGA

En concreto el *Yin yoga* ayuda en problemas de insomnio, ansiedad y falta de concentración. Es un estilo suave que principalmente tiene los siguientes objetivos:

- Trabaja tres aspectos de la persona: físico, mental y energético.
- Desactiva la acción muscular en las posturas, principalmente en posturas en las que permaneceremos sentados o tumbados durante largos periodos de tiempo, que incrementaremos paulatinamente de 45 segundos a 5 minutos, según nuestro nivel.

Las clases son de 60 o 90 minutos con secuencias fáciles para principiantes, para la columna, caderas, piernas, hombros, brazos y muñecas, secuencias para trabajar riñón y vejiga, hígado, estómago, etc.

- Trabaja nuestras articulaciones y tejidos profundos, y gracias a la pasividad en las posturas permitimos que el sistema nervioso parasimpático tome protagonismo, junto a la relajación muscular, la respiración suave y profunda.

Los principales beneficios son:

- Reducción del estrés.
- Sanación emocional.
- Estado meditativo a través de las posturas.

En la parte práctica podrás disfrutar de una clase de Yin yoga para el insomnio.

YOGA NIDRA

El *Yoga Nidra* lo experimenté por primera vez en el 2018 de la mano de Sonia Casado, con la que realicé mi formación. Es un método sistemático para conseguir relajarnos física, emocional y mentalmente. Cuando digo «sistemático», me refiero a que utiliza el mismo esquema, se puede acortar como veremos más adelante. La mente permanece de manera continua entre la vigilia y el sueño. Como estar en ese estado es muy complicado, tendremos momentos en los que la consciencia se dirige al exterior y otros en los que se dirigirá al interior y nos dormimos. Lo podemos entender mejor gracias al código QR siguiente:

Yoga nidra

https://yogaesvida.es/yoga-nidra/

Clase sobre Yoga Nidra

https://yogaesvida.es/yoga-para-el-insomnio-yoga-nidra/

El yoga nidra es muy recomendable practicarlo en casos de insomnio, pero deberemos intentar no quedarnos dormidos al practicarlo para aprovechar todos los beneficios que nos aportará.

Cada vez que sintamos sueño, moveremos los dedos de las manos para devolver la consciencia al cuerpo. Considero importante que las primeras veces que realizas Yoga Nidra no te duermas. Porque si cogemos la costumbre de quedarnos dormidos, no llegaremos a disfrutar por completo de sus beneficios; por ello en varias ocasiones escucharás la indicación de «procura no dormirte». Además, a los alumnos que se duermen, cuando organizo talleres de Yoga Nidra, les da mucha rabia, porque no han sido capaces de manejar ese estado de cambio permanente entre consciencia y relajación. Si cogemos el hábito de dormirnos en pleno Nidra, es un recurso que utiliza nuestra mente para desconcentrarnos de la realidad, es como si se fuese por el camino fácil, porque lo que no quiere es entrar en lo que se propone. Si lo practicas en varias ocasiones y te duermes siempre, puedes modificar la hora en la que estás realizando el Nidra y realizarlo con más cojines, elevando tu cabeza mucho, buscando la sensación de estar más sentado que tumbado.

Cuando realizamos Nidra, en mis clases o talleres, suelo recomendar a mis alumnos que realicen esta técnica de manera personal (en casa) durante 21 días, que son los que necesita tu cerebro para generar un hábito. Y, ¿qué intentamos en esos días?, pues realizar el Nidra a la misma hora. Por ello, deberás valorar en qué momento del día estás más tranquilo para poder realizarlo.

Recuerda

Una sesión de Yoga Nidra equivale a 2 horas de sueño profundo. Realmente cuando lo pruebas, sientes el efecto tan profundamente reparador que genera en ti.

El Yoga Nidra deriva de la antigua práctica tántrica Nyasa, una técnica de meditación y relajación profunda desarrollada por Swami Saraswati, que él adaptó al mundo occidental y a nuestro tiempo para que sus prácticas y, por tanto, sus beneficios serán asequibles al mayor número de personas.

Yoga Nidra es conocido como el yoga del «sueño consciente», ese estado en el que nuestra mente cobra fuerza al permitir que nuestro cuerpo físico se relaje entrando en un estado de conciencia profunda. Tal y como mi maestra en este método Sonia Casado dice: «En este estado podemos mejorar el esquema corporal, nuestra capacidad de concentración, desarrollar la memoria, aumentar el conocimiento, la creatividad, descubrir nuestro potencial interior, reestructurar la mente y sanarnos». Desde aquí podemos ser conscientes de nuestro mundo interior y podemos limpiarlo e incluso sanarlo.

Yoga Nidra es una herramienta de evolución y crecimiento personal y espiritual.

Lo recomendable es practicar Yoga Nidra a la misma hora todos los días, al menos, durante al menos 21 días. Es el tiempo que necesita nuestro cuerpo y mente para «sembrar la semilla del cambio».

Aconsejo practicar por la mañana con el estómago vacío y procurando no dormirnos para poder aprovechar los beneficios de la meditación. Al menos no practicarlo con el estómago lleno, y encontrar la mejor hora del día donde poder realizarlo.

En mi caso el Nidra me sirvió para darme cuenta de que los capítulos más oscuros en mi vida seguían en lo más profundo de mi mente muy arraigados en mí. Me sirvió para ser consciente de que debía encontrar mi camino para sanar e integrar mis emociones, a la vez conseguí llegar a unos estados de relajación como nunca antes experimenté.

He de decir que a esta formación a la que acudí con tres amigos más, que ninguno habíamos practicado Nidra hasta el momento, todos y cada uno de nosotros hicimos un viaje hacia nosotros mismos tan entrañable y maravilloso que consiguió unirnos más de lo que ya estábamos anteriormente, además de sanar pequeñas heridas que teníamos dentro de nuestro corazón.

Se le conoce como el *yoga de los sueños,* porque continuamente pasas de estados de sueño y vigilia, por eso es conocido como «el yoga del sueño consciente». Puede ser guiada o la puedes realizar tú mismo. Retiraremos la conciencia del exterior, centrando primeramente la mente en las sensaciones, la respiración y observaremos las diferentes sensaciones que tenemos a lo largo del cuerpo. En el apartado de clases podrás conocer mucho más sobre esta maravillosa técnica.

Indicaciones

- Problemas psicológicos, estrés, ansiedad, duelos, etc.
- Insomnio.
- Drogadicción y alcoholismo.
- Enfermedades crónicas, diabetes, etc.
- Sedante ante el dolor.
- Embarazo, parto y dolores menstruales.
- Fomentar el aprendizaje, memoria y creatividad.
- Experiencias sensoriales: intuición, telepatía, sueños lúcidos, visión, etc.
- Preescripción médica.

Contraindicaciones

- En casos de epilepsia o que haya habido brotes psicóticos importantes.

Puede ocurrir que durante la práctica se produjera alguna reacción emocional por el afloramiento de los Samkharas, es decir, impresiones del pasado almacenadas en el subconsciente, en forma de traumas, recuerdos dolorosos, etc. La manifestación de estos contenidos mentales nos permite enfrentarnos a ellos y empezar a tratarlos desde las capas más profundas de la mente; por eso debemos observarlos como consciencia-testigo, sin juzgar ni analizar intelectualmente, aceptando que todo forma parte de nuestro proceso de evolución personal. Siempre que te invada el miedo o sientas que pierdes el control, debes ser consciente de que aquella situación ya pasó y que solo observas desde tu práctica, en el aquí y en el ahora, desde el desapego y el estado de relax que te aporta el Yoga Nidra.

Explicación extraída del manual de mi formación por Sonia Casado que uso en mis clases y en mi vida.

Podrás disfrutar del Yoga Nidra en el apartado de práctica.

El principio de Sthira- Shukam en el yoga (fuerza y flexibilidad)

En mis clases pongo mucho énfasis en contar a los alumnos la importancia de la búsqueda del equilibrio basado en el concepto *Sthira-Shukam.*

Encontrar la ecuanimidad entre «Sthira-fuerza» y «Shukam-flexibilidad» nace de la observación continua de las posturas.

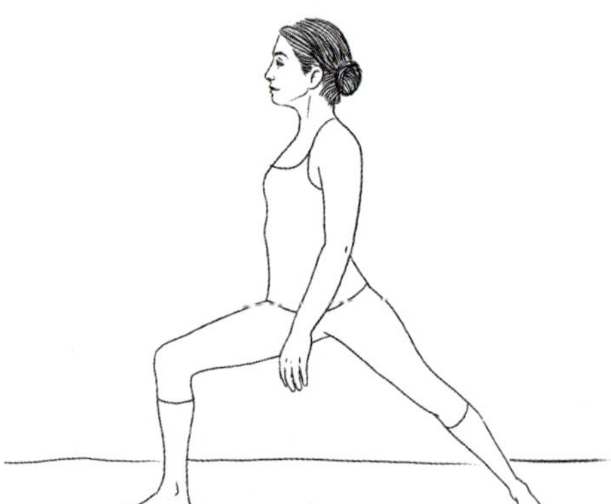

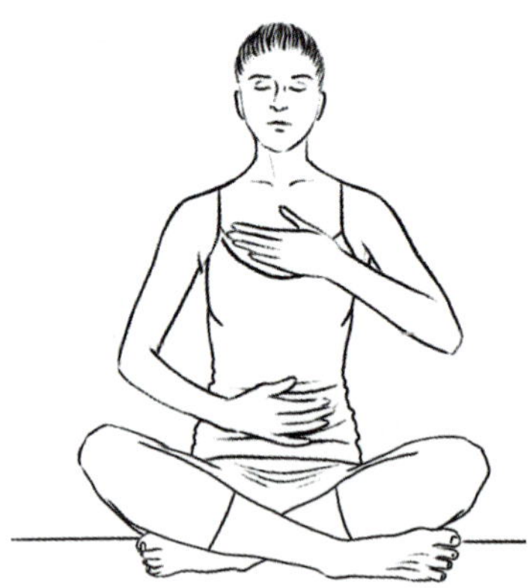

Por ello suelo preguntar ¿qué sientes en las piernas en esta postura? ¿Están fuertes o relajadas? ¿Y en esta asana cómo está tu abdomen?

Hacernos preguntas sobre qué es lo que sentimos al realizar las posturas nos hará ser conscientes de este principio de fuerza y flexibilidad y nos aportará un reconocimiento de nuestras emociones.

Considero que muchas de las personas que comienzan a asisitir a las clases de yoga es porque viven desconectadas de su cuerpo o de su mente. Y a través de las clases comienzan a sentir la conexión.

Dentro de una asana, siempre tendremos músculos de nuestro cuerpo en reposo y otros estarán en fuerza. De esta manera trabajamos el cuerpo de manera inteligente y vamos trabajando con conciencia cuerpo y mente.

El cuerpo trabajará en fuerza o flexibilidad, pero la mente trabajará la concentración.

Encontrando continuamente este equilibrio a través del enraizamiento que nos proporcionan las posturas.

Recuerdo leer un artículo de deportes en el que entrevistaban a Pau Gasol y le preguntaban de qué técnicas se ayudaba para mantener su mente centrada antes y después de los partidos de la NBA.

Palabras textuales de lo que podemos conseguir con Sthira-Shukam:

> Busco mis momentos de tranquilidad y donde puedo cargo pilas, hago diferentes cosas, pero, sobre todo, la palabra que creo que lo define es *equilibrio*. Ese equilibrio que necesitamos para la salud, nuestro desarrollo personal y bienestar.
>
> Pau Gasol
> en entrevista para el diario *El Mundo*

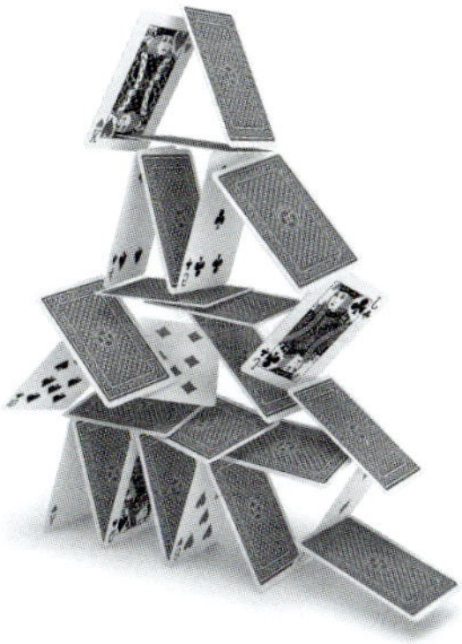

MI EXPERIENCIA

Un día jugando con mi hija a las cartas, coloqué las cartas formando un castillo de naipes.

Carla no entendía por qué se sujetaban si no estaban apoyadas a los lados. Le conté que para que las cartas se sujetasen, debían conjugar a la perfección fuerza y flexibilidad. Y esto mismo es lo que ocurre en yoga. No por ser una persona muy flexible tiene conquistada la práctica, porque deberá trabajar con la fuerza muscular para contrarrestar su exceso de flexibilidad. Sin embargo, una persona rígida, deberá relajar y conseguir flexibilidad para poder realizar determinados estiramientos para ellos; deberá aflojar su fuerza. En función de cómo sea nuestro cuerpo, deberemos hallar a través de las indicaciones de nuestro profesor de yoga, la manera de realizar nuestra secuencia de asanas.

En cuanto a las posturas o asanas más beneficiosas de yoga para el insomnio serían:

- Las torsiones son posturas que a nivel psicológico nos proporcionan equilibrio, y el insomnio tiene un factor psicológico sobre el que debemos trabajar. El exceso de preocupación y de control podemos trabajarlo a través de estas posturas. Además, relajaremos el diafragma para conseguir respirar más profundo.
- Las flexiones hacia delante relajan la mente y el cuerpo. El exceso de control provoca que nuestra mente trabaje en una dirección concreta y nos es complicado fluir con la vida y las decisiones que se toman en ella. En todas las posturas en las que la cabeza queda más baja que el corazón podremos evitar el exceso de control, por lo que otra de las posturas en las que enfatizamos en caso de insomnio es en las invertidas.
- Posturas invertidas nos ayudan a nivel psicológico a darle la vuelta a las cosas, igual que lo hacemos con el cuerpo. Las inversiones hacen que llegue sangre renovada a todos los órganos. Halasana y Adho Mukha Svanasana serían dos de las mejores posturas invertidas para realizar en caso de insomnio.
- Buscaremos la sensación de abandono del control, con gestos de las manos, en las que las manos quedan mirando hacia arriba. Y la cabeza suelta y relajada, por debajo del corazón.
- Podemos respirar en la práctica de tres maneras diferentes:
    1. Respiraciones que ayuda a concentrar nuestra mente: Pranayama Ujjayi.
    2. Respiraciones en las que la exhalación se alargue al doble de la inhalación.
    3. Respiraciones por la fosa nasal izquierda, que es la relacionada con el lado femenino, el relajado y reflexivo: Pranayama Chandra Bheda.
- Meditaciones, relajaciones, *mindfulness* con efecto de soltar y aflojar.
- Esencias con efecto calmante y relajante tanto a nivel muscular como mental, etc.
- Todas las emociones, en caso de padecer insomnio se verán alteradas: enfado, alegría, miedo, tristeza, etc.

Respiración

EXPERIENCIA DE UN ALUMNO

> Desde que practico yoga duermo muy bien, aunque sí que es verdad que hay veces que me despierto y luego me cuesta dormir, y lo que hago es respirar y concentrarme en la respiración y no pensar en otra cosa, y así consigo volver a dormir.
>
> Begoña R.

La respiración puede aportarnos serenidad a la hora de dormir, tanto al inicio de la noche como si te desvelas a lo largo de la noche.

Dormir bien nos hará tener energía a la mañana siguiente.

MI EXPERIENCIA

He pasado temporadas de insomnio provocadas por mi hija, que con tanto despertar nocturno terminaba por difuminarse mi sueño y activaba mi mente, lo que me impedía dormir. Personalmente me ayudo de la respiración cuando me desvelo. En este capítulo descubrirás qué pranayamas realizar para antes de dormir o en pleno episodio de insomnio y cuáles por la mañana cuando te sientas agotado y falto de energía.

Pero déjame que te cuente.

CÓMO DEBERÍAMOS RESPIRAR AL DORMIR: BOCA O NARIZ

Cuando dormimos, la respiración debe realizarse por las fosas nasales. Si no es así, respirarás por la boca, y eso empeora tu calidad de sueño, serás más propenso a tener alergias y tener activado el nervio vago. Si respiras por la boca, generas ronquidos que a su vez provocan apneas del sueño. Son peligrosas para la salud, si no le ponemos solución, porque nos impiden respirar de manera correcta, usando el diafragma como músculo respiratorio. Si esto nos ocurre, durante segundos dejamos de introducir oxígeno en el cuerpo con las complicaciones que ello conlleva para nuestro organismo; tendrás siempre la sensación de no dormir y descansar bien por las noches, porque tu cerebro continuamente alarma al cuerpo, provocando que te muevas o cambies tu postura para que tu cerebro pueda recibir el oxígeno necesario para su funcionamiento.

¿Cómo nos pueden ayudar los pranayamas en el insomnio?

Al respirar de forma correcta al dormir, el cuerpo estará relajado y no en alerta. Además, conseguiremos dormir mejor si la respiración la hacemos por las fosas nasales.

Lo más común es que en yoga la inhalación sea activa y la exhalación pasiva. Algunos de los pranayamas dedicados al insomnio enfatizan en la exhalación, que es la que nos ayuda a conectar con el sistema nervioso parasimpático y consigue activar el nervio vago (del que os hablaré más en profundidad en el capítulo de los 3 cerebros) y su importancia para estimular el sistema nervioso parasimpático.

Los pranayamas más convenientes para practicar en este caso serán la respiración abdominal y completa, que he contado en capítulos anteriores, pero me gustará contarte algunos más, todos son recomendables practicarlos con la ayuda de un profesor, para que te guíe y te sientas cómodo al practicarlos. Cuando se adquiera la habilidad adecuada con un profesor de yoga, se pueden realizar en casa.

Pranayamas para conciliar el sueño

Nadi Shodana o respiración alterna. Respiración equilibrante

Es una respiración con efecto equilibrante, supone que permanece activo continuamente el lado derecho del cerebro, reduce los niveles de la ansiedad y el estrés, y resulta muy beneficiosa en casos de padecer insomnio. Es una respiración en la que alternamos al coger y echar aire por las fosas nasales que equilibra ambos hemisferios cerebrales.

- Hemisferio izquierdo (lógico).
- Hemisferio derecho (expresivo).

A lo largo del día, cuando perdemos la conciencia respiratoria, estamos generando un desequilibrio en nuestro organismo, entre lado femenino y masculino. Estar estresado o demasiado ocupado mentalmente es activar lado derecho (masculino) frente a estar relajado, que supone activar el lado izquierdo o femenino. Con esta respiración conseguimos sentirnos más receptivos y sosegados, y hemos de alternar las fosas nasales: respira taponando una fosa y luego la otra.

Se beneficia: sistema nervioso, digestivo, endocrino.

Perfecta para realizar antes de dormir y así conseguir equilibrar la energía de los nadis o canales de energía sutil, además de mejorar nuestro ritmo respiratorio.

- ✓ Podemos realizarla tumbados o sentados.
- ✓ Podemos ver en la ejecución en el capítulo del estrés, en el apartado dedicado a la respiración y podremos realizar de 15 a 20 vueltas, 3 cliclos.

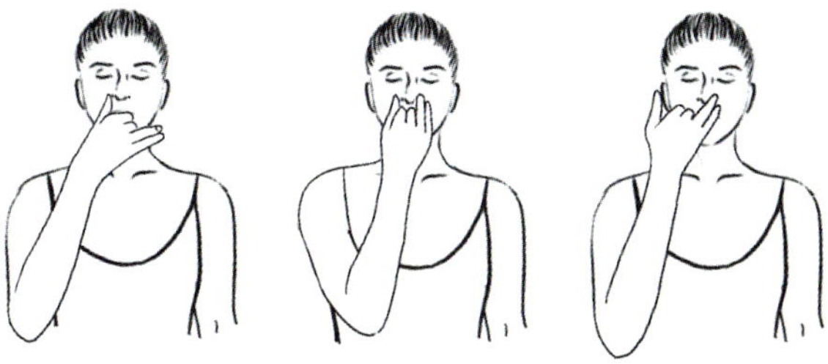

Vishnu mudra en tus manos. Es la posición que adoptaremos con la mano derecha. Metiendo hacia adentro los dedos de la victoria, dejando el resto de los dedos fuera para taponar de manera altera las fosas nasales.

Chandra Bheda o respiración con efecto calmante

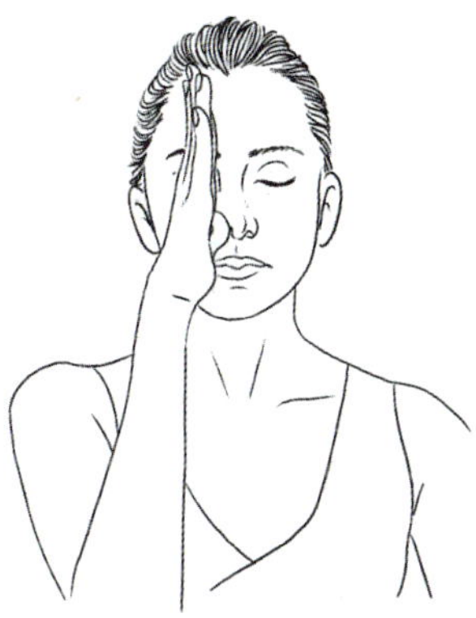

La respiración por la fosa nasal izquierda nos ayuda a refrigerarnos y relajamos el sistema nervioso. Está relacionada con la luna, vinculada a lo femenino, receptivo y tranquilo. Es una respiración relajante y refrescante, muy recomendable realizar en las noches de verano o cuando la mujer en periodo menopáusico padece de sofocos y exceso de calor interno. Podemos realizarlo tumbados o sentados. En este pranayama utilizamos el mismo tiempo en la inhalación que en la exhalación.

- ✓ Y usaremos anular y meñique para fosa izquierda y pulgar para la derecha.
- ✓ La mano izquierda puedes colocarla en otro mudra o dejarla descansar sobre el muslo o sobre la cama, en función de la postura elegida.
- ✓ En pran mudra «en la mano derecha» colocaremos los dedos índice y corazón en el entrecejo llevando nuestra concentración al punto entre las cejas, ajna chakra.
- ✓ Podemos realizar 10 vueltas con esta respiración.

Bhramari pranayama o respiración del abejorro

Es un ejercicio respiratorio que se le conoce como el sonido del abejorro, zumbido de abeja, para relajar la mente y el pensamiento.

Está especialmente indicado para personas nerviosas y también se ven beneficiadas:

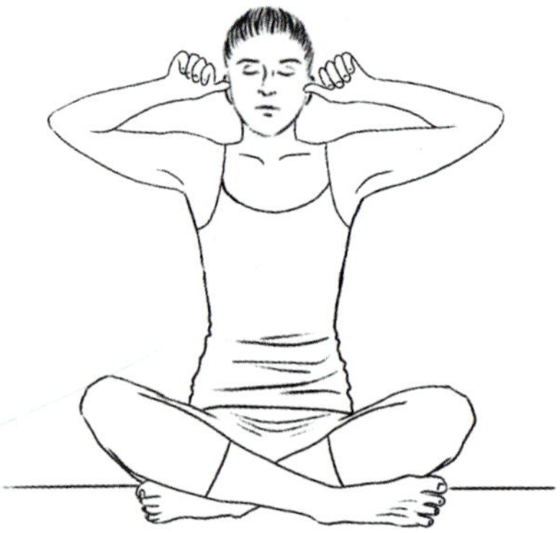

1. Las embarazadas, por ser una técnica que ayuda a relajar la garganta y a concentrarse en el momento del parto y las contracciones.
2. Los niños, que sí son muy nerviosos se ven muy beneficiados por esta respiración si la hacemos con ellos y se la proponemos como un juego o como parte de una dinámica de yoga.
3. Los cantantes, locutores, o si tienes que realizar una presentación en público, al ayudarnos a encontrar nuestro tono y aflojar el sistema nervioso.
   Además, el sonido de la «M» nos hace bajar el tono de voz hacia el pecho y así no hablar tanto de garganta, forzando las cuerdas.

EJECUCIÓN

- ✓ Consiste en inhalar por las fosas nasales, y al exhalar, con los labios cerrados y taponando los oídos (con pulgares o índices) emitimos el sonido de la M durante toda la exhalación.
- ✓ Este pranayama suelo usarlo cuando siento el efecto de rumiación, de no dejar de pensar y pensar en cosas. Este pranayama invita a mi mente a relajarse y aflojar todo aquello que me descentra del presente. Lo suelo proponer antes de acostarnos. Sentado en la cama.

En el apartado de vídeos de este capítulo, hay uno con el que podemos aclarar y dulcificar la voz. Este pranayama es muy recomendable para relajar el sistema nervioso.

Pranayamas al levantarte por la mañana y que te ayudan a elevar la energía

En caso de no haber descansado de la manera correcta y sientas que necesitas echar manos de sustancias excitantes como el café, cafeína, teína, prueba a realizar estas respiraciones al despertar. La respiración genera bienestar emocional y desbloquea la energía negativa que tiene el cuerpo y la mente.

Las técnicas de pranayama nos hacen sentir menos cansados y perezosos porque recargan nuestros canales de energía y ayudan al cerebro a refrescarse, y así la mente se mantendrá centrada. De esta manera la respiración nos aporta estabilidad emocional para no dejarnos llevar por el cansancio antes de las acciones que debamos desarrollar a lo largo del día.

> Cuando duermas mal, respira, porque la respiración es 960 veces más energizante que el hecho de dormir.

Respiracion yóguica o completa

Nos ayuda a despertar el canal respiratorio completo, limpia nuestro organismo de toxinas y a tomar el control de las emociones.

Respiración por fosa nasal derecha o respiración solar. Suryabheda

- ✓ Consiste en respirar por la fosa nasal derecha taponando la izquierda. Podemos realizar este pranayama antes de levantarnos de la cama o antes de desayunar. Es una respiración que nos ayuda a aumentar el tono del sistema nervioso.
- ✓ Realizamos 3 ciclos de 10 respiraciones.

Respiración Kapalabhati

En este pranayama la inhalación es más larga y pausada que la exhalación, por lo que nos ayudará a controlar el sistema respiratorio y a limpiar sus canales energéticos. Este pranayama está explicado en el capítulo de la respiración del inicio.

Este pranayama ha de ser guiado por un profesor para que no resulte agobiante su ejecución.

VISUALIZACIÓN DE UNA SITUACIÓN AGRADABLE

Colócate en una posición cómoda y procura que nadie te moleste durante un buen rato.

Cierra los ojos y relaja el cuerpo desde los pies a la cabeza.

Respira profundamente y deja que con cada respiración se afloje tu cuerpo y mente. Cuando hayan discurrido unos minutos...

- ✓ Evoca una situación agradable que te haya ocurrido en los últimos días. Puede ser desde una buena noticia, a un buen comentario que hayas recibido. Seguro que encuentras algo positivo, pero, si no es así, como recuerdo puedes imaginar la sonrisa de un bebé, es sencillo de imaginar y la sensación que nos transmite es calma y amor.
- ✓ Quédate durante unos minutos observando esa situación agradable y llénala de detalles, todo lo que rodeara esa situación. Tanto personas como estancias, decoración, etc.

En el siguiente código QR podrás acceder a la información sobre cómo abordar el insomnio desde un punto de vista holístico (nutrición, la voz del experto, suplementación...).

Alivia el insomnio en el día a día

https://yogaesvida.es/yoga-para-el-insomnio/

Meditaciones y *Mindfulness*

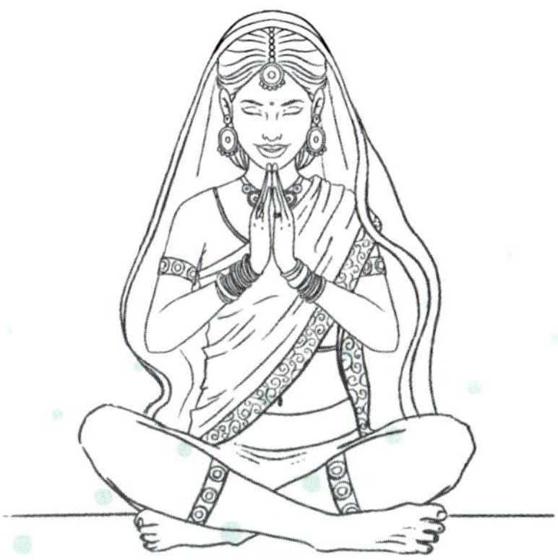

La meditación reduce nuestros pensamientos provocando una transformación, creando una conexión hacia nosotros mismos y hacia el mundo. La meditacion es una técnica que ha de resultarnos agradable y sencilla, no incómoda y cansada.

Tenemos la falsa creencia de que cuando dormimos dejamos de tener actividad cerebral, cuando precisamente ocurre lo contrario, cuanto más relajados estamos mayores interconexiones hace nuestro cerebro. Esto es lo que sucedía con Einstein, que era capaz de resolver problemas aritméticos en los momentos de mayor concentración, cuando su cerebro emitía ondas alfa. Si conseguimos activar este tipo de ondas cerebrales al estar despiertos, nos resultará más natural crearlas mientras dormimos.

Las meditaciones crean ondas alfa y por eso en muchos casos, la meditación se conoce como el cuarto estado de conciencia.

En meditaciones más profundas o místicas se llegan a alcanzar ondas theta y bheta, pero lo que es seguro es que al meditar podemos alcanzar las ondas alfa.

Así que en caso de insomnio es beneficiosa la meditación para:

- Reducir el exceso de pensamiento.
- Apartar la quietud del cuerpo.
- Reducir el ritmo respiratorio que nos aportará relajación.
- Disminuir el ritmo cardíaco.

Las meditaciones propuestas en este capítulo te harán relajar la tensión que has mantenido durante el día. La única manera de conseguir los cambios que queremos es siendo persistentes.

MEDITACIÓN PARA SOLTAR

El hecho de dormir es uno de los actos en los que soltamos el control. Pero, para poder conseguirlo, tenemos que ser conscientes de que hay que soltar para poder descansar.

Es posible realizar una pequeña meditación en la que nos hagamos conscientes de las situaciones vividas a lo largo del día y al aprovechar las exhalaciones, vamos soltando aquello que nos preocupa o que nos provoca el efecto de rumiación, hasta que se disuelva. Es una manera de dejarlo fuera de nosotros.

- ✓ Repite mentalmente la palabra «¡Suelta!».
- ✓ Tantas veces como te sea necesario, repite la palabra «¡Suelta!» (con voz suave y dulce).
- ✓ Consiste en pedirse a uno mismo soltar las riendas, para poder relajarse.

Puedes realizarlo sentado en postura de meditación, o tumbado, buscando en lo profundo de nuestro interior el soltar. Para ello puedes ayudarte de la respiración para ir entrando en la meditación de soltar.

- ✓ Suelta y relaja los músculos del cuerpo, suelta y relaja las expectativas y prepárate para disfrutar de soltar y soltar todo aquello que mantiene tu cuerpo y mente en tensión.
- ✓ Para terminar, respira profundo varias veces y comienzas a abrir los ojos.

MEDITACIÓN DE LA VELA O TRATAK

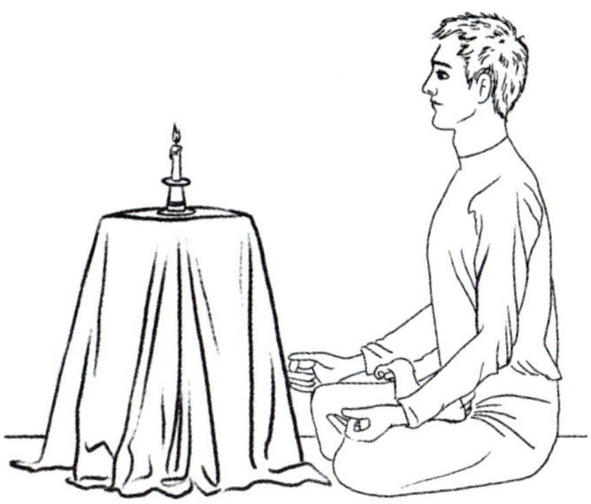

Que practicamos en capítulos anteriores (pág. 246).

Esta meditación nos invita a focalizarnos en una vela para relajar y aflojar poco a poco el resto de sistemas del cuerpo para inducir el estado de calma y relajación. Las velas siempre son un símbolo de luz que evocan el estado de luz divina en uno mismo.

Concentrarnos en esa sensación nos permitirá aflojar el sentido de la vista, que como hemos visto anteriormente es a través de los ojos, el órgano por el que más aprendemos a lo largo del día y el que más estrés nos produce, y que como comenta Prashant Iyengar en el libro *La Ciencia Yóguica, de los órganos y los sentidos* es capaz de recibir 1.5 millones de estímulos a la vez.

MI EXPERIENCIA

Cuando padecí episodios de insomnio usaba cada noche antifaz, que personalmente siempre me ayudó mucho a relajarme y que mi sueño fuese más profundo. Quizás porque la melatonina (la hormona del sueño) necesita oscuridad para crearse en el organismo. En mis viajes en vacaciones y sobre todo el verano, uso el antifaz siempre que noto exceso de luz , ya sea en el interior de la habitación o procedentes del exterior en la calle (por farolas o similiar). Si eres reacio a esto de usar antifaz, puedes probar en una siesta después de comer y así comprobar si crees que te puede ayudar en tu insomnio. Yo, cuando uso antifaz, siento que duermo mejor y más profundo.

Porque lo que es indudable es que el tener poca luz en la habitación nos permite sentir más relajados.

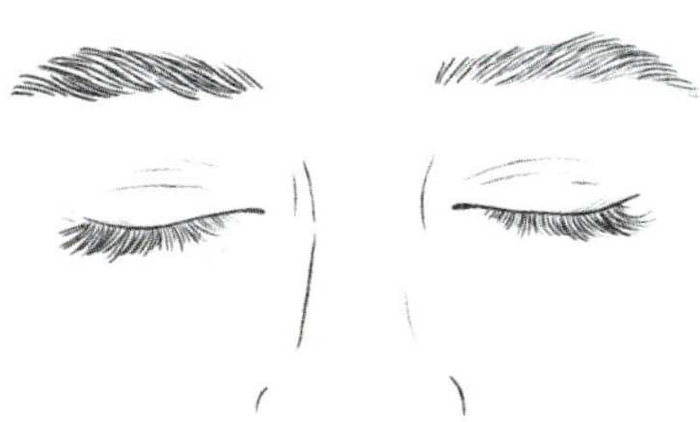

Con los ojos cerrados es más sencillo llegar a estados de relajación y producir ondas alfa cerebrales.

El tercer ojo

¿HAS OÍDO HABLAR DEL TERCER OJO?

Situado en el entrecejo representa la entrada y conexión con nuestro dominio interior. El Ajna Chakra, que es como se denomina en yoga al tercer ojo, es uno de los siete chakras principales, ya que cada uno de ellos está relacionado con una parte del cuerpo, con un órgano o una glándula. En el caso del Ajna Chakra, del que ya hablamos en el capítulo del estrés, tenemos que hablar de la glándula pineal, descrita y estudiada desde la época clásica hasta nuestros días.

Mientras que el filósofo y pensador griego René Descartes aseguraba que en la glándula pineal reside el alma humana, el pensamiento, para los budistas simboliza el despertar espiritual, y en el hinduismo se relaciona con el tercer ojo, símbolo de la clarividencia. Es decir, que a lo largo de la historia la glándula pineal se ha descrito como el gran ojo a través del cual nuestro cerebro es capaz de acceder al reino espiritual.

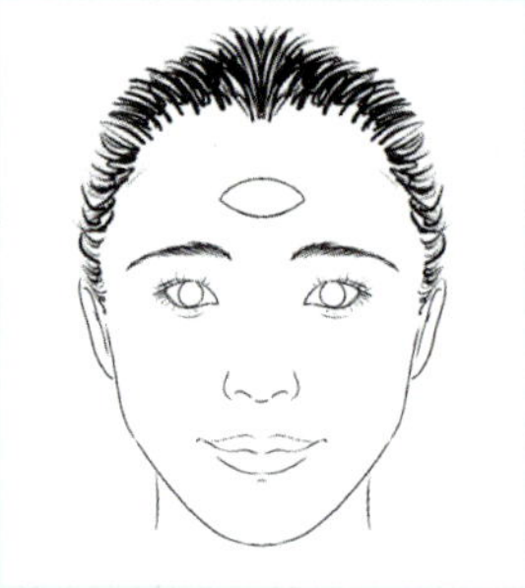

El *Ajna chakra* se asocia con la glándula pineal y es responsable de los trastornos del sueño, ya que su desequilibrio puede alterar la secreción de neurotransmisores como la melatonina y la serotonina, hormonas que se segregan por la pineal con las meditaciones y visualizaciones, y hormonas que alternan nuestro biorritmo, es decir, la respuesta del cuerpo frente a la luz. Es lo que se conoce como los *ciclos circadianos*.

Nuestro ciclo circadiano cambia con los años, no tenemos el mismo ciclo con 2 meses, que con 20 años ni con 60.

Uno de los factores que desarrollan el insomnio en los padres es tener niños pequeños, porque los ciclos de los niños no se ajustan a los del adulto, y esto lleva a la desesperación de muchos. Tal y como me pasó a mí con mi hija. Por suerte, tengo muchas herramientas de las que puedo echar mano cuando esto me sucede.

En este aspecto el cuerpo está diseñado como un gran reloj de sol. La glándula pineal, situada en el centro de nuestro cerebro y del tamaño de una lenteja, apenas mide 8 milímetros, es responsable de secretar melatonina y serotonina, principales neurotransmisores que regulan sueño y vigilia. La glándula pineal, funciona como un gran sensor termorregulador, gracias a sus fotorreceptores hechos de material piezoeléctrico que se activan y reaccionan con la luz, del mismo modo que lo hace la estructura de nuestros ojos.

AJNA CHAKRA RELACIONADA CON LA GLÁNDULA PINEAL, RESPONSABLE DE REGULAR EL SUEÑO.

Cada mañana los receptores de los ojos detectan la luz enviando una señal a la glándula pineal para que se active la química cerebral. En el atardecer, a partir de las seis de la tarde, los fotorreceptores de la glándula pineal interpretan el color de la luz, que es amarilla y rojiza, enviando al cerebro la orden para que empiece a relajarse de cara al sueño. Un proceso que se inicia con la secreción de melatonina, neurotransmisor que nos predispone al sueño y al descanso.

Si tendemos a despertarnos cada noche sobre las 3h o 4h de la mañana es síntoma de que la pineal no segrega la melatonina necesaria.

El buen dormir, Pere León

La glándula pineal es la responsable de nuestras emociones, de nuestra incursión a la madurez sexual y hasta de nuestro humor; por eso cuando no dormimos suficiente o no disfrutamos de un sueño reparador nos sentimos enfadados, disgustados o hasta deprimidos. De ahí que convenga tener claro que el paso de los años hace que la glándula pineal se calcifique, es decir, deja de funcionar a muchas personas, pero también existen diferentes maneras de activarla:

ACTIVACIÓN DE LA GLÁNDULA PINEAL

- ✓ Practicar yoga y posturas que aumenten el flujo energético hacia Ajna charkra.
- ✓ Meditación
- ✓ Relajaciones guiadas
- ✓ Acupuntura...

NO ACTIVACIÓN O FALTA DE EQUILIBRIO DE LA GLÁNDULA PINEAL

- ✓ No produces suficiente melatonina
- ✓ Hay despertares precoces en el tramo horario de entre las tres y las cuatro de la madrugada.
- ✓ La luz de la calle que entra a través de la persiana o la simple luz de un despertador digital puede alterar el trabajo de la pineal.

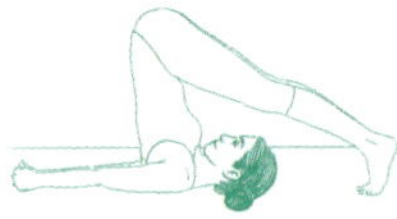

MEDITACIÓN CON PIEDRAS EN AJNA CHAKRA

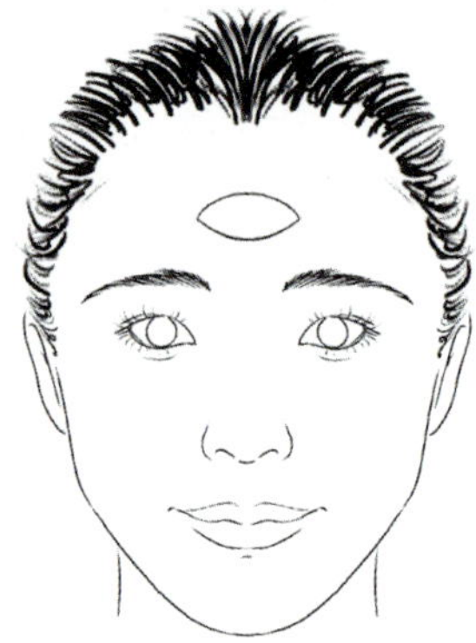

Existen diferentes cristales que potencian el poder de los chakras o los calman. Estos cristales tienen energía, que podemos aprovechar para realizar meditaciones.

En el caso de Ajna chrakra, podemos usar la piedra lapislázuli, de color azulado con brillos dorados. Meditar con esta piedra nos ayuda a acceder a nuestras memorias pasadas para diluir nuestros miedos e inseguridades que se almacenan en nuestro subconsciente.

Activar a través de las meditaciones Ajna abre la puerta a estados elevados de conciencia, desarrollando la pituitaria y pineal. Se asocia con la psique humana o el ojo del alma, porque es capaz de ver más allá que los ojos físicos. Nos permite mirar hacia dentro y hacia afuera desde una perspectiva espiritual, usando la intuición. Precisamente la intuición nos hará de guía para hallar el camino y las decisiones adecuadas en la vida, a cambiar de perspectiva cosas.

Cuando se activa este centro energético, se puede llegar a sentir calor o presencia en este punto. Realizar meditaciones con este centro energético ayuda a liberar la tensión de nuestra mente, que tantas y tantas veces nos genera dolor de cabeza.

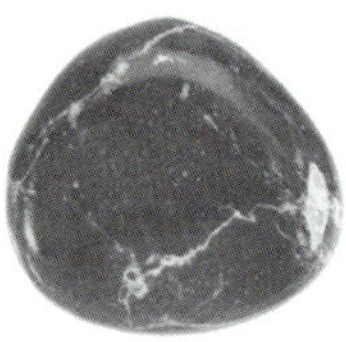

Ajna es la conexión de la persona al universo.

✓ Nos tumbamos boca arriba y ponemos en el punto entre las cejas una piedra pequeñita para realizar una meditación en la que de manera continua dirigiremos nuestra atención al entrecejo.

MEDITACIÓN ACTIVA DE OSHO

Esta meditación tiene una duración de 1 hora y consiste en 4 etapas. Es sencilla de realizar y nos ayuda a soltar la energía que se colapsa en el cuerpo y la mente. Si quieres dedicarte 1 hora completa para ti, esta meditación es muy efectiva. Por regla general, esta meditación suele ir acompañada de una música creada especialmente para esta meditación, que marca los 15 minutos de cada una de estas 4 etapas.

1. Nos situamos de pie, los ojos pueden estar abiertos o cerrados.
   Realizamos movimientos para soltar la tensión. Estos movimientos consisten en descargar la tensión acumulada, a modo de descargas o sacudidas. Durante 15 minutos. En principio, los movimientos serán muy enérgicos y luego serán más suaves, pero no debemos parar hasta que no terminen esos minutos.

2. Esta etapa es más relajada y consiste en bailar y mover el cuerpo de la manera que queramos, podemos movernos en el espacio que queramos, y realizar los movimientos que nos pida el cuerpo. Este tiempo serán 15 minutos también.
3. Esta etapa puedes sentarte en posición de meditación o quedarte de pie y observar qué ocurre, a modo de testigo, pues con esta actitud conseguimos observar lo que ocurre fuera y dentro de nosotros. Esta etapa también durará 15 minutos.
4. En posición de Savasana nos quedamos quietos y con los ojos cerrados.

Recuerdo haber practicado esta meditación en algunas de las formaciones que he ido realizando y te aseguro que al finalizar esa hora la sensación corporal es maravillosa y la mente se libera como si de un pájaro volando se tratara. Para realizarla puedes cronometrarte los minutos en casa.

MEDITACIÓN KUNDALINI PARA EL INSOMNIO SHABAD KRIYA

Es una meditación que me enseñó mi amiga Rama Kaur, profesora de Kundalini yoga que suele usar en sus clases con alumnos que por situaciones de estrés, incorrecta alimentación, etc., padecen insomnio por llevar ritmos de vida inadecuados.

Esta meditación utiliza un mudra concreto (gesto de las manos), un mantra (herramienta para proteger nuestra mente) y respiración concreta:

- ✓ Colocamos la mano derecha sobre la izquierda y con las puntas de los dedos tocándose, dejamos descansar las manos sobre el regazo.
- ✓ La mirada a la punta de la nariz.
- ✓ El mantra que utilizaremos mentalmente será SA TA NA MA Wahe gurú.

La inhalación y la exhalación la realizaremos cortando el aire, como a sorbitos que haremos con las fosas nasales.

- ✓ Inhalamos en 4 partes diciendo mentalmente SA TA NA MA
- ✓ Retenemos el aire y repetimos 4 veces SA TA NA MA
- ✓ Y exhalamos en 2 partes wahe guru, wahe guru.

Puedes ver esta meditación en su canal youtube Rama Kaur al que puedes suscribirte si deseas conocer las kriyas de kundalini yoga.

MINDFULNESS

Si hemos tenido un día con demasiadas situaciones y poco tiempo para darles solución a todas ellas, lo más habitual es que los problemas te los lleves a la cama. Realizar *mindfulness* nos ayuda a liberarnos emocionalmente y a transformar las preocupaciones en situaciones que pueden esperar a otro momento para ser resueltas.

Cuanto más contemplemos nuestros pensamientos tomando distancia, encontraremos más opciones para hallar la solución.

Si tenemos la mente relajada practicando atención plena, nos permitirá comprender que hay que crear nuestra rutina para dormir; es como tener nuestro espacio sagrado para repararnos física y mentalemente. El *mindfulness* puedes hacerlo tumbado o sentado.

Body Scan para el insomnio

Es una técnica de *mindfulness* que uso cada noche para ser consciente de los bloqueos de mi cuerpo y el cansancio que alberga mi mente y comenzar a relajarlos.

Lo suelo realizar tumbada, en la cama para ayudarme a conciliar el sueño. Como ya tengo la dinámica en mi mente, me voy repitiendo las frases mentalmente y así consigo relajarme. Pero también puedes colocarte unos auriculares y relajarte sobre tu cama. En el apartado de vídeos del capítulo y en mi web podrás encontrar un audio descargable del Body Scan. El Body Scan es una técnica accesible para todos, que a los alumnos les encanta practicar. Iniciamos un viaje por nuestro cuerpo para ir relajándolo poco a poco.

Podrás practicar con la clase en QR que te proporcionamos.

Body Scan

https://yogaesvida.es/body-scan/

Observar el punto donde nace la respiración

La gran mayoría de mis alumnos se sienten cómodos al realizar *mindfulness* a través de la respiración. Podemos usar la técnica de observar dónde nace la respiración y concentrarnos en este punto.

- ✓ Sentado o tumbado.
- ✓ Podemos realizarlo con los ojos abiertos o cerrados.
- ✓ A continuación, dirige tu atención a lo que ocurre entre la inhalación y la exhalación. Este punto de inflexión se percibe casi como un silencio, un espacio hermoso en el

que se funde la inhalación y la exhalación. Con cada respiración nos centraremos en este punto de inflexión que lo sentiremos al final de la inhalación y al final de la exhalación. No es necesario forzarlo, solo percibirlo porque de manera natural existe.

- ✓ Centramos nuestra mente en ese preciso instante, en el que quizás nunca le habías prestado atención.
- ✓ Al cabo de unos minutos comienzas a mover tu cuerpo y a desperezarlo.

Mindfulness para disfrutar de las estrellas

Mirar las estrellas supone tomar una intención de subir, de ascender para ver algo tan extenso y hermosísimo como es el firmamento.

Este *mindfulness* puedes realizarlo con o sin música.

RECOMENDACIÓN MUSICAL

ARTISTA	TRACKS
Deuter	Memories of an Angel

- ✓ Respira unas cuantas veces y relaja tu cuerpo sintiendo su peso.
- ✓ Cierra los ojos y comienza a imaginar que estás tumbado en el campo sobre una manta confortable y cómoda.
- ✓ Imagínate mirando el hermoso firmamento en una cálida noche de verano, las estrellas parecen estar más cerca de ti que nunca. Te sientes integrado en el universo porque formas parte de él.
- ✓ Las estrellas fugaces producen una inmensa alegría en tu interior.
- ✓ Respiras y el olor a campo mojado te resulta muy agradable.
- ✓ Quédate aquí, mirando el firmamento hasta que consigas dormirte o hasta que la canción se acabe.

MI EXPERIENCIA

Cuando realizo esta meditación recuerdo el pueblo de mis abuelos paternos, Checa, en Guadalajara. Recuerdo ir al campo alejada de las luces y observar las estrellas en el firmamento.

Otras herramientas de yoga en el insomnio

SHAKTI MUDRA

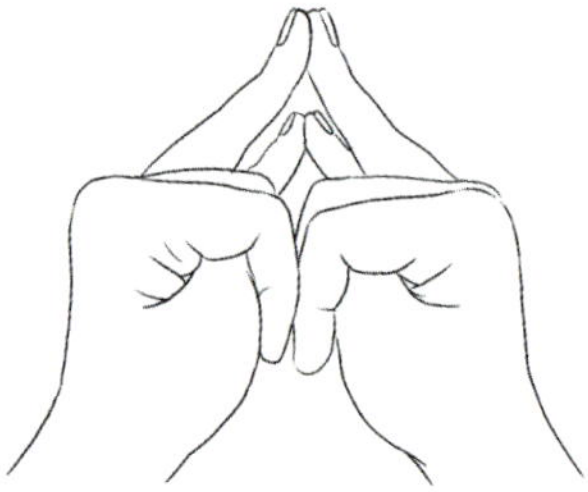

Este mudra nos permite multiplicar el aire en nuestro abdomen, lo que tiene efectos relajantes para cuerpo y mente.

Este mudra es especialmente beneficioso practicarlo por las noches antes de acostarnos porque favorece el sueño y relaja el sistema nervioso.

Se recomienda usar un máximo de 3 veces 12 minutos; si excedemos ese tiempo, produce letargia.

EJECUCIÓN

- ✓ Con los dedos de la victoria de ambas manos (índice y corazón) abrazamos el dedo pulgar, y conectamos anular y meñiques manteniéndolos estirados.
- ✓ Puedes colocarte sentado en tu cama y durante 5 minutos realizar este mudra para obtener sus beneficios, antes de dormir o tras una sesión de yoga la tarde-noche.

MANTRA DEL ETERNO SOL - BALWANT KAUR AND GURINDER SINGH

Evocar aspectos que nos guían en nuestro camino: el sol, el amor y la luz interior. Es lo que hacemos al cantar este mantra con el que me gusta terminar muchas de mis clases de yoga, por lo que puede ser un gran mantra para terminar nuestro día.

Que el eterno sol te ilumine,
que el amor te rodee,
Y la luz pura e interior
Guíe tu camino

MÚSICA

ARTISTA	TRACKS
Michael Mandrell	The breath inside the breath
Bejy Wetheimer	Tabla breath
Nancy Rumbel, David Michael	Incantation
Mirabai Ceiba	Savasana
Ashana, Thomas Barquee	Soulmerge
Terry Olfield	The Empty Sky
Tina Malia	In sunlight
Jahnavi Harrison	Hari om
Edgar Meyer	Early Morning

Ruido blanco

Podemos buscar músicas con efecto relajante o probar con el ruido blanco. Con este sonido lo que se consigue es camuflar el resto de los sonidos que hay a tu alrededor, debido a que el ruido blanco abarca la mayoría de las frecuencias, por lo que no se oyen o se perciben conscientemente el resto de sonidos. El ruido blanco funciona muy bien con los bebés, al colocarles cerca de la secadora, el secador, la campana extractora, etc., y duermen de maravilla.

Ese ruido ha funcionado de maravilla con mis sobrinos (poniéndoles cerca de secadores al secarse el pelo, lavadoras, etc.), pues son sonidos que en realidad no llega a ser ruido blanco puro, sino de ruido blanco con armónicos conseguía relajarles para que durmiesen profundamente.

ESENCIAS DE GRADO TERAPÉUTICO

Los sentidos que nos ayudan a relajarnos rápidamente son el olfato y el oído. ¿Cómo? Con esencias, por ejemplo. Cuando olemos, nuestras fosas nasales se ensanchan y nuestra musculatura facial se suaviza.

Cuando usamos las esencias, conseguimos que el olor actúe a nivel del cerebro en las mismas zonas donde lo haría un ansiolítico.

Las esencias las usamos en las clases de yoga propuestas y también para aplicarlas en los pies, en sienes, debajo de la nariz y en difusor.

Las esencias para el insomnio, te aconsejo que las apliques en el entrecejo y en las plantas de los pies.

ESENCIAS RELAJANTES

Naranja

La esencia de naranja tiene un efecto sedante suave, cuyo olor cítrico suave y agradable podemos usar el un difusor por las noches. Y su olor nos hará relajarnos. También se puede aplicar en la piel, con aceite de almendras, o podemos incluso darnos un masaje a nosotros y nuestros niños en los pies, para relajarnos y favorecer el descanso.

Bergamota

Es una esencia cítrica con efecto relajante que se puede usar con niños mayores de 2 años para conciliar el sueño. Ayuda al sistema nervioso, inmune, ante el estrés, la ansiedad, la depresión y mejora el sueño. Es una auténtica maravilla esta esencia, además de no ser cara, puesto que es un cítrico y la esencia se consigue a través de la piel de este cítrico.

Es un ansiolítico natural (con efecto tranquilizante), y actúa como antidepresivo, porque, entre otras cosas, nos ayuda a mejorar nuestro humor.

Mejora el sistema inmune. Recomendable en caso de catarros y gripes.

Por su alto contenido en vitamina C, mejora la formación de colágeno y ayuda a tensar la piel en caso de estrías.

Es una esencia que podemos aplicar en el cuerpo o difundir por las noches en nuestra habitación, poniendo un algodón impregnado en esta esencia debajo de la almohada.

Es una de las esencias que más uso en mis clases de yoga y suele gustar mucho a todos, por su olor suave, parecido al olor que tiene el Té Early Grey, que suelen, en función de las marcas, aromatizarlo con bergamota.

Recuerda

Las esencias cítricas crean sensibilidad en la piel si nos exponemos al sol en las 24 horas siguientes a la aplicación.

Lavandula angustifolia

La lavanda es una de las esencias más versátiles y de las más relajantes que existen. Su efecto es calmante, sedante y contiene propiedades antiinflamatorias. Podemos usarla en difusor, aplicarla en los pies, sienes, cuello y debajo de la nariz. Incluso si la ingerimos llega a ser muy potente a la hora de relajarnos. Si la aplicamos en el cuerpo, tiene el poder de relajar y aflojar los músculos.

LOTA NASAL

El uso de este instrumento lo hemos contado en capítulos anteriores.

Si realizamos cada noche esta limpieza, conseguiremos respirar mejor y nuestro sueño será óptimo.

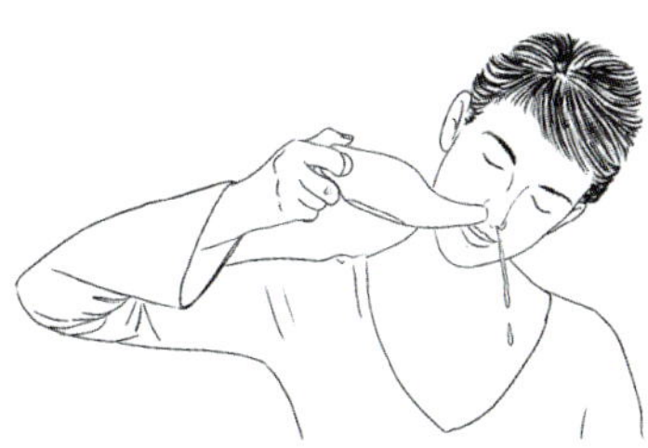

Kriya Jala Neti

Respirar bien siempre nos permitirá dormir y descansar mejor.

¿LAS SIESTAS O SAVASANA?

Las siestas nos recuperan tanto física como mentalmente en caso de padecer insomnio. Recuperan el cuerpo y la mente, llegando a ejercer un efecto antioxidante y rejuvenecedor.

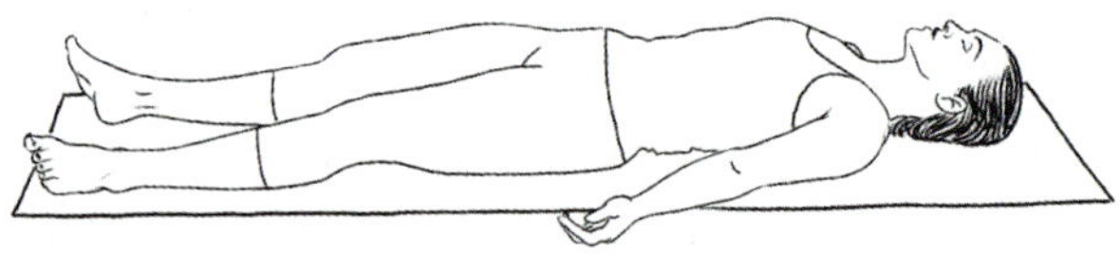

En savasana dejamos los brazos y piernas ligeramente separados del cuerpo y los pies caen hacia fuera.

Los expertos no recomiendan echar siestas de más de 30 minutos, porque puede provocar dolor de cabeza. Nuestro cerebro desea entrar en una fase profunda de sueño, pero, como le hacemos salir antes de tiempo, genera molestias en nuestra cabeza.

Cuando en yoga realizamos la savasana final en la que durante aproximadamente nos quedamos tumbados y relajados «sin dormir», aproximadamente de 5 a 15 minutos, dicen que una relajación profunda equivale a más de 1h de siesta. Es decir, que en esta postura siempre permanecemos conscientes; son minutos en los que dejamos que todos los efectos de la práctica se integren en nuestro cuerpo y mente. Si te sientes muy cansado, una técnica que puedes usar es relajarte, escuchando una bonita canción que dure de 11 a 15 minutos, y esto te restaura más, que el hecho de quedarte dormido.

Podemos realizar esta savasana con muchas canciones. Pero como siempre te recomiendo una.

Recomendación musical

ARTISTA	TRACKS	
DEUTER	RESONANCE BLUE	11 minutos

Dormir

¿EXISTE UNA POSTURA RECOMENDABLE PARA DORMIR?

- ✓ La mejor postura para dormir será hacerlo sobre el lado izquierdo, porque la digestión es más ligera y así evitamos el reflujo. Dependiendo de nuestro cuerpo y situación concreta, deberemos colocarnos sobre un lado u otro. Evidentemente, si tienes un problema en el hombro izquierdo, como tendinitis es mejor que no eches el peso sobre este hombro. Siendo más recomendable dormir sobre el lado izquierdo frente a otras posiciones.
- ✓ *El gran libro de la relajación* de James Hewitt menciona que el doctor Tomio Harai descubrió cómo las mejores posturas para dormir eran las que adoptaban los monjes zen. Dormían de lado con la columna estirada, tal y como lo hacían en sus meditaciones, siendo favorable para su sistema nervioso autónomo que es el que controla el corazón, piernas, estómago y algunos órganos internos.
- ✓ Se desaconseja dormir boca abajo, porque nuestro cuello no solo no descansa y lo retorcemos, sino que lo retorcemos durmiendo en esa posición.

TRUCO DE YOGA PARA DORMIR

- ✓ Cuando apagues la luz, respira por una fosa nasal, mientras taponas la contraria y a continuación tapona la contraria y respira al menos 10 veces por cada fosa nasal.
- ✓ Al dormir, debemos tener destaponada la fosa nasal izquierda. Debe predominar la respiración por esta fosa nasal.
- ✓ Una técnica que podemos realizar es colocarnos durante los minutos previos a dormirnos sobre el lado derecho. De esta manera desbloqueamos la fosa nasal izquierda y sentiremos que al respirar por la fosa nasal izquierda, que está relacionada con la calma y la serenidad, conseguiremos dormir antes y mejor.
- ✓ Para dormir, túmbate sobre el lado izquierdo y con el pulgar de la mano derecha, taponaremos la fosa derecha realizando 10 respiraciones profundas con la fosa izquierda. Dormir sobre el lado izquierdo es la postura más recomendable, según los expertos del sueño.

Bibliografía

- Clark, Bernie, *Guía completa del Yin yoga,* Sirio, Barcelona, 2019.
- Criado, Mayte, *Yoga en evolución,* Kairós, Barcelona, 2017.
- Giannoni, Gilda, *Manual de Hatha Yoga,* Tutor, Madrid, 2016.
- Hewitt, James, *El gran libro de la relajación. Manual de técnicas orientales y occidentales,* Medici, Barcelona, 1997.
- Payne, Rosemary A., *Técnicas de relajación. Guía práctica para el profesional de la salud,* Paidotribo, Badalona, 2009.
- Ramlakhan, Nerina, *El pequeño libro del sueño. El arte de dormir bien,* Editorial Gaia, Madrid, 2019.
- Serrano Rosa, Isabel, *Respirando alegría,* La Esfera de los Libros, Madrid, 2018.
- Shakti, Gawain, *Visualización creativa,* Sirio, Barcelona, 2003.
- Vázquez, José Manuel, *Manual de yoga para Occidentales,* Alianza Editorial, Madrid, 2018.

Vídeos para el insomnio - www.yogaesvida.es

Firmeza y confort con Sthira-Sukham

https://youtu.be/tsNlCNe5lyg

Mindfulness para el insomnio

https://youtu.be/Y8RcaUQ3C5o

Relájate con *mindfulness*

https://youtu.be/nJykdpNQNL0

Rutina de relajación para dormir mejor

https://youtu.be/Izkjc--Rm_0

Meditación nocturna, pensamiento positivo

https://youtu.be/lyVQy3QAIKk

Dos posturas para conciliar el sueño

https://youtu.be/rd4lp2B9J3s

Posturas para relajar la tensión física y emocional

https://youtu.be/Hp0-kC1yZfg

Los beneficios y propiedades del aceite de coco

https://youtu.be/nfmunILrtJo

Dulcifica y aclara tu voz con el yoga

https://youtu.be/sBqU24EFCig

Lista de reproducción recomendada para el insomnio

https://www.youtube.com/playlist?list=PLufl7P7JZZh1M7xTbgnzwEHh3XtpPtjFs

CLASE 1

Yin yoga para relajar cuerpo y mente

- Duración 20 minutos aproximadamente.
- Cuando hemos tenido un día muy Yang, es decir, muy activo a nivel físico o mental, donde el ego nos predomina, el Yin yoga resulta de gran ayuda para relajar los bloqueos de la musculatura profunda y afloja la mente para favorecer un buen descanso. Las siguientes posturas nos ayudarán a conseguir que «la Chi o energía» fluya por los meridianos y los órganos con fluidez y no se estanque.

Herramientas del libro

✓ Yin yoga.
✓ Respiración completa o yóguica.
✓ Meditación Ajna ckakra.
✓ Opcional: esencia de bergamota (1 gota en sienes y corazón).

Este estilo podemos practicarlo todos los días. Los músculos están quietos en cada postura, es decir, que tienes que tener continuamente la sensación de soltar y aflojar, contener o activar como hacemos en otros estilos de yoga. Las posturas en yin yoga las mantendremos de 1 a 5 minutos por postura, aunque el tiempo siempre dependerá del nivel del alumno. No es necesario realizar un calentamiento previo, pero sí lo es salir de cada postura con mucha lentitud y puedes usar material para sentirte más cómodo dentro de las posturas.

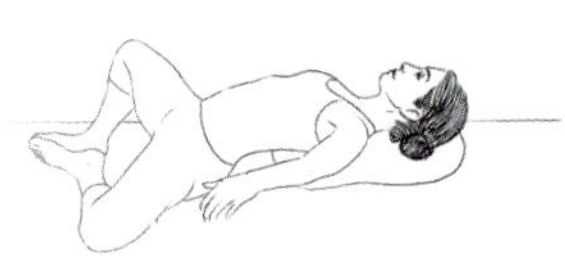

Baddha Konasana
Reduce la fatiga y es beneficiosa en situaciones de estrés y ansiedad

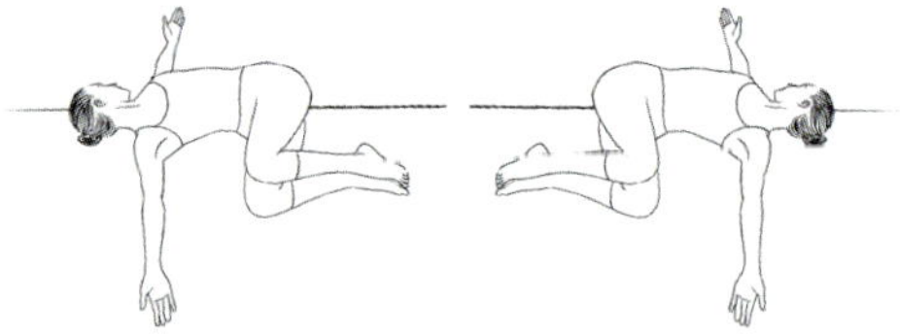

Jathara Parivrttasana
Esta torsión promueve el equilibrio mental y físico

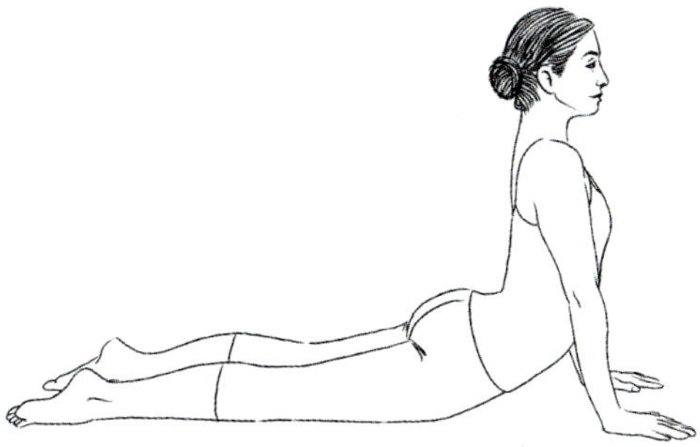

Urdhva Mukha Svanasana o perro mirando hacia arriba

Esta postura está indicada si has pasado muchas horas frente al ordenador; masajea los riñones, relajando la activación de las suprarrenales que, como vimos, son las que activan el cortisol u hormona del estrés.

en silla

La postura disminuye exceso, de pensamiento, la presion arterial, la fatiga, etc.

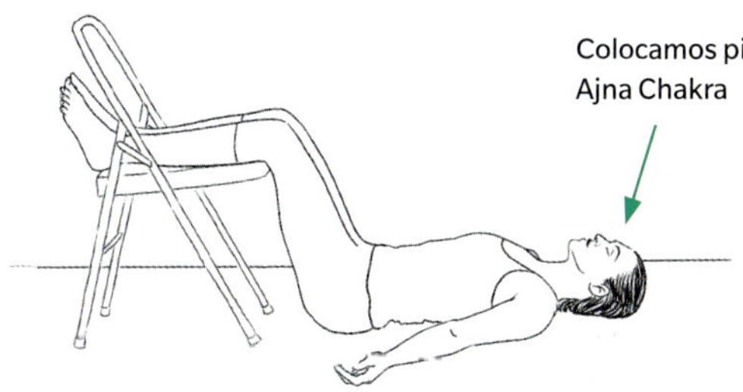

CLASE 2

Relajación y visualización guiada para un buen descanso

Antes de realizar esta relajación guiada, puedes respirar varias veces de manera profunda y hacer una pequeña meditación con el Mudra Shakti. 10 minutos

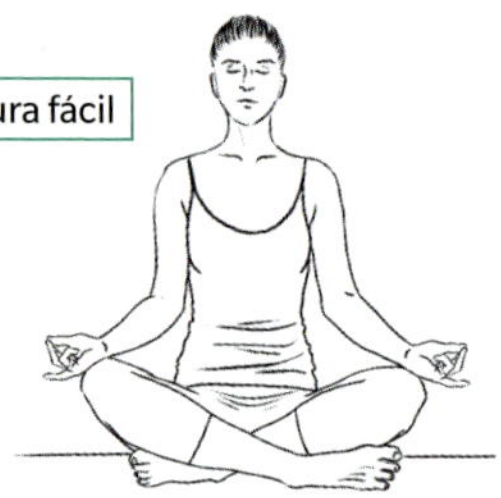
postura fácil
Sukhasana

+

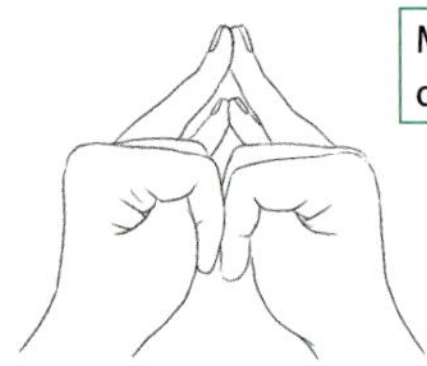
Mudra que favorece al descanso 12 minutos

Tras realizar una breve meditación nos tumbamos.

- ✓ Desde la posición de savasana, vamos a realizar una relajación guiada.
- ✓ Cubre tu cuerpo con una toalla o manta. Y coloca un cojín detrás de la cabeza.
- ✓ Comenzaremos relajando desde los pies hacia la cabeza.
- ✓ Realiza 3 respiraciones profundas para aflojar el cuerpo y permite que tu mente se libere.
- ✓ Observa la exhalación y observa a través de ella, la sensación de abandono y de relajación.
- ✓ Dirige la atención a las puntas de los dedos de los pies y envía una sugestión de relax y ralaja, dedos de los pies y pies. Siente cómo caen ligeramente hacia los lados, y la cara interna de los muslos se afloja y se relaja.
- ✓ Aflojo tobillos, rodillas y caderas. Las nalgas están en contacto con el suelo, y se relajan al igual que lo hace el abdomen que con cada respiración se relaja. Los órganos internos se relajan (órganos sexuales, estómago, bazo, páncreas, intestino relax).

- ✓ Relaja la columna que con su peso cae suave hacia el suelo. Hombros, brazos relajados, mientras las manos miran hacia arriba con gesto de apertura en ellos.
- ✓ El cuello largo, para ello dirige suavemente la barbilla hacia la garganta. Respira hacia la mente y relájala también.
- ✓ Ahora observa los puntos de apoyo de tu cuerpo en el suelo y haz que tu cuerpo se relaje un poco más. Incluso llegarás a notar más peso en ellos.
- ✓ La parte posterior en contacto con el suelo está completamente relajada. La zona anterior del tu cuerpo en contacto con el universo, la zona posterior en contacto con la tierra.

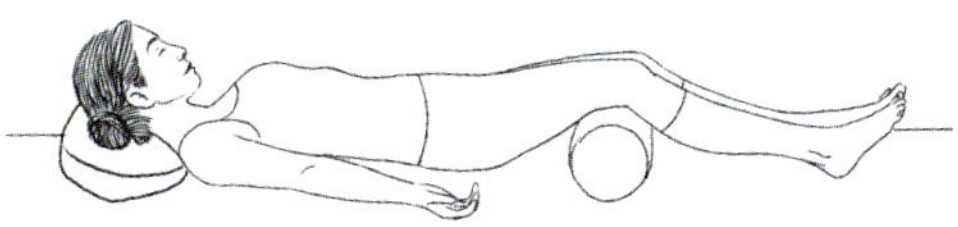

Savasana con apoyos
Visualización de sitio agradable

- ✓ Tras unos minutos de silencio, vas volviendo a tu cuerpo a través de suaves movimientos en tu cuerpo. Mueve los dedos de los pies y manos, mueve la cabeza hacia los lados y realizando tres respiraciones profundas que llenen tu corazón de energía, comienzas a desperezarte. Vas abriendo los ojos, para ir volviendo al aquí y al ahora.

Namasté.

CLASE 3

Yoga suave para favorecer el sueño

Esta secuencia que te propongo consiste principalmente en tres grupos de asanas:

- Flexiones hacia delante, que relajan el sistema nervioso.
- Torsiones que equilibran mente y cuerpo.
- Invertida (postura final), que genera descanso al corazón y a todas las estructuras del cuerpo por invertir el peso. Mejoramos la oxigenación del cuerpo y de la mente.

Herramientas del libro

✓ Respiración completa para toda la práctica.
✓ Chandra Bheda Pranayama.
✓ Esencia de naranja, aplicando una gota en muñecas al final de la clase que frotaremos como si fuese un perfume y aplicaremos detrás de las orejas y debajo de la nariz.
✓ Procederemos a relajar el cuerpo, desde los pies hasta la cabeza y realizaremos la visualización de la tinta.

- Sirsasana la puedes realizar con o sin pared.
  Encuentra la neutralidad en la pelvis a través de la activación del abdomen y los brazos activando el dorsal ancho.
  Material:
  Pared para ayudarnos en determinadas posturas.

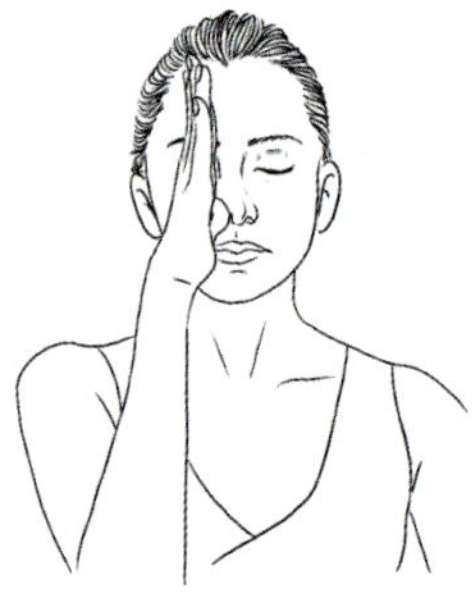

Respiramos por la fosa nasal izquierda
15 respiraciones x 3 veces

Chandra Bheda Pranayama

❶ ENFOCAMOS LA PRÁCTICA; YOGA SUAVE PARA FORTALECER EL SUEÑO

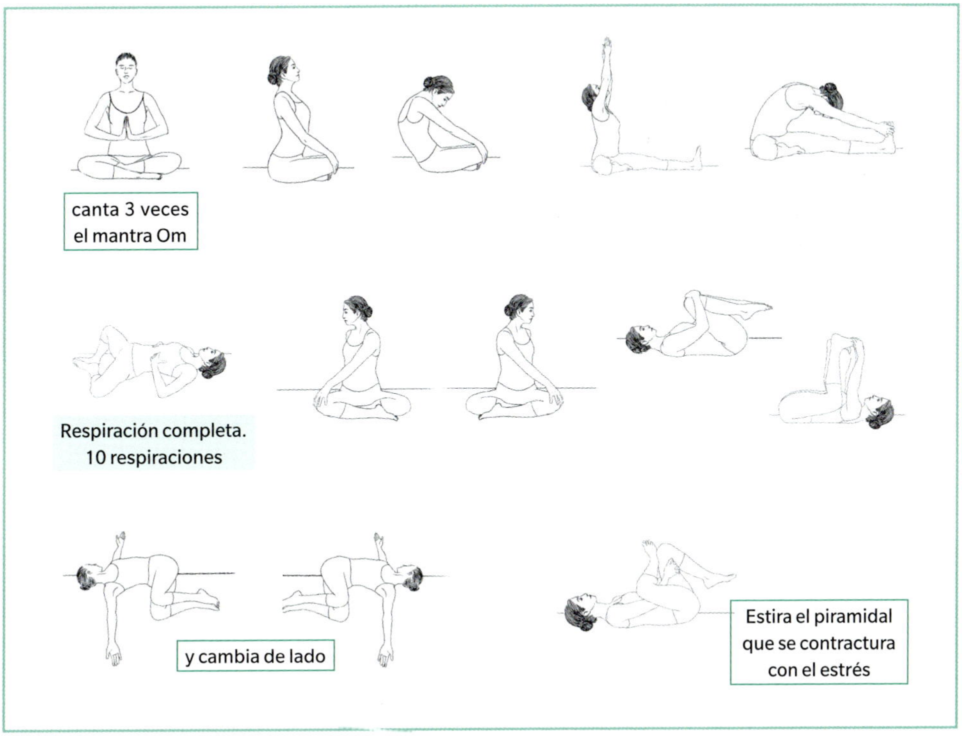
canta 3 veces el mantra Om
Respiración completa. 10 respiraciones
y cambia de lado
Estira el piramidal que se contractura con el estrés

❷ CALENTAMIENTO CON AMBAS PIERNAS

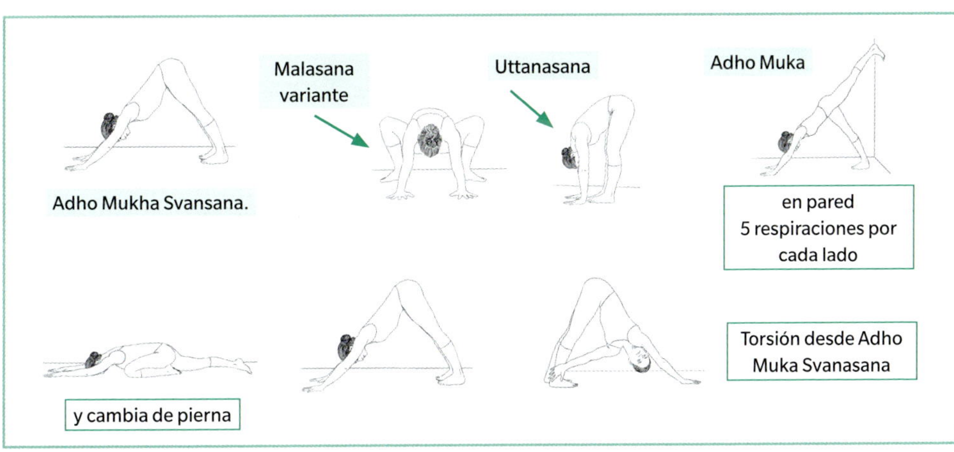

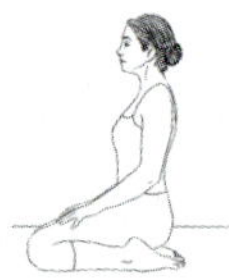

Vajrasana

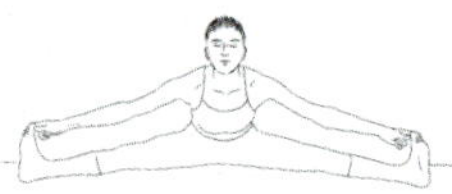

Upavistha Konasana

Torsión

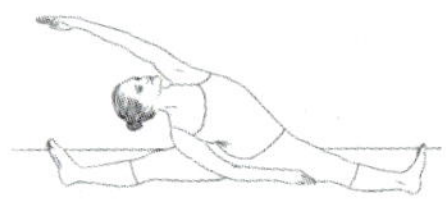

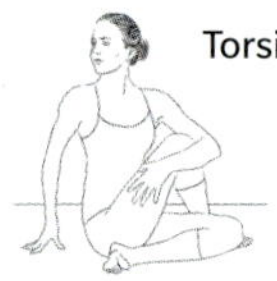

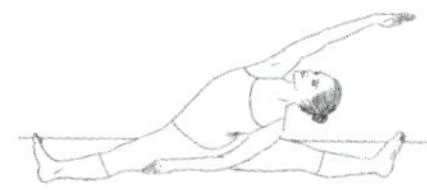

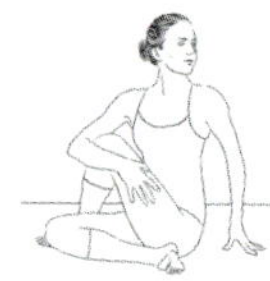

Si mantenemos 10 respiraciones por lado nos ayuda a eliminar la angustia

❸ POSTURAS PARA CALMAR Y RELAJAR.

✓ 10 respiraciones por postura.

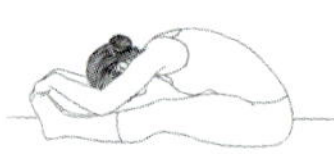

Paschimottanasana. Favorece el trabajo de las glándulas sexuales y el aporte de sangre a la zona baja del cuerpo

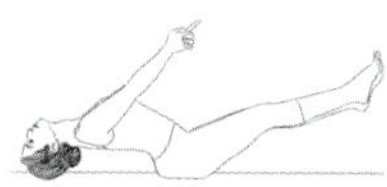

Matyasana variante. Elimina la tensión interna si la mantenemos 5 respiraciones

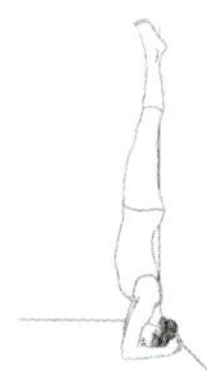

Sirsasana. Relaja el sistema nervioso y favorece el sueño. Mantenemos 10 respiraciones

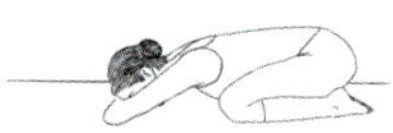

10 respiraciones para que la sangre se reparta de nuevo por todo tu cuerpo

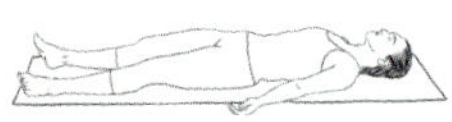

Savasana. Visualización de la tinta

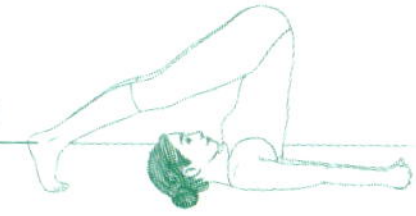

CLASE 4

La mejor postura avanzada para combatir el insomnio

Halasana

Es una postura invertida que tiene muchos beneficios para la salud.
Esta postura exige calentamiento previo de la columna y las articulaciones.
Personalmente suelo proponerla en las clases como una de las posturas finales, ya que al ser una invertida, traemos más sangre renovada a la mente y cuerpo y al requerir un buen calentamiento de la espalda es más sencillo para los alumnos realizarla al final de la clase.
Se la conoce como la postura de «el arado».

✓ Beneficios:
- Reduce la fatiga física y mental.
- Estimula órganos abdominales y estimula la tiroides.
- Estira profundamente la espalda, los hombros y los brazos.

✓ Contraindicaciones:
- Problemas en cervicales, tensión alta, problemas en los oídos como, por ejemplo, acúfenos.
- Personas con problemas respiratorios, tipo asma o rinitis.

✓ Variantes:
- Puede realizarse con silla o apoyos para mayor comodidad.
- Si no conseguimos llegar con los pies al suelo es porque la espalda está rígida. Y si no llegamos a estirar los brazos es porque hay rigidez en los hombros, en cualquier caso, adaptaremos la postura a nuestro cuerpo.

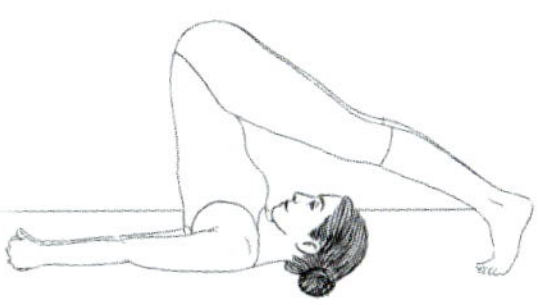

Halasana, postura avanzada

✓ Consejos :
- Deja el cuello relajado y no muevas la cabeza a los lados. Respira con tranquilidad. Al menos 10 respiraciones en esta postura.

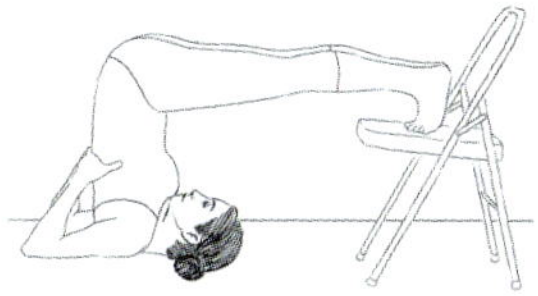

Halasana con silla

CLASE 5

Saludo a la Luna *vs* Saludo al Sol

Tanto en el saludo al sol como en el saludo a la luna encontramos diferentes secuencias en función del estilo y escuela de yoga. Las que verás en este código QR, son las que suelo praticar con los alumnos en las clases.

El saludo a la luna «Chandra namaskar» es ideal para eliminar la tensión acumulada durante el día. Enfatiza en la apertura de caderas y las flexiones hacia delante, posturas que relajan el sistema nervioso y aflojan nuestra mente.

El saludo al sol «Surya namaskar» son posturas que se van enlazando con la respiración y lo usamos para despertar cada mañana, aportar energía y calentar el cuerpo.

Si estableces esta rutina de estiramiento tanto al despertar como antes de acostarte, conseguirás que tu mente y tu cuerpo se sincronicen.

https://yogaesvida.es/yoga-para-el-insomnio-saludo-al-sol-vs-saludo-a-la-luna/

6

Los problemas digestivos

La magia de los tres cerebros

La mente lo es todo.
Lo que piensas es en lo que te conviertes

Buda

Toda enfermedad comienza en el intestino

Hipócrates

Las arrugas solo deberían indicar
el lugar donde estuvieron las sonrisas

Mark Twain

Tema

Alumno: Caso real

A los meses de incorporarme al trabajo del nacimiento de mi hija, me sentía muy agotada y no conseguía concentrarme en el trabajo. No era capaz de retener las claves de los equipos con los que trabajo, y mi memoria siempre fue excelente. Sentía que mi cabeza y mi cuerpo iban cada uno por su lado. Además, mi piel, en concreto mi rostro, lo sentía apagado y asomaban unas arrugas que denotaban mi situación interna, me estaba consumiendo poco a poco.

Ángela

Son tantas las enfermedades que pueden dañar nuestro intestino, cerebro y piel que ahora, en los tiempos en los que vivimos, es el momento de quizá exigirnos *mirar hacia dentro y no estar pendientes tanto del exterior.* Lo que sientes, lo que ingieres y cómo te cuides determinará en gran medida la conexión intestino-cerebro y piel.

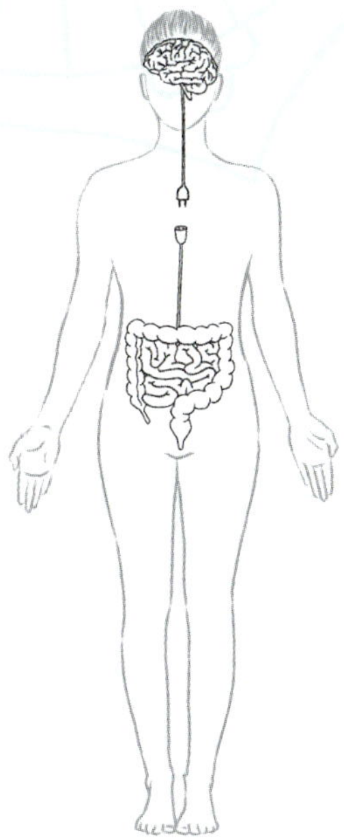

El cuerpo es la vasija o el recipiente sobre el que proyectamos lo que ocurre en nuestra mente.

Intestino, cerebro y piel son tres órganos conectados desde la etapa de la gestación. Los tres se desgajan y desarrollan desde la misma hoja embrionaria y eso queda marcado en cómo uno y otro interactúan. Cada vez hay más investigaciones dedicadas a estudiar esta fascinante conexión en la que los médicos y científicos han empezado a centrar su atención en la resolución de problemas de todo tipo, pero en especial los relacionados con el sistema nervioso y la respuesta inmunitaria del organismo y las emociones. Pero, ¿cómo se une el cerebro y el intestino? A través del nervio vago, también denominado *nervio de la compasión*, y se dice que es el nervio que une la mente al cuerpo, transmite calma o nerviosismo, rabia o serenidad.

EL NERVIO VAGO: LA CONEXIÓN DE LOS TRES ÓRGANOS

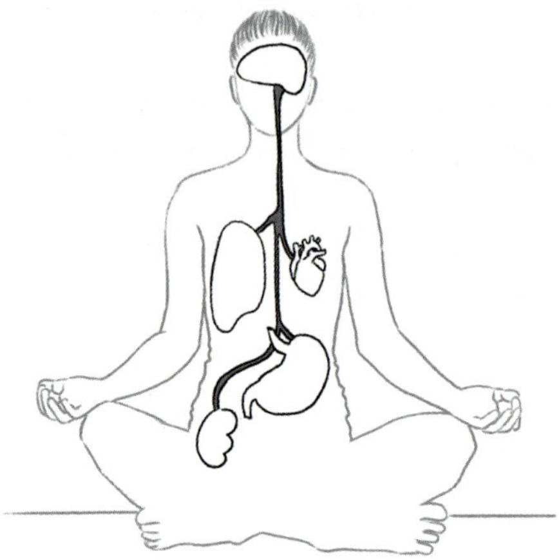

El nervio vago es el más grande de nuestro cuerpo, nace en el tronco encefálico y se bifurca en dos direcciones, por ese motivo consigue llegar a todas partes; recorre el cuello, la garganta, el pecho, el tórax, el intestino y finaliza en el colon. Y su nombre le viene porque vaga de un lado a otro. Su función principal es recibir mensajes del cuerpo y transmitirlos; por tanto, gestionar toda la información sobre los órganos y su correcto funcionamiento, así como los aparatos o sistemas que se ven implicados o que recorre:

- Activa el sistema nervioso parasimpático.
- Sistema circulatorio: a nivel del corazón y su tono cardíaco.
- Eliminación de desechos: diferentes funciones del hígado.
- Controla el hambre y la saciedad, así como los niveles de azúcar en sangre, etc.

FUNCIONES DEL NERVIO VAGO

- Gestiona la información.
- Controla y coordina la profundidad respiratoria, es decir, que necesitamos que el tono del nervio vago se mantenga en condiciones óptimas para conseguir la apertura de las vías respiratorias. Muy importante, por tanto, en situaciones de estrés y ansiedad.
- Controla la función intestinal y la activación o desactivación de las enzimas digestivas, así como la inflamación intestinal.
- Controla el sistema inmune, por su recorrido a través de la timo.

Secretos del yoga y el nervio vago

El yoga activa el nervio vago de diversas maneras y con determinadas herramientas:

- *La respiración:* al hacer yoga y utilizar la respiración completa o respiraciones que nos relajan el sistema nervioso, tales como respiración Ujjayi, Chandra Bheda, respiración alterna, etc.
- *Las asanas* o posturas que relajan y equilibran el sistema nervioso, con posturas de estiramiento y flexiones hacia delante, torsiones, etc.
- *La música*: ya sea al cantarla, tararear o escuchando una que sea relajante. Por ejemplo, cuando iniciamos una clase de yoga con el canto del Om, estamos haciendo un trabajo directo desde el inicio hacia el nervio vago.
- Al bostezar, al suspirar, al reír, etc.

Cualquier herramienta que afloje o relaje el sistema nervioso nos ayudará a activar el nervio vago y de esa manera encontraremos el equilibrio en nuestras vidas, con situaciones tan comunes y que tantas personas echan de menos como son: dormir y descansar plácidamente, respirar profundamente, tener digestiones correctas. Realmente el que dirige todo como jefe y guardián es la mente. Si nuestra mente no funciona bien deberemos mirar hacia el intestino.

El 90% de la información del intestino lo dirige al nervio vago y el 10% de la información llega del cerebro al intestino. El estrés afecta directamente a la conexión cerebro-intestino-piel.

Para comprender qué ocurre en cada órgano, vamos a conocerlos por separado para que comprendamos su estrecha unión.

El cerebro

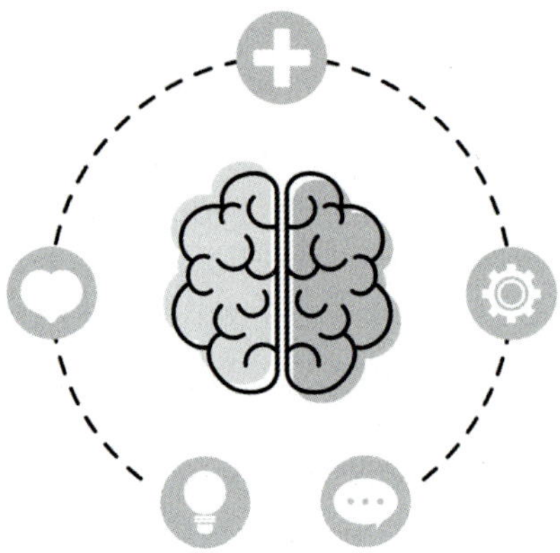

Probablemente, el cerebro sea el órgano que más interés suscita precisamente por ser quizá el más desconocido y el que más se investiga. Es el órgano que rige el sistema nervioso, y la neurología y neurociencia las ciencias que lo estudian. El cerebro maneja al cuerpo, es nuestro disco duro que almacena millones de carpetas y subcarpetas llenas de información, donde tienen lugar la mayoría de las reacciones químicas conocidas como neurotransmisores. Por el día se activa el cortisol, por la noche la melatonina, responsable de regular los biorritmos.

Aunque es un órgano que se puede entrenar, también hemos de dejarlo descansar, de ahí la importancia de lo que se dio en llamar inteligencia emocional, para aprender a gestionarnos y controlar nuestro cerebro.

Cuando hablamos del cerebro y su funcionamiento en yoga, nos referimos a «la mente».

Recuerda

Conocer y entrenar la inteligencia emocional es esencial para activar los circuitos cerebrales, para poder conseguir una respuesta emocional correcta. La inteligencia emocional se puede aprender a todas las edades, y así podremos mostrar el camino de la educación emocional a los más pequeños, cuanto antes mejor.

RASGOS DEL CEREBRO

Nuestro cerebro tiende a ser negativo, porque lo que quiere es protegernos, tarda 90 segundos en hacer que se nos pase el enfado, debido a los neuroquímicos. El enfado y la ira suelen ser emociones que nos conectan con nuestra infancia y he de aprender a canalizarlas. Por ejemplo, con el movimiento y la fluidez del cuerpo. Además, el pensamiento automatizado (cuando mentalmente se repiten las mismas preocupaciones y miedos), que ya hemos visto en capítulos anteriores genera caos y desequilibrio en el cuerpo, debido a la activación del sistema inmune que lucha haciendo frente a situaciones creadas por el cerebro.

Cambia cada día, generando nuevos caminos debido a su «plasticidad». En yoga, además de entre otras disciplinas, hablamos de 21 días, como los que necesita el cerebro para sellar nuevas vías y caminos y destruir los antiguos, porque el cerebro es un órgano que podemos entrenar. A diario. Según los últimos estudios, cada día generamos más de 500 neuronas, proceso que se denomina *neurogénesis* y se realiza a todas las edades; por ello, además de generar neuronas nuevas, también lo es mantener la red que las une, y para ello podemos recurrir a diversas formas de activación: meditar, dormir, visualizar o comer determinados alimentos concretos...

Ante una situación que vivimos todos en el 2020 con el Covid 19, sin experiencias previas parecidas vividas por ninguno de nosotros, pero en el caso de que volvamos a vivir otra pandemia, reaccionaremos de forma muy parecida a lo que lo hicimos ese año. Es decir, nuestro cerebro aprende de esa experiencia y la memoriza. Ahora tienes la oportunidad de cambiar ese registro que ha creado tu cerebro, por ejemplo, a través de la visualización cambiar esas sensaciones que tuviste, transitando desde las emociones que sentiste y comienzas a transformarlas, a través de la consciencia. Es como darle la vuelta a la situación y generar memoria nueva acerca de esa situación. Dile a tu cerebro que ha de aprender de esta situación por si nos vuelve a ocurrir.

El cerebro en acción

- **Permanece activo las 24 horas del día los 7 días de la semana.** Tenemos que hacernos con herramientas para dejarlo descansar, que veremos más adelante.
- **Con el movimiento fomentamos la creatividad y mejoramos el aprendizaje.** Esto es lo que ocurre en los niños, aprenden mejor a través del movimiento y no estando sentados en sillas sin poder moverse.
- **El descanso afianza los conocimientos adquiridos.** Tras estudiar o realizar algún trabajo que haya requerido un esfuerzo para memorizar, es recomendable dormir para dejar que se afiancen los conocimientos.
- **Evitar el estrés.** Un cerebro estresado disminuye su tamaño y funciones, por lo que se produce muerte cerebral o neurológica, de neuronas, es lo más frecuente (apoptosis cerebral), lo que produce pérdida de memoria.

YOGA PARA EL CEREBRO

> Yoga es la detención de los procesos mentales.
>
> Patanjali, Sutra 1.2

Experiencia de un alumno

«No era capaz de memorizar casi nada. A veces se me olvidaban las pequeñas cosas, pero también las importantes, porque mi cabeza a veces parece una tetera a punto de estallar. Mi mente está agotada, parece que tengo más años de los que en realidad tengo. Sin embargo, al hacer yoga, conseguía escuchar las indicaciones y que mi mente volviese, si se iba a otro sitio. Se iba y conseguía traerla al aquí y al ahora».

Ángela

Hablando del caso de Ángela, alumna que introduce este capítulo, desarrollaremos qué ocurre en su memoria cuando viene a las clases.

La memoria

Se ve afectada por el estrés, la edad, la falta de motivación, el insomnio, etc. La memoria puede ser:

1. *Perceptiva*: es la información que recibimos por los sentidos (vista, olfato, gusto, oído y tacto).
2. *Memoria a corto plazo.*
3. *Memoria a largo plazo.*

Estos tres aspectos de la memoria se trabajan en una clase de yoga con los cinco sentidos: activamos el oído, con el sonido de la respiración; el olfato, con una esencia; la vista, para seguir la clase y el tacto, lo hallamos en la conexión de las diferentes partes del cuerpo con la tierra. Al hacer yoga, conseguimos permanecer atentos a las indicaciones que nos da el profesor y nos hace concentrarnos en la respiración y en la ejecución de la postura. Activamos la memoria a corto plazo, cuando marcamos una secuencia que se ha de repetir durante un número de respiraciones. Entre clase y clase se activará nuestra memoria a largo plazo, es decir, buscaremos las sensaciones corporales y las correcciones del día anterior para incorporarlas y fijarlas.

Beneficios del yoga hacia la mente

- Mejoramos capacidades del cerebro: atención, memoria y concentración.
- Las huellas grabadas en la psique por traumas o situaciones difíciles, comienzan a encauzarse; se integran o se dejan ir.
- Generar neurotransmisores positivos; endorfinas, oxitocina, dopamina, etc., invertimos la química cerebral y la tendencia negativa de la mente.
- Las posiciones invertidas son las que más benefician al cerebro. Lo cargan de energía y sangre renovada.
- El placer que produce la práctica de yoga y los sentimientos positivos incitan el aprendizaje.
- Nuestro cerebro aprende nuevas vías tanto para descansar como para recargarse.

Según un estudio publicado por *Infosalus*, en el que se realizaron 11 estudios diferentes sobre cómo el yoga afecta al cerebro, se demuestra que:

- Se perciben cambios en el hipocampo, que es la zona del cerebro que se relaciona con la memoria.
- El yoga ayuda a regular el estado emocional que provoca el estrés y la ansiedad y la depresión.

PRANAYAMA EQUILIBRANTE PARA TU MENTE

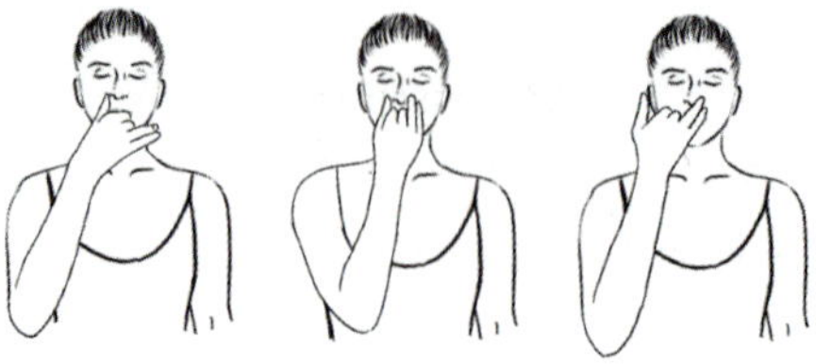

Anuloma viloma, que hemos visto en anteriores capítulos.

Todos los pranayamas afectan positivamente al cerebro, pero quiero destacar uno de ellos, optaría por el que nos proporciona equilibrio. Esta respiración tiene efecto equilibrante, resulta muy beneficiosa cuando la mente está excesivamente excitada (estrés y ansiedad) y también cuando nos sentimos deprimidos y faltos de energía. En estos casos la energía tiende a estancarse y gracias a este pranayama regularemos la energía interna del cuerpo.

Esto ocurre porque este pranayama equilibra ambos hemisferios cerebrales: al derecho le llega el aire de la fosa izquierda, y al izquierdo le llega el aire de la fosa nasal derecha. Así conseguiremos regular la energía entre ida y pingala (los canales energéticos), relacionados directamente con el sistema nervioso parasimpático y simpático.

VISUALIZACIÓN

La visualización conecta con nuestra memoria o imaginación. Provoca que el cerebro no distinga lo que es real de lo que no lo es. Cuando realices visualizaciones, no te concentres en buscar cosas o situaciones, has de relajarte, ya que, de lo contrario, provocarás un bloqueo en tu mente. Durante unos minutos busca una posición cómoda y cierra los ojos. Relaja tu cuerpo y haz que conecte con tu mente de diferentes maneras:

- A través de la respiración.
- A través de los sentidos (pon una música bonita y calmada, usa esencias para conectar a través del olfato, etc.).

MEDITACIÓN

En momentos de estrés y de ansiedad las ondas gamma cerebrales se excitan mientras que los estudios confirman que durante las meditaciones disminuyen. El cerebro está constantemente trabajando, incluso cuando dormimos. Si queremos darle un descanso, podemos hacerlo con unos minutos de meditación al día. La meditación nos invita a parar físicamente y así podremos llegar a nuestra mente. Te adelanto lo que veremos en las siguientes páginas sobre la importancia de los silencios o la inactividad a lo largo del día, ya que nos harán reconectar con lo que somos en esencia: calma y armonía. Y como contrapunto, meditar con sonido y sus efectos.

Visualización para potenciar serenidad al cerebro

Podemos trasladar a la mente a sensaciones positivas que nos transmitan calma; por ejemplo, colocando en nuestro monedero o espejo del parasol en el coche una fotografía de nuestro lugar de vacaciones, con una frase detrás:

«Estoy calmado y me siento bien».
«Valoro sentirme relajado y centrado».
«Soy armonía física y mental».

Las frases o afirmaciones, potencian los beneficios de las visualizaciones.
Te dejo unas líneas para que escribas las frases con las que sientas que vibras y hagas la visualización.

____

____

____

Meditación del silencio

Lo vimos en anteriores capítulos, en el primer capítulo del estrés, página 96.

Meditación del sonido

Puedes buscar alguna canción de cuencos tibetanos. Los cuencos tienen siete armónicos, en función de si están hechos o no a mano. Cada armónico resuena con un

- ✓ Túmbate y ponte cómodo.
- ✓ Cierra los ojos y relaja tu mente. Permítete disfrutar.
- ✓ A finalizar, dedica tres respiraciones profundas y lentamente abre los ojos.

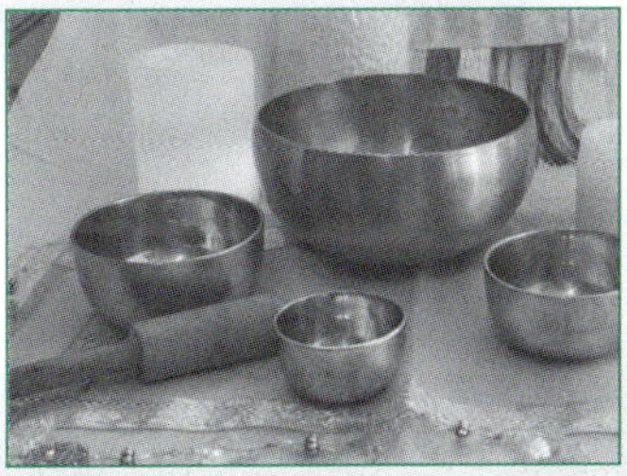

chakra concreto, lo que nos armoniza con nuestras frecuencias internas. Si tienes la oportunidad de asistir en alguna ocasión a un concierto de cuencos (sean de cuarzo o metal) explorarás un maravilloso viaje a través de la sonoterapia. El cuenco se fricciona o se golpea, y este sonido consigue restaurar nuestro equilibrio interno.

MINDFULNESS

Evita que tu cerebro se bloquee, realizando un *mindfulness*, a través de la focalización.

Enfocar y desenfocar tu mente con cuentos

Una herramienta que me gusta usar en mis clases son los cuentos. A todos nos han contado cuentos, cuando éramos pequeños. Lo cuentos nos permiten trabajar determinadas zonas de nuestra mente a las que no accedemos en el día a día. Además, nos ayudan a conectar con nuestro «niño interior». Durante unos minutos escuchamos con atención y volvemos a ser niños, por la serenidad que nos aportan. Es una manera de enfocar la mente en la historia y así lograr desenfocarla para sacar una moraleja.

Al terminar de leer este cuento a mis alumnos, suelo dejarles el silencio durante unos minutos para que, tras enfocar su atención en el cuento, vayan desenfocando y conectando con las sensaciones de su cuerpo. El cerebro es el órgano más inteligente del cuerpo, y si lo entrenamos en buscar la neutralidad emocional, lograremos dejar a un lado emociones primarias como son el enfado o la ira «que produce el estrés» y conectando con ese desenfoque o neutralidad emocional, comenzar a preguntarnos cómo nos queremos sentir en el día de hoy.

En el apartado de los vídeos, podrás encontrar un vídeo en el que te recomiendo poner post-its por la casa; en el espejo del baño, la nevera, en la puerta de salida de casa, donde puedes preguntarte cómo te quieres sentir hoy antes de comenzar tu día.

FOCALIZACIÓN CON UN CUENTO

En un viejo templo, levantado en los confines de las montañas del Tibet, un maestro tibetano instruía a jóvenes monjes sobre Buda.

Uno de los jóvenes limpiaba los suelos del templo cuando vio a su maestro pasear. El muchacho se acercó al maestro y le dijo:

—Maestro, yo no he venido aquí a estar todo el día limpiando.

—Limpiar es necesario. Es una tarea difícil, pero es una gran tarea —respondió el maestro.

El joven no comprendió lo que el maestro quiso decir con aquellas palabras. A la mañana siguiente el maestro de nuevo salió a pasear y el joven volvió a acercarse a él para quejarse. De nuevo el maestro le repitió las mismas palabras de día anterior:

—Limpiar es necesario. Es una tarea difícil, pero es una gran tarea.

Durante el día el joven repetía las palabras del maestro, sin hallar respuesta. A la mañana siguiente, volvió a ver al maestro y el joven decidió preguntarle otra cosa:

—Maestro, ¿por qué siempre está sonriendo?, si el estar en este templo es vivir de manera miserable, apartados del mundo real y haciendo cada día lo mismo.

El maestro ignoró al joven y siguió con su paseo. Durante los siguientes días, el joven volvía a repetirle la misma pregunta hasta que un día, pasó lo siguiente, al preguntar:

—Maestro, ¿por qué sonríe?, ¿acaso esto le parece una fiesta?

Y entonces el maestro le respondió:

—Cada mañana, al despertar, me hago las siguientes preguntas: ¿estoy enfadado?, ¿estoy triste?, ¿estoy contento? Y cada día me contesto a mí mismo: «¡Siempre estoy contento!»

Y me sale una enorme carcajada. Querido joven, cada día tenemos la capacidad de elegir cómo sentirnos, la respuesta siempre estará dentro de ti. La cuestión es «elegir».

Cuento extraído del libro *Cuentos Maravillosos,* de Eliossana Jones

OTRAS HERRAMIENTAS DE YOGA

El mejor mudra para el cerebro: Makula mudra

Este mudra ayuda a equilibrar la energía de los órganos donde se aplique. Ayuda a relajarlos y a potenciar su fuerza interna. Consiste en juntar las 4 puntas de los dedos de cada mano a su pulgar. Podemos realizar este mudra durante 5 minutos.

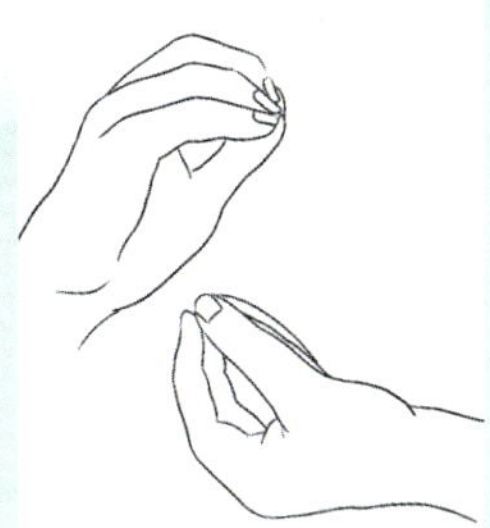

Makula mudra

Para realizar una meditación con este mudra, te propongo realizarla con uno de los instrumentos que producen un efecto más relajante: el oboe. Es uno de los instrumentos de viento más relajantes por la frecuencia en la que emite su sonido dulce y armonioso.

Relajaciones

Relajarte con palabras. Crea tu propio mantra de relajación

Cada vez que sientas que el estrés te produce enfado y sientes calor en tu cabeza puedes repetir una palabra que te conecte de manera rápida con la relajación. Por ejemplo: «Soy capaz de vencer mi enfado».

Realiza 5 respiraciones y repites mentalmente 5 veces esa frase o palabra elegida.

Puedes escribirla aquí.

____

____

Si consigues realizar esta técnica varias veces al día, irás aflojando el estrés y liberando tu mente.

Relaja la mente con música de Mozart

Está demostrado que escuchar la música de Mozart surte efectos terapéuticos en quien lo escucha. De hecho, hay una recomendación musical que se denomina Efecto Mozart, para estimular el cerebro.

Recomendación musical

ARTISTA	TRACKS
Sonata in D major for 2 pianos k.448	Andante (inicio de la clase)
Sonata in D major for 2 pianos k.448	Allegro con Spirito (calentamiento)
Symphonie 35 Haffner	II Andante (posturas)

> Un estudio publicado en 2014, afirma que la Sonata k.448 de Mozart mejora la función de los nervios.
>
> Extracto del libro *Activar el nervio vago*, de Navaz Habib

Personalmente, en las clases me encanta utilizar de Mozart.

Recomendación musical

ARTISTA	TRACKS
Réquiem k.626	Lacrimosa

Cualquiera de las técnicas de relajación que hemos visto en capítulos anteriores.

Las técnicas de relajación hacen que seamos menos reactivos. Es decir, que no vivamos eternamente a la defensiva, pensando que todo el mundo lo que quiere es atacarnos.

Sabías que...

En 1957 el profesor Alfred Tomatis confirmó el efecto terapéutico de la música del maestro Mozart. En su estudio se confirmó que «Mozart era un virtuoso del sistema neurovegetativo y un especialista en neurobiología funcional».

Mozart = música terapéutica que crea armonía

Te invito a que investigues acerca de Mozart u otros autores clásicos que te inspiren al hacer yoga.

Autores clásicos y recomendaciones musicales que siempre están en mis listas de música son los que te explico a continuación:

Recomendación musical

ARTISTA	TRACKS
Puccini	Nesum Dorma
Claire de Lune	Suite Bergamasque L.75
Handel	Wáter Music Suite n.2
Erik satie	3 Gymopédies. Lent et doloreux
Suiten	No 3 in D BWV1068. 2. AIR
Beethoven	Violin sonata n.5 in F major

La voz del experto y otras técnicas - yoga para el cerebro

https://yogaesvida.es/yoga-para-el-cerebro/

El intestino

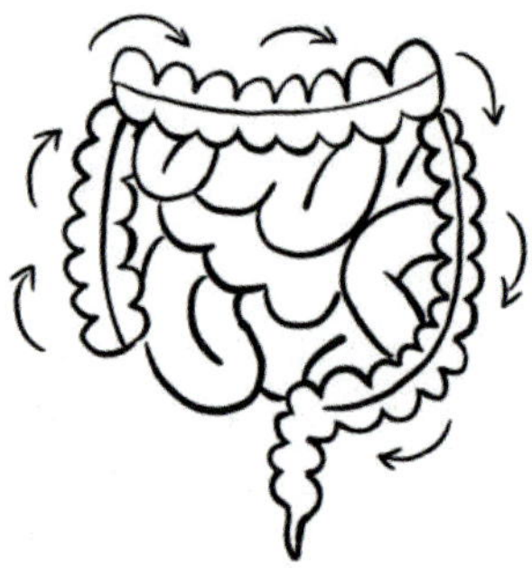

Experiencia de un alumno

> Desde que nació mi hijo, la falta de sueño, la incorporación al trabajo, llevar la casa, etc., han provocado que mi punto débil sea el intestino. Siento mi abdomen sin fuerza, muchas de las cosas que comía ya no las puedo comer, porque me voy directa al baño. Me duele la zona lumbar, he perdido peso y me siento agotada, además de que enfermo muy a menudo.
>
> Ángela

El intestino es determinante por sus funciones y por sus cuidados, un segundo cerebro. Entre las funciones cabe señalar:

- La zona esencial de nuestras digestiones.
- La zona donde se crean neurotransmisores: dopamina, y serotonina y gabba.
- La localización del 80 % de la función autoinmune, que conseguimos mejorar nuestra flora con los pre y probióticos.

El intestino está dividido en dos partes:

1. *Intestino delgado,* donde tiene lugar la absorción de nutrientes y líquidos.
2. *Intestino grueso* (colon). Es el proceso final, el de evacuación.

En el interior del intestino conviven las bacterias beneficiosas y las perjudiciales, y el conjunto de todas ellas reciben el nombre de *microbiota.* Ambas son imprescindibles para tener una buena salud, y la clave se encuentra en encontrar nuestro EQUILIBRIO interno. Debemos potenciar a las bacterias buenas frente a las perjudiciales.

Recuerda

Mal funcionamiento en el sistema gastrointestinal = mal funcionamiento del cerebro

Por ejemplo, cuando comemos algo en mal estado o de difícil digestión nuestro intestino manda un mensaje al cerebro (de intoxicación), al igual que si el cerebro sufre de estrés, preocupación o angustia provoca una respuesta automática en nuestro intestino. Una consecuencia común de cuando sentimos estrés es que nos aparecen yagas en el interior de la boca, esto se debe a un cambio del pH, quiere decir que estamos ácidos, es decir, estresados. En este ejemplo ya vemos la relación entre dos de los que hemos denominado cerebros: cerebro e intestino.

La inflamación la provoca la alteración de tu microbiota = no absorción de los nutrientes.

Gracias a las bacterias, nuestro cuerpo es capaz de absorber los nutrientes de los alimentos que ingerimos al tiempo que nos protege de las agresiones externas, la microbiota se convierte en un gran ejército defensor. (Tenemos entre 1 kg y 1,5 kg de bacterias vivas en nuestro intestino). En el caso de que se rompa este equilibrio y que las bacterias perjudiciales aumenten su número, el intestino puede volverse permeable, lo que nos expondrá a la inflamación de tejidos y órganos. Uno de los causantes de esta disbiosis intestinal es el estrés que a su vez provoca acidez del cuerpo.

EQUILIBRIO = SIMBIOSIS
DESEQUILIBRIO = DISBIOSIS =porosidad intestinal

Para entender la relación que existe entre el estrés y nuestra flora intestinal es importante comprender que una buena microbiota permite disminuir los niveles de cortisol, la ya mencionada hormona del estrés. La salud física y mental depende de la salud de los miles de bacterias que pueblan nuestro intestino. El intestino entra en nuestro cuerpo, porque está muy comprimido, pero si lo extendiésemos equivaldría a un campo de fútbol.

Las bacterias «buenas» o beneficiosas moldean nuestra flora intestinal y con ella nuestra salud. Cada persona tiene una flora intestinal distinta; podríamos decir que es como nuestra segunda huella dactilar. Sí está definido y comprobado que a la edad de los dos años y medio un niño ya tiene conformada su flora intestinal un niño.

> Las alteraciones en la flora intestinal son motivo de estudio en los últimos años en personas con enfermedades como la depresión, ansiedad, enfermedades autoinmunes, Parkinson e incluso Alzheimer.

Podemos ser capaces de cambiarla y moldearla cuando cambiamos nuestras rutinas alimentarias y nuestro estilo de vida, incorporando hábitos y rutinas como deporte, meditación, podemos regular o controlar el sistema nervioso.

Además, el incansable ir y venir de neurotransmisores que intercambian el cerebro y el intestino lo convierten en el centro de nuestras emociones. Esta maravillosa conexión ya fue nombrada por la antigua civilización egipcia que describió el intestino como el desagüe del corazón, órgano del afecto, la compasión y la inteligencia emocional. El gran médico griego Hipócrates situó el origen de la enfermedad en el intestino, mientras que la medicina china desde hace miles de años sitúa en este punto el sistema madre de todo meridiano, el punto SHEN. Desde entonces las investigaciones han seguido avanzando y cada día se descubren nuevos estudios, descubriéndonos el papel y la importancia de nuestra flora intestinal y su forma de tratarla y mejorarla.

SEÑALES DEL BUEN O MAL FUNCIONAMIENTO DE NUESTRO INTESTINO

Para saber reconocer lo que está ocurriendo en nuestro interior debemos prestar atención a nuestro vientre: si se inflama, según va avanzando el día; si sufrimos gases; si tenemos estreñimiento, diarreas, y, por último, si hay afección de memoria o capacidad intelectual.

Sin duda, el dolor o malestar intestinal es uno de los dolores más incapacitantes. Quién no ha sufrido un fuerte dolor en la tripa que no le ha dejado siquiera concentrarse o pensar con claridad, es como si la comunicación entre los dos cerebros se interrumpiese.

Causas de una mala flora intestinal

- El estrés
- Los antibióticos
- Los anticonceptivos
- El abuso de laxantes
- Alimentación incorrecta
- La contaminación electromagnética
- El exceso de higiene

EQUILIBRIO DEL MICROBIOMA

Ya hemos comentado algunos aspectos que hay que tener en cuenta para saber si tenemos o no salud intestinal. En general, hay una serie de factores para determinar dicha salud, y cabe citar:

1. *Síntomas*: gases, hinchazón, diarrea, estreñimiento, problemas en la piel, etc.
2. *Elementos desencadenantes e inflamación interna*: estrés, azúcar, trastornos del sueño, la toma de ibuprofeno y antibióticos, dieta con exceso en gluten o refinada, bebidas gaseosas etc
3. *Mantener y recuperar la salud intestinal*. Alimentación basada en más alimentos crudos y mayor variedad, alimentos con más fibra verduras, frutas. Realizar ayunos intermitentes para dejar que el sistema digestivo descanse, hidratación, infusiones, deporte o ejercicio. Técnicas de relajación y meditación, yoga, sueño reparador, la toma de probióticos.

Estrés = acidez = disbiosis intestinal

La flora intestinal basa su éxito en el trabajo en equipo. Con todo lo dicho hasta ahora queda claro que si actuamos a nivel intestinal, estaremos trabajando por un lado sobre la salud de nuestro cerebro, de nuestras emociones y, por otro, conseguiremos reforzar nuestro sistema inmune. El yoga nos ayuda en estos dos sentidos, se trata de un trabajo integral que nos permite mantener con buena salud esta increíble conexión. Los problemas más comunes a nivel del intestino provocados por el estrés son muchos, pero nos vamos a centrar en lo que a la mayoría de la población le suele ocurrir. Seguro que en alguna ocasión has sentido gases y la incomodidad que nos provocan, ya que nos indican que la digestión no se está realizando de la manera correcta. Asimismo, otros indicadores son las formas de nuestras heces y el olor que desprenden, pues nos indica si el funcionamiento de nuestro intestino resulta de manera correcta o no.

Si hablamos de digestión y de los problemas que genera el intestino a la mayoría de la población, hablaríamos de indigestión, gases, estreñimiento, colon irritable, úlceras, etc.

LOS GASES O AEROFAGIA

El exceso de gases denota un desequilibrio en la flora intestinal, pues estos provocan hinchazón, modifican el ritmo intestinal, además de crear molestia abdominal y fatiga. La ropa nos aprieta nos incómoda todo lo que oprima nuestro abdomen. Incluso nos crean en ocasiones molestia en la zona alta del pecho, llegando a confundirnos con un dolor o afección cardíaca. Cuando padecemos gases, podemos tomar una serie de actitudes en el día a día.

- Si tus gases huelen puede ser porque digieres mal las proteínas.
- Si no huelen es que digieres mal los hidratos.

Los gases forman parte del proceso digestivo, más concretamente son provocados por el aire que ingerimos al beber, comer, fumar, hablar, comer chicle, etc. Puede parecer muy evidente estos factores que digo, pero fíjate cómo bebes, si absorbes el agua o lo dejas caer hasta los labios. Si eres mujer y llevas los labios pintados al tomar un vaso de agua, es probable que abras mucho la boca y en ese espacio enorme estás llenándote de aire. También si hablas mientras comes, también te estás llenando de gases, o si estás comiendo chicle. Estos indicadores o señales nos podrán indicar en caso de que nos sintamos pesados, llenos o con malas digestiones. Si eres nervioso, tiendes a apretar la mandíbula y comer chicle potenciará la fuerza de tus dientes provocando a la larga tensión en la ATM (articulación temporomandibular). Lo positivo de comerlo sería que mejora la limpieza de tus dientes, porque crea un extra de saliva que, mezclado con los ingredientes que lleve el chicle, ayuda a limpiarlos. Pero, ¿no sería mejor que te lavases los dientes después de cada comida?

> Como os conté en anteriores capítulos, retener los gases genera dolor y si no los evacuamos o expulsamos, cuando nuestro cuerpo lo necesita, cambiamos el ritmo de los vientos internos. Solo pensar que te estás intoxicando por dentro al hacer esto, quizás te haga cambiar de opinión.

LA COLITIS

Es una inflamación de la mucosa provocada por la fermentación intestinal. Si no le ponemos remedio, con el tiempo se cronifica. Siempre que hay un problema en el segundo cerebro, es decir, en el intestino (vientre) provoca fatiga en el cerebro, ya que el sistema respiratorio y el sistema nervioso están íntimamente unidos. Asimismo, si estamos pasando por una etapa de estrés o ansiedad, la respiración se ve alterada y por tanto nuestra digestión no es la adecuada.

INTESTINO IRRITABLE

Un indicador de estar ante el intestino o colon irritable es ir más de dos veces al día y mis heces son blandas. Es el caso de Ángela, mi alumna de la que hemos hablado al comienzo del capítulo. «Las heces tienen forma de plasta de vaca».

Es como si tuviese diarrea continuada o intermitente. Probablemente sientas la sensación de deshidratación. Tendrás la necesidad de beber y tu cuerpo necesitará recuperar líquidos y nutrientes que no está asimilando de la manera correcta. Tus tripas suenan, te quedas frío; aunque te arropes, tienes sensación continua de frío y en determinados momentos calor extremo. Es decir, que la temperatura corporal no está equilibrada. Este caso se da mucho en personas estresadas, y más en concreto a las mujeres, por lo que me suelen contar en las clases, como el caso de Ángela.

Si vamos mucho al baño, perdemos nutrientes, minerales y sustancias importantes para el correcto funcionamiento del organismo. Y si vamos poco, nos estamos intoxicando. La frecuencia con la que deberíamos acudir de media al baño sería dos veces al día. Todo lo que sea más o menos de esta cifra, es que algo no funciona bien en nuestro intestino. También se ve claramente afectadas las capacidades cognitivas: memoria, concentración y por tanto el aprendizaje. Si has pasado en algún momento de tu vida por gastroenteritis, rotavirus o similar, seguro que recuerdas la debilidad en la que te ves sumergido y la falta de concentración absoluta.

Estreñimiento

El estreñimiento afecta más a la mujer, ya que su cuerpo tiende a la reserva, a guardar. Quizás no sea tu caso, pero seguramente en tu familia conozcas a alguien con este problema. Personalmente creo que esto se debe en gran parte a que las mujeres no dedicamos tiempo a nuestras necesidades, porque si no es por atender la familia, la casa, etc., se encarga nuestra mente de proponernos ideas para seguir haciendo cosas y no crear el hábito de ir al baño. Esto no significa que a los hombres no les suceda, y sobre todo con el paso del tiempo, que ya nos sentimos más libres y nuestro intestino puede mejorar.

COMBATIR EL ESTREÑIMIENTO

No nos han enseñado la manera correcta de ir al baño. Te recomiendo las siguientes pautas:

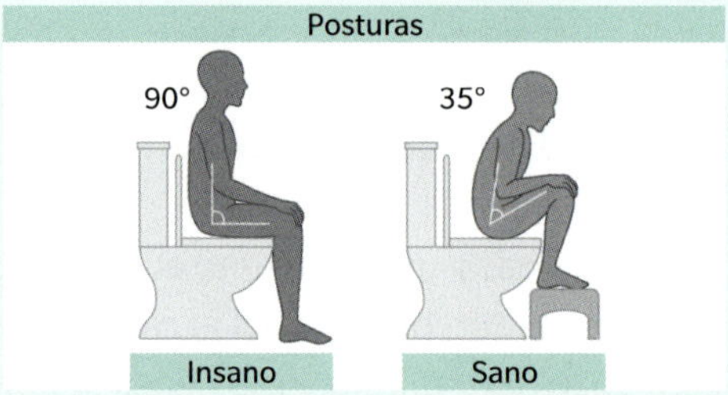

1. Cuando te sientes en el váter, debes tener la idea de: «Voy a estar un ratito aquí porque mi cuerpo se tiene que limpiar, así que tendré paciencia". Puedes coger un buen libro y les un ratito, mientras te relajas».
2. Coloca tus pies en una banqueta, que te haga tener las rodillas a unos 35º. Esta es la postura que adoptan en otras culturas, porque es la postura correcta para permitir el vaciado correcto y liberación del colon.

Y cuando esto nos ocurre, la deshidratación también se manifiesta en la piel, que, combinado con el estrés, está provocando la oxidación dermatológico y por tanto, en el envejecimiento prematuro. Sería recomendable realizar una visita al especialista en aparato digestivo, y así descartar algún problema severo.

ESTREÑIMIENTO OCASIONAL Y ESTREÑIMIENTO CRÓNICO

En 2019 los últimos estudios confirman que más del 20% de los adultos tienen problemas con su tránsito y es un dato que vemos en aumento en los últimos años.

3. La mejor hora de sentarnos a hacer de vientre es media hora después de habernos despertado, así que antes de activar y despertar a toda la familia, prueba una semana esto. Es el mejor momento del día, después de que el intestino haya trabajado toda la noche y el colon está preparado para la expulsión.
4. Es importante que no empujes, es decir, no forzar el suelo pélvico. Debo dejar que las heces salgan de forma natural, sin empujar o hacer fuerza. Empujar para que salgan las heces más rápido daña el suelo pélvico y lo debilita, sobre todo si vamos cumpliendo años y por diversos motivos (hormonas, la fuerza de la gravedad, el descolgamiento de los órganos, los partos, ropa excesivamente ajustada, etc.). En el caso de las mujeres, para ayudar en caso de estreñimiento, con las manos bien limpias, podremos introducir un dedo en la vagina, para notar dónde están las heces y acompañarlas con el dedo hacia abajo y así facilitar su salida. Fíjate qué importante y a la vez curioso tenemos prisa hasta para ir al baño. Es un síntoma claro de estrés crónico, ¿no crees? Es aconsejable crear un hábito, ayudar a nuestro cuerpo a limpiarse. Comprendo que muchos de vosotros pensaréis que eso es complicado de realizar, porque no hay tiempo, pero cuando nuestro organismo se limpia, te sientes ligero y feliz.

Otro aspecto importante es el de las mucosas, las del intestino. Según cumplimos años, ¿nuestro intestino envejece? Sí, por supuesto. Desde los 30 años comienzan a envejecer nuestras estructuras y órganos, dejan de crecer y adaptarse. En ese momento de la vida y en adelante, dependerá de nosotros que nos amoldemos a las necesidades reales de nuestro cuerpo. Alimentarlo de la manera correcta y conocer lo que favorece y lo que no a nuestro sistema digestivo es una prioridad para que esté en buenas condiciones.

Estrés ocasional = estreñimiento ocasional
Estrés continuado en el tiempo = estreñimiento crónico

Si lo que vemos, escuchamos o sentimos no se canaliza, las digestiones se vuelven lentas. Por ejemplo, si estás pasando una época de mucho estrés en el trabajo, sería conveniente no sobrecargar tu sistema digestivo con alimentos que necesiten de mucha energía para poder ser digeridos y procesados. Tomar más fibra y *smoothies* en épocas de calor te ayudará.

Si soy estreñido y voy al baño más bien poco, no todos los días, días alternos, etc., las heces son duras, incluso dolorosas, y en ocasiones extremas suele salir sangre o mucosas en las deposiciones, suele suceder que la persona busca remedios para aliviar esta situación; por ejemplo, infusión para poder facilitar tu tránsito, frutas o fibras, etc. Claramente estás sufriendo una intoxicación, tu intestino es lento. Si no depuramos y limpiamos nuestro organismo con asiduidad, las toxinas que deberíamos eliminar con las heces, se quedan dentro de nuestro cuerpo. La mejor solución pasa por aumentar en la alimentación las fibras para mejorar el tránsito. Aumentar de manera considerable o ayudarnos de alimentos que favorecen crear frío en el intestino en el desayuno, ciruelas, kiwi, etc.

ACIDEZ O INTESTINO IRRITABLE

Suele darse en personas que no canalizan su energía de enfado o ira. En concreto se ve afectada una zona del estómago, «la curvatura menor», que en estados bloquea las células mucosas y provoca esa sensación de acidez que con el paso del tiempo, si no se le pone remedio deriva en úlceras.

REFLUJO GASTROESOFÁGICO

Ocurre cuando tardamos muchas horas en digerir los alimentos. Existe un truco que puedes tener en cuenta, que es dormir del lado izquierdo dificulta que ascienda el ácido clorhídrico a la garganta. De manera que evita dormir del lado derecho. Además, masticar bien los alimentos y tomar enzimas digestivas puede suponerte un gran alivio.

HELICOBACTER PÍLORI

Se genera por problemas en el estómago y en el duodeno. El motivo principal es por el desgaste de la flora, que provoca que esta bacteria colonice y cuesta mucho trabajo erradicarla. Esta enfermedad afecta casi al 50% de la población, pero con un tratamiento de dieta adecuada y antibiótico se puede acabar con ella.

FACTORES INTESTINALES A VIGILAR

Estreñimiento

En general, hemos de tener cuidado con aspectos como ir o no al baño con regularidad, para asegurarnos de no tener toxinas acumuladas. El estreñimiento intoxica nuestro cuerpo y se refleja en dolores de cabeza o jaquecas.

Nos hace tener mal carácter.

Tipos de heces

Mirar la forma de nuestras heces nos aporta información de cómo funcionamos por dentro. Podemos usar de referencia las cacas de los animales.

- *Heces de cabra* o heces caprinas, en forma de bolitas, nos indican sequedad en el intestino y mucosas, en cuyo caso necesitaremos lubricación. Pero no solo por falta de agua, en la mayoría de los casos, sino por el empobrecimiento de nutrientes en nuestra dieta; fibras integrales, frutas, verduras. Deberíamos buscar rehidratar las mucosas, y comer alimentos que provoquen frío en nuestro intestino para mejorar el tránsito intestinal. Si tu intestino está seco, quizá lo estén nuestros ojos, nariz, vagina y piel, etc.; por ello, en el apartado de suplementación, veremos los productos más recomendables para mejorar el tránsito sin irritar el intestino, como infusiones y productos que vemos en medios de comunicación.
- *Heces de vaca*: en forma de plasta, más líquida que otra cosa. Significa que el sistema digestivo no consigue retener y absorber los nutrientes de nuestra alimentación, agua y electrolitos.
- *Heces de perro*: usando estas referencias de animales, podríamos decir que la forma de las heces correcta en el mundo animal serían las heces de los perros, en forma de banana y que no manchan, salen directas, sin interrupciones.

Consecuencias de los problemas intestinales

- *Alergias.* Personas con alergias que consumen antihistamínicos, que provocan hiperacidez y altera el funcionamiento intestinal, así como la hiperacidez, que desgasta la energía de los dos cerebros, provocando cansancio y fatiga mental y física.
- *Celulitis.*
- *Dolores de cabeza,* provocados por una intoxicación en el proceso de digestión.
- *Envejecimiento prematuro.*
  - Intolerancias alimentarias.
  - Cáncer, enfermedades como el Alzheimer, enfermedad de Crohn, etc.

> Una inflamación del intestino, incluso en ocasiones llega a desviar la columna y al revés, la columna puede provocar que nuestros órganos internos produzcan alteraciones a todos los niveles.

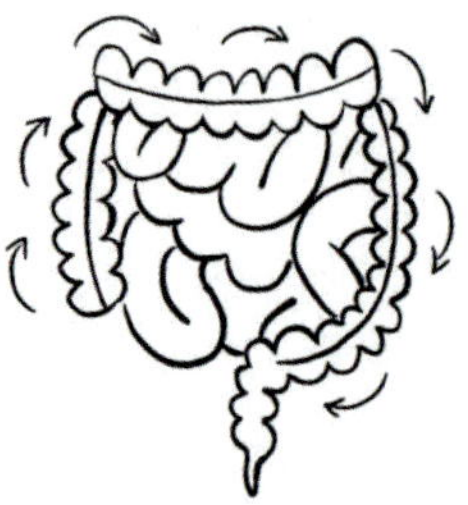

En yoga facilitamos el proceso de eliminación natural del intestino, favoreciendo con las asanas el fuego gástrico o agni.

YOGA PARA EL SISTEMA DIGESTIVO

La conexión principal del intestino y el cerebro se realiza esencialmente a través del nervio vago que trabajamos continuamente en yoga, que además favorece los movimientos peristálticos, al contrario que el sedentarismo, que lo empeora.

Aspectos que mejoramos al hacer yoga

- **Activación del metabolismo.** El sedentarismo y la falta de movimiento afecta de manera directa a nuestro funcionamiento intestinal, con el yoga despertamos y activamos el metabolismo. Si pasamos muchas horas sentados y tenemos una vida sedentaria, nuestras digestiones serán lentas. Es como si tuviésemos el botón del *slow motion* del móvil o *rewind* de los antiguos aparatos electrónicos, que estuviese constantemente apretado.

  Las posturas para beneficiar al sistema digestivo se deben realizar fuera de las comidas, nunca con el estómago lleno. Una de las recomendaciones básicas del yoga es no realizarlo con el estómago lleno. A mis alumnos les recomiendo que tomen 3 frutos secos o tomen media infusión, si necesitan sentir que han de comer algo antes de venir a las clases o al realizar las clases *online* conmigo.

- **Descenso del nerviosismo,** por nuestro cuerpo pasará todo de manera acelerada, como si tuviésemos pulsado en el móvil la opción de grabar imágenes durante un buen rato y al reproducir, realmente solo vemos cinco imágenes (*time-lapse*) o el botón del *fast*. Si vivimos acelerados, también estarán aceleradas nuestras digestiones.

Vivir rápido = intestino irritado
Vivir de manera sedentaria = estreñimiento y enlentecimiento de las digestiones

A mayor nerviosismo o aceleración, mayor dificultad intestinal y cuando la flora se desequilibra nuestro cerebro pierde capacidad, también se desajusta.

Recuerda

Cuando hacemos yoga, intentamos pulsar el *pause*, vivir y disfrutar el presente.

Al escribir este libro y contrastar tanta información, he podido comprobar lo que ya conocía, que uno de los mayores beneficios del yoga es el correcto funcionamiento del intestino. La mayoría de las posturas tienen un beneficio directo o secundario hacia el mismo, principalmente porque el yoga se encarga de mover el eje o columna, todo lo que hagamos con ella beneficiará a la salud digestiva.

El estrés, la ansiedad y la depresión cierran espacio en nuestro cuerpo y tenemos que aprender a generar espacio desde nuestro interior. Convienen que tengamos en cuenta al realizar yoga crear espacio en:

- La columna. Estirar a través del estiramiento axial (creciendo desde la coronilla al sacro en cada postura).
- En el abdomen.

Las posturas físicas que usamos en el yoga nos ayudan desde tres ámbitos: físico, mental y emocional.

Las torsiones

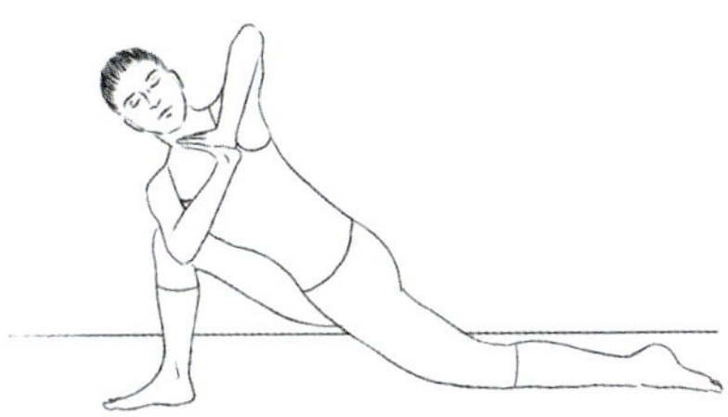

Las torsiones y su efecto de escurrido en torno al eje central, estirando la parte delantera del tronco (alargando y creando movilidad en los abdominales) en la zona posterior de la espalda y la lateral.

> Para aliviar el intestino y mejorar el tránsito,
> se comenzarán por el lado derecho.
> Si, por el contrario, necesitamos ralentizar nuestro intestino,
> entonces comenzaremos por el lado izquierdo.

- Son posturas que nos ayudan a desintoxicar y drenan los órganos a la vez que masajea intestinos. Mejoran el estreñimiento y pueden ayudarnos con problemas de colon irritable y diarreas.

Extensiones

- Son posturas que nos ayudan a nivel del intestino a dar espacio, oxigenando y alargando la zona para conseguir la expansión.

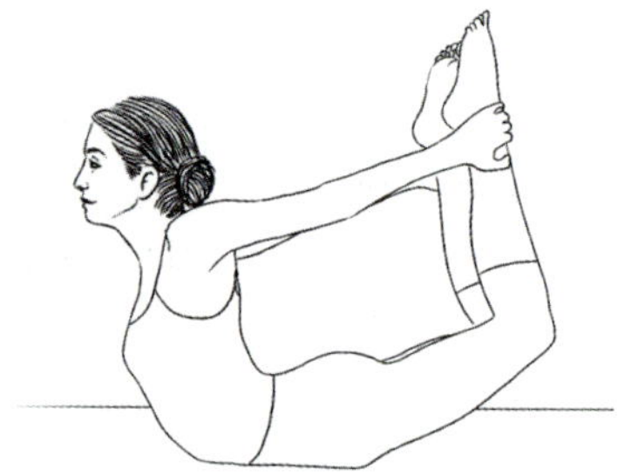

Dhanurasana

Flexiones

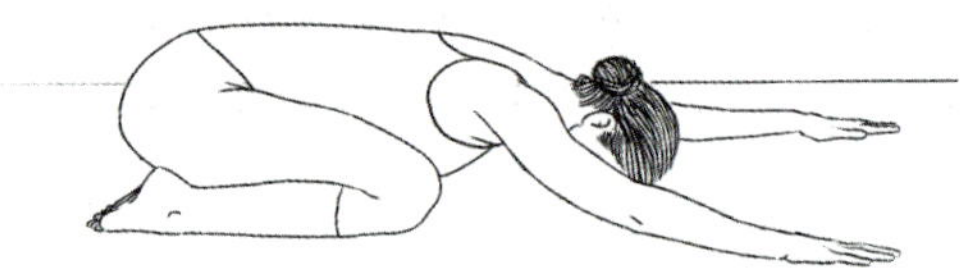

Balasana

- Comprimen el abdomen si nos ayudamos de la exhalación hundiendo el ombligo hacia la columna. Así recogeremos las vísceras hacia adentro y estaremos realizando un masaje visceral muy beneficioso.

Elongación

- *A nivel físico.* Abre los laterales del cuerpo y da espacio a los lados de las vísceras.
- *A nivel mental.* Genera una sensación de apertura y libertad hacia nosotros mismos y hacia cómo nos colocamos frente al mundo.
- *A nivel emocional.* Genera espacio que nos hace sentir poderosos y así nuestro cuerpo y sistemas trabajan de la manera idónea.

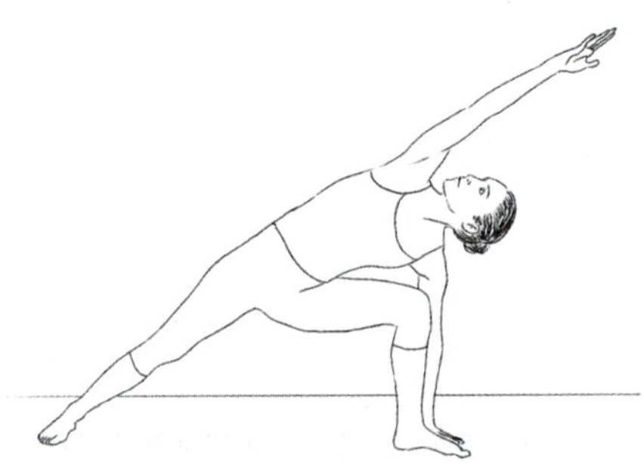

Ángulo lateral extendido.

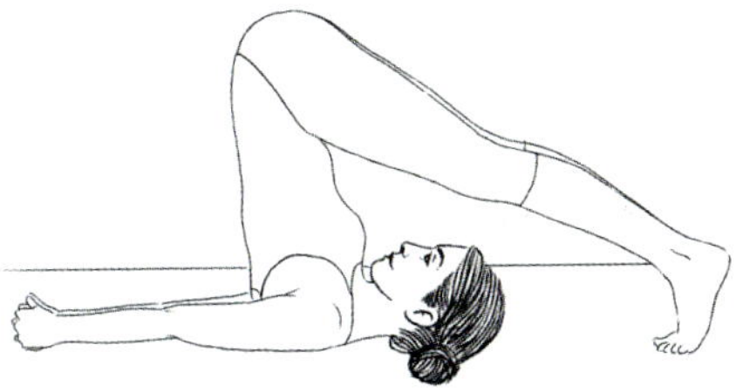

El arado

Posturas invertidas

Al realizar posturas en contra de la gravedad, ayuda a darles la vuelta a todos tus órganos y conseguirás mejorar la circulación y su función al eliminar el bloqueo de energía en esta zona.

Posturas de relajación

Dan un descanso a la mente y los órganos internos. Si las hacemos con soportes será menos complicado que se relaje completamente.

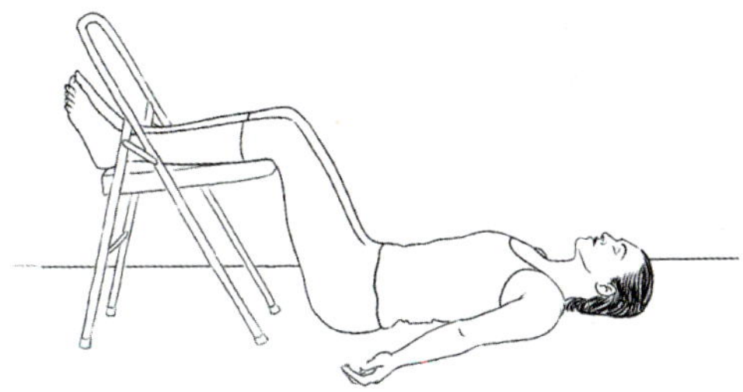

Savasana adaptado

Core = Abdomen y manipura chakra

Al practicar yoga estamos realizando un trabajo desde las capas más externas a las internas de nuestro cuerpo, esto también ocurre con el core.

El core es el conjunto de los músculos abdominales, las lumbares y el suelo pélvico. El despertar del core que abarca recto, oblicuos, diafragma y transverso en yoga se realiza a través de Manipura chakra.

- *A nivel mental.* Generan fuerza en nuestro centro, y cuando este está fuerte, mejoramos nuestra fuerza interior.
- *A nivel emocional.* Mejora nuestra autoestima, cuando sentimos fuerza interior.

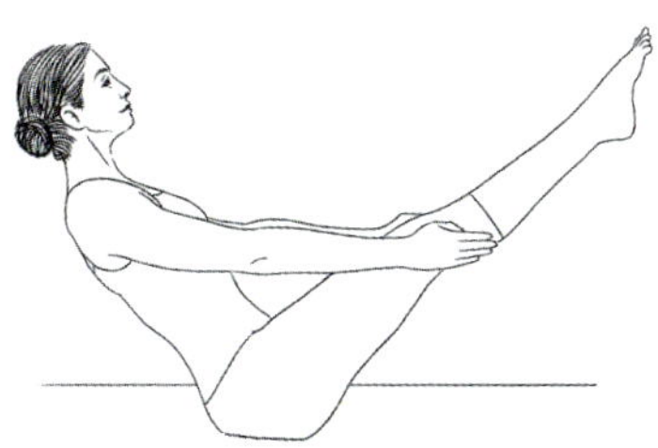

Navasana. Esta es la postura que mejor trabaja en yoga nuestro abdomen, pero debemos conseguir hacerla de la manera correcta para no comprometer el suelo pélvico nivel sacro.

Tener un core fuerte nos proporciona estabilidad a toda la estructura corporal y evitará la mayoría de las molestias que sentimos a nivel lumbar.

«Si tenemos el abdomen poco tonificado, no nos molestará el cuadrado lumbar»

Beneficios de coger fuerza en el core a través del yoga

El esencial es para tener cada órgano en su sitio y no desplazado hacia delante. Esto ocurre cuando estamos inflamados por dentro y nuestro abdomen tiende a salir hacia afuera; por tanto, las vísceras estarán desplazadas y nuestro six pack o musculatura del abdomen no está haciendo su trabajo de faja, de traer los órganos a su sitio.

La manera más segura de trabajar el abdomen es a través de ejercicios isométricos, para mejorar la fuerza y la estabilidad, tan importantes para la funcionalidad de nuestro cuerpo en tareas cotidianas. Además, llevar todo el día la sensación de meter tripa genera tensión interna y no es sana, ni funcional por diversos motivos:

- Estamos tensionando nuestros músculos y órganos, provocando un estrés y angustia interna además de tensión visceral.
- Nos bloquea la respiración y si el aire no llega de la manera correcta a nuestro organismo, no puede funcionar ningún sistema correctamente.
- Podemos dañar el suelo pélvico, si al contraer el abdomen no contraes ligeramente suelo pélvico.

Trabajar la capa interna del cuerpo (energía interior)

Es un trabajo que se realiza hacia dentro (órganos y sistemas). Cada chakra o vórtice energético está relacionado con algunos órganos y zonas concretas. Si hablamos del intestino, nos referiremos a Manipura chakra, que es el chakra donde reside nuestro poder personal. Cuando este chakra está bloqueado, podemos tener úlceras y problemas digestivos, por lo que sería interesante cuando lo sientas tenso por el estrés que pruebes a relajarlo. Se dice que las personas que tienen este chakra debilitado son personas a las que les afecta las críticas, reacciones agresivas, inseguridad en sí mismos, etc. Al trabajar la energía de este chakra, podemos mejorar nuestro intestino, sus funciones y lo que le afecta, como los nervios y el estrés. Su elemento es el fuego o «agni», de color el amarillo. Los tres primeros chakras representan el reino inconsciente.

Al fortalecer el ombligo, organizamos las energías de los tres chakras inferiores al tiempo que conseguimos en nuestro día a día con actuar con confianza y energía. Cuando este chakra está activo y abierto, la persona se muestra en abundancia y en sintonía con la vida. Un manipura fuerte nos ayudará a transformar nuestras ideas y a hacerlas realidad.

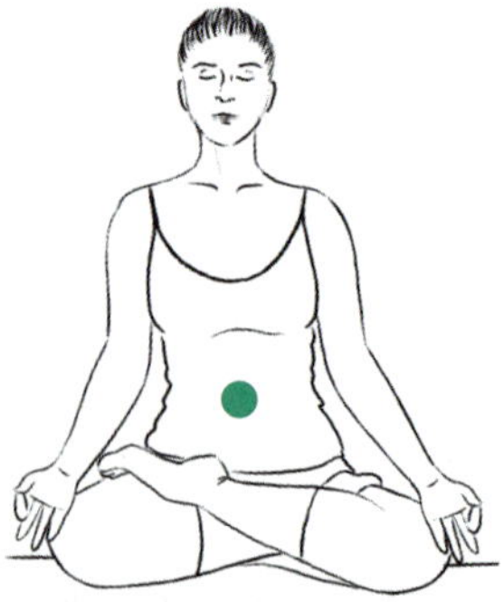

Manipura chakra

RESUMIENDO:

- ✓ La mayoría de las posturas nos ayudarán a movilizar en todos los sentidos y direcciones, y así despertar el letargo intestinal en caso de estreñimiento y gases, mejorando y disminuyendo la inflamación y sus nefastas consecuencias. Al igual que si padecemos, como en el caso de Ángela un ritmo vertiginoso en las digestiones, podemos mejorar las molestias y la falta de energía física y mental que esto genera.
- ✓ Las emociones se reflejan en nuestro estómago y perturban su funcionamiento. Si tenemos un problema a nivel de los intestinos, estamos bloqueando la energía de recepción como la de eliminación.
- ✓ Cada emoción tiene un primer reflejo en el intestino. Esto es fácil de entender, si evocamos la emoción del enamoramiento en el que sentimos mariposas en el estómago y, por el contrario, cuando estamos estresados o nerviosos sentimos una bola en el estómago.
- ✓ Debemos ser conscientes de cómo las emociones se registran en nuestro intestino y así sabremos liberar esas emociones que son, en muchas ocasiones, tan destructivas para nosotros mismos.

Recuerda

Si realizamos una práctica con posturas de pie, estaremos mejorando la circulación y el despertar de nuestros sistemas, y es más recomendable en caso de estreñimiento.
Si realizamos una clase menos aeróbica, con posturas en las que estemos tumbados o sentados, estaremos ayudando a nuestro intestino irritable.

Consejos de Yogaesvida a la situación de Ángela

Al hablar con Ángela, detecté claramente su actitud nerviosa, por los gestos, su forma de hablar, su actitud corporal y por lo que ella me transmitió de su día a día. En sus primeras clases le costaba relajarse, pero al finalizar las clases salía con una inmensa sonrisa y su mirada transmitía paz. Mi propuesta con ella fue:

- Recomendarle acudir al especialista para realizar un estudio de microbioma y posibles intolerancias alimentarias.

- Relajar y conectar cerebro uno y dos con diferentes técnicas, principalmente con la respiración.
- Consciencia hacia la respiración completa y flexibilizar abdomen tensionado. Respiración kapalabhati más adelante cuando controle su respiración completa.
- Práctica de asanas que se centren en trabajar la fuerza de abdomen, trabajo de manipura chakra y la relajación de la mente.
- Mantener más minutos las torsiones hacia el lado izquierdo (beneficioso para las personas que padecen diarreas o padecen de colon irritable).
- Meditación de conexión intestino-cerebro.
- *Mindfulness,* atención plena, para olvidar las preocupaciones.
- Consejos sobre alimentación: tomar kombucha, kéfir o similar para mejorar su intestino.

Beneficio común en yoga y digestión: la respiración

Ángela y su sensación desde que hace yoga

Ángela incluyó en su vida los consejos que le di y lo que aprende en clase.

Viene a clases dos veces a la semana y, cuando puede, hace yoga en casa. Ahora se siente así:

Experiencia de un alumno

«Desde que comencé a hacer yoga, me siento mucho mejor. Reconozco mi cuerpo y soy consciente de que el estrés me afecta. Así que intento tomarme las cosas con más calma. No sabía que la respiración era tan importante y que hasta que asistí a las clases, no sabía respirar.

Respiro profundo y movilizo mi cuerpo con suavidad haciendo al menos dos días en semana; torsiones, movimiento espinal, extensión, flexión, trabajo de abdomen e inclinación de los costados. Siento que el estrés sale de mi cuerpo, y mis digestiones han mejorado considerablemente. Desde que hago yoga me siento mucho mejor y noto que mi cuerpo y mi mente somos uno. Además, mi familia nota que estoy más tranquila y mis relaciones laborales y familiares han mejorado».

Ángela

RESPIRACIÓN

Si el diafragma está tenso, la información eléctrica no tiene lugar. Por eso mismo, la respiración abdominal (que es la que vamos perdiendo con el paso de los años) se con-

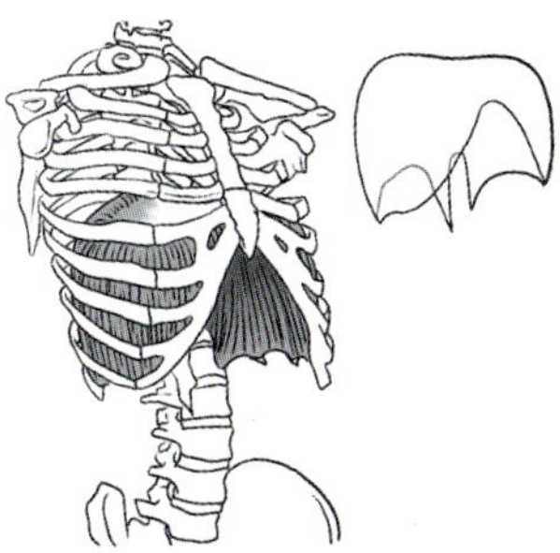

El movimiento interno genera un movimiento externo.

vierte en uno de los aspectos más importantes. Desde la antigüedad, en el yoga se conoce la integridad o la unión de estos dos cerebros. Tenemos que tener en cuenta que el diafragma, si los vemos desde abajo, es decir, como si cogemos un paraguas y miramos dentro, tiene dos agujeros. Por uno de ellos pasa el esófago y también el nervio vago, que lleva la información nerviosa al sistema digestivo, es decir, la información peristáltica que llega a los intestinos.

En el apartado de clases descubrirás una postura que ayuda a descomprimir el intestino por la posición que adopta el diafragma. La respiración afloja los nervios, las tensiones que podamos sentir a nivel del intestino ayudando a enfocar y concentrar nuestra mente. Si no respiramos correctamente mientras comemos, el proceso digestivo no se llevará a cabo.

> «La respiración es la herramienta más rápida y efectiva de calmar y mejorar nuestra salud intestinal».

A través de la respiración, conseguimos aflojar las tensiones viscerales y mantener la flexibilidad necesaria para que puedan funcionar nuestros dos cerebros de manera armónica.

En caso de que este proceso de la respiración no lo hagamos de forma correcta, se pueden producir enfermedades respiratorias (asma, bronquitis, alergias tipo rinitis), que también se deben tratar a través del intestino.

Al comenzar las clases de yoga que imparto, lo primero que hacemos es respirar llevando la atención al abdomen. Pongamos un par de ejemplos para entenderlo: los bebés, al nacer, es lo primero que hacen, respiran antes de moverse. Siempre respiramos antes de comenzar a movernos, tanto al inicio como durante la práctica. Conectamos intestino, cerebro y de manera automática nuestra piel se suaviza como consecuencia. Para mejorar este eje podremos hacerlo a través de dos pranayamas diferentes:

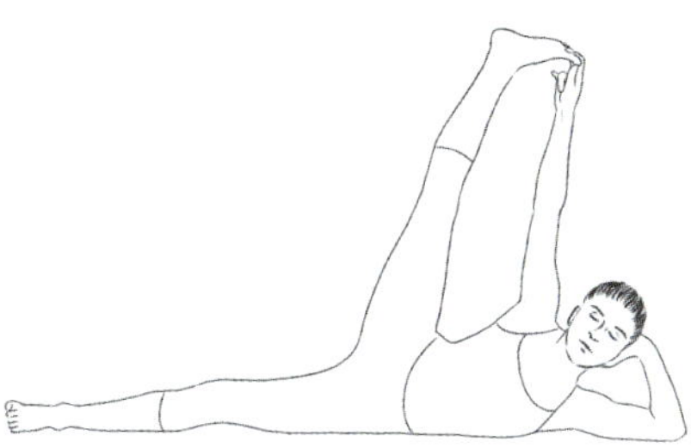

1. **Respiración abdominal**, recomendable en todos los problemas a nivel de intestino.

La respiración abdominal, como vimos en el capítulo del inicio, podemos realizarla tumbados, de pie, en silla. La sensación que debes encontrar es la de mantener el abdomen suave cada vez que respiras. Al inhalar y al exhalar, debe estar relajado (esta respiración la podrás encontrar en el capítulo de la respiración).

2. **Kapalabhati (recomendable para el estreñimiento)**, cuya traducción es cráneo brillante,

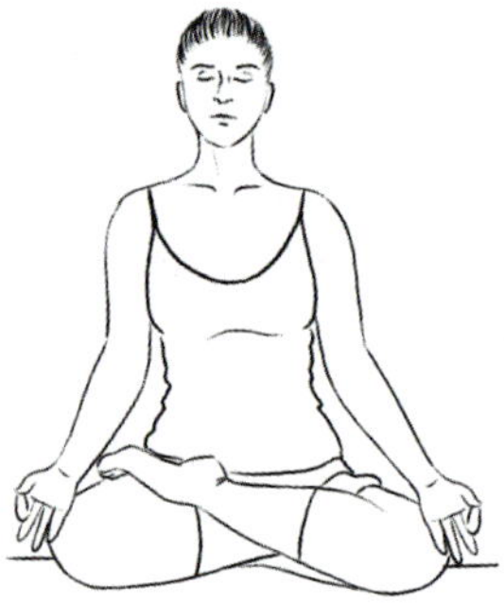

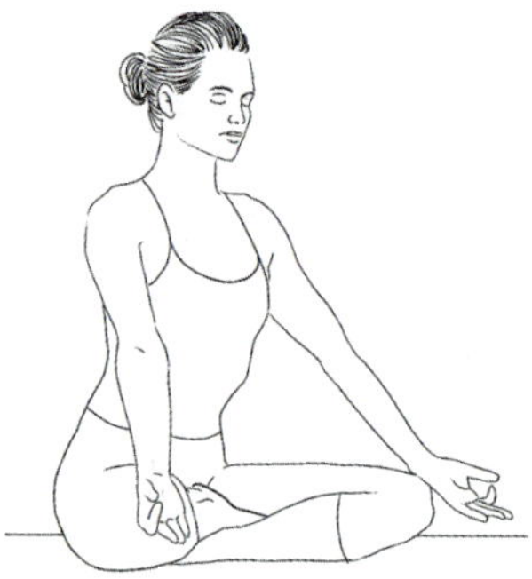

Esta respiración genera un bombeo en el intestino provocando el despertar intestinal. Entre los beneficios, cabe destacar:

- Nos ayuda a movilizar el intestino; por tanto, ayuda a eliminar toxinas a través de un bombeo en la exhalación.
- Genera calor interno y consiguiendo liberar la mente de pensamientos, aportando lucidez a la mente.

Instrucciones

3 ciclos completos:

✓ 15 respiraciones (inhalación y exhalación).

✓ 3 respiraciones completas.

VISUALIZACIÓN

El cerebro no distingue entre lo que es real o no cuando realizamos visualizaciones, crea nuevos caminos a través de los neuroquímicos cerebrales. En mi rutina diaria lo practico, porque me prepara tanto mental como físicamente. Es como contar un cuento con los ojos cerrados. Por eso imaginar las cosas hará que tengamos mayor flexibilidad de pensamiento.

Visualización de la energía amarilla para comenzar el día

Como el color amarillo es el color que representa «Manipura chakra», esta zona situada en el plexo solar (desde el ombligo hasta el esternón).

- ✓ Colócate en posición cómoda con la espalda estirada, y generando espacio en el abdomen.
- ✓ Imagina el color amarillo y su energía llena de calor, que va penetrando desde la zona posterior de la espalda, hacia la zona delantera, cubriendo desde el ombligo subiendo hacia el esternón.
- ✓ Visualiza un escudo protector que te mantendrá alejado de los problemas externos que hacen que tu interior se altere. Siente cómo la luz protectora te aporta calor y calidez y te mantendrá protegido durante todo el día.

MEDITACIÓN

La meditación nos ayuda a mejorar la salud y nos aporta bienestar a nivel intestinal. Las meditaciones ayudan a relajar el sistema nervioso, conectando con el parasimpático. Esta calma y serenidad hará que nuestras digestiones mejoren y nuestro intestino procese el alimento y no emociones sin resolver, de las que se encargará la meditación.

Meditación del Nervio vago

Puedes consultar en el apartado de vídeos QR esta meditación al final del capítulo.

Una vez realizado el recorrido con nuestras manos, vamos a visualizar el recorrido del nervio vago. Imagínatelo de color dorado, es un nervio que nace desde la parte baja del cerebro y se ramifica hacia 2 lados, y baja por el cuello iluminando de luz dorada el cuello, tórax, abdomen, llegando hacia el colon.

Inicia el camino de regreso, recibiendo información de todos los órganos y así regresa a la base del cráneo.

El nervio vago envía información a cada órgano para que se relaje al tiempo que recibe información de cada sistema y órgano de nuestro cuerpo.

El nervio vago ilumina de luz dorada y cálida a lo largo de todo su recorrido.

Meditación Conecta con tu intestino

5 min

- ✓ Busca una posición cómoda y alarga tu espalda.
- ✓ Trae tu mente al abdomen, dirige cualquier tipo de pensamiento aquí.

- ✓ Coloca tus manos en contacto con la piel del abdomen y respira profundo, dando espacio y sintiendo la flexibilidad del mismo. Siente los sonidos que emite tu estómago, ruidos, crujidos y conecta con ellos. Conecta por unos minutos con tu abdomen mientras respiras.
- ✓ Visualiza ahora que eres un surfista que se adentra en tu intestino.
- ✓ Baja por zonas escarpadas, baches incluso alguna zona lisa. De repente, se crea una ola gigante que viene hacia ti. Esa ola enorme fue provocada por un gas, un cambio de viento que te cogió completamente desprevenido.
- ✓ Respira profundo y calma tu intestino. Inhalando inflas el abdomen y exhalando lo relajas. Cada respiración profunda te hace sentir tu intestino más y más relajado, como si surfeases tranquilo ahora, sobre agua cristalina y pura.
- ✓ Para regresar al aquí y el ahora, realiza 3 respiraciones profundas

Meditación de alivio intestinal (5 min)

- ✓ Cierra los ojos y respira cada vez más sosegadamente. La respiración por las fosas nasales, cada vez es más pausada y profunda. Tu atención permanece presente, en el aire que entra y sale.
- ✓ Colócate en posición cómoda, respira unas cuantas veces hasta relajarte y trae a tu mente.
- ✓ ¿Qué emociones siento que alteran mi fuego interior?
- ✓ ¿Qué quiero poner en el fuego para quemar de una vez por todas y sacar fuera de mi vida?
- ✓ ¿Qué necesito digerir para dejar de preocuparme?
- ✓ Respira profundo y lentamente abre los ojos.

Notarás cómo la actividad mental disminuye y te sientes más relajado en unos minutos. Permanece durante unos minutos respirando.

Meditación para el Manipura chakra (10 min)

La siguiente meditación puedes realizarla hacia aquel o aquellos actos que en tu día seas consciente que te provocan malestar intestinal o estrés. Ya sea hacia una persona o personas o acciones.

Antes de comenzar creamos un drishti, que es «poner foco o atención» a lo que me impide mi digestión o la dificulta. Te invito a unos segundos de reflexión, antes de comenzar la siguiente meditación.

¿Quién o qué me estresa?

___

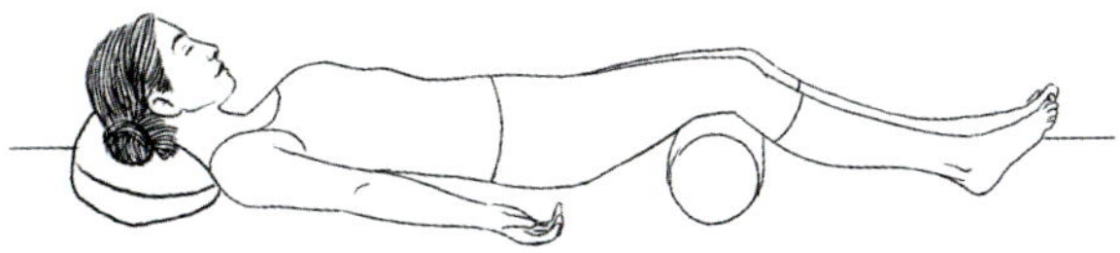

- ✓ Respira lenta y relajadamente. Tras unas cuantas respiraciones, comienzas a cerrar tus ojos.
- ✓ Imagina una luz dorada en tu intestino y, a través de la respiración, permite que la luz se asiente al tiempo que se expande lentamente por todo el plexo solar. La luz cubre tu abdomen hasta el esternón.
- ✓ Con cada respiración intensificas la luz y el calor que aporta a tu interior. El calor es como el del sol que aporta calma y bienestar a tus intestinos y a los órganos de alrededor.
- ✓ En la siguiente respiración, deja que fluya el calor por todo tu cuerpo, que se expanda hacia la cabeza y hacia las piernas y los pies.
- ✓ El color amarillo, con su suave calor, está en cada articulación, en cada músculo y baña tu piel.
- ✓ Si sientes alguna zona de tu cuerpo con molestia o tensión, intensificas la luz amarilla para sentir la agradable sensación y su calor.
- ✓ Ahora, trae a tu mente (lo que te estresa, o la persona que te provoca estrés), Respira profundo. Y visualízate realizando la tarea o hablando con esa persona sin que te altere tu interior. Imagina que estás relajado, tu rostro y tus gestos también lo están. Emocionalmente, no te sientes implicado en esta acción, por lo que no te afecta. Te sientes seguro y tranquilo.

MINDFULNESS

Experiencia de un alumno

«Comencé a integrar lo que aprendía en las clases de Marta y lo puse en práctica en mi día a día. Por ejemplo, técnicas de *mindfulness*, ser consciente de actos que hago de manera automática y sin percatarme que los hago. Así que con la respiración consciente para relajarme y lograr conectar conmigo, las esencias con masajes en el vientre y haciendo estiramientos de yoga cuando tenía un ratito, conseguí cambiar mi percepción de mi vida en ese momento».

Ángela

El *mindfulness* fue creado para poder meditar en cualquier momento del día, en situaciones comunes en las que no necesariamente estás sentado en posición de meditación para realizarlas. Encuentra pequeños ratos de conexión contigo donde puedas practicarlos.

Mindfulness del globo, de pie o sentado

- ✓ Comienza a respirar por la nariz. Inhala y exhala. Trae tu mente a este momento presente, atención plena en el aquí y el ahora.
- ✓ Cierra los ojos y establece la conexión hacia tu abdomen. Imagina que tu abdomen es un globo. Se hincha con cada inhalación y se deshincha con cada exhalación. Hazlo unas cuantas veces hasta sentir esta sensación.
- ✓ Separa ligeramente los brazos del cuerpo, inhala y siente cómo se llegan a inflar tus axilas. Al exhalar se desinflan las axilas, laterales del cuerpo y abdomen.
- ✓ Mantén tu atención plena en esta acción. Inhala y siente que te inflas como un globo y te deshinchas lentamente desde las axilas, laterales del cuerpo y abdomen.

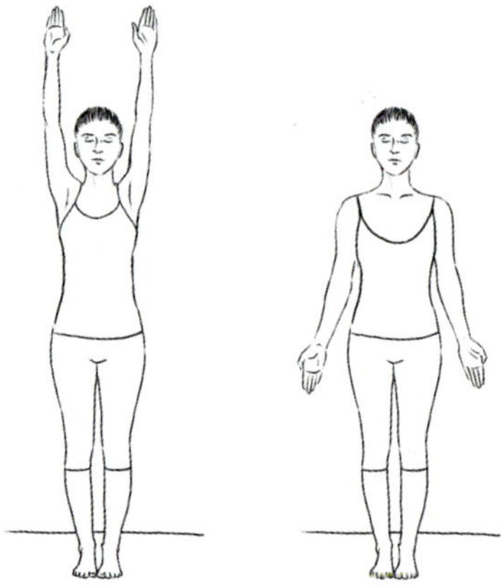

Inhala Exhala

10 repeticiones

MÚSICA

Te dejo una lista de música que puedes usar para desarrollar tu práctica de 60 minutos de yoga que propongo. La mayoría de las músicas harán vibrar, por la frecuencia del sonido tu tercer chakra, relacionado con el intestino. Deseo que la disfrutes.

RECOMENDACIÓN MUSICAL

ARTISTA	TRACKS
Mandharu (canción de comienzo)	Manipura chakra 3
Suzanne Sterling	Manipura
Qalander	Koodu Beat
Youngblood	Youngblood
M.T.C.O.	Manipura chakra
Mystic Spirit Voices	Lesiem
Benjy Wertheimer	Lila
Sat Shabd Sigh& Eduardo Balazs	Kundalini dance
Michael Hoppé (canción final)	Eventide

OTRAS TÉCNICAS DE YOGA

Los mudras

Según el yoga, en nuestro cuerpo se mueven cinco clases de vientos, y si, por ejemplo, tenemos gases y no los dejamos salir cuando los sentimos, estamos cambiando la dirección de nuestro viento hacia otro lado, provocándonos intoxicación interna. No quiero decir con esto que debamos expulsar gases cuando nos vengan, porque no es algo que hagamos en la sociedad occidental, pero desde luego tiene todo el sentido que si tengo gases pudiera expulsarlos y si tengo ganas de hacer de vientre también, ya que, de lo contrario, estaremos sufriendo intoxicación y un cambio de viento interior, que nos provocará a corto plazo malestar y a largo plazo enfermaremos. Es una cuestión de la sociedad en la que vivimos, porque en la India, por ejemplo, cuando tienen gases, los expulsan y cuando tienen la necesidad de expulsar una flema también lo hacen. Si lo pensamos claramente tiene lógica, si dejamos a un lado lo que en Occidente consideramos como educación.

En el vídeo que propongo aprenderás qué es un mudra y cuál es el más recomendable para mejorar las digestiones. Lo puedes realizar en la oficina o mientras esperas el metro.

Mudra Vayu

Nos ayuda a liberar los vientos que circulan por el organismo. Vídeo con código, que podrás encontrar en el apartado de QR del final del capítulo.

Rudra mudra

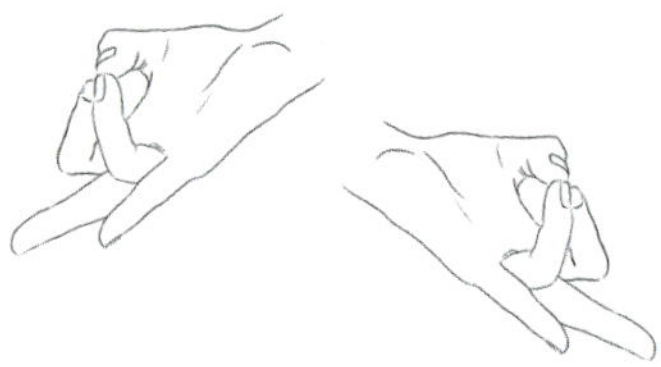

Es el mudra del plexo solar, que puedes realizar a lo largo del día o antes de iniciar una clase de yoga enfocada al sistema digestivo.

- Mejora todos los problemas gastrointestinales, gases falta de apetito estomacal, náuseas, etc.
- Mejora la respiración.
- Ayuda a la memoria y aporta claridad y concentración.

Recomendable en caso de tener exceso de preocupaciones, inseguridad, miedos, intimidad e incluso vergüenza. Además, nos ayuda en casos de cansancio extremo como realizarlo de 3 a 6 minutos varias veces al día

Los mantras

Mahamrityunjaya Mantra – Mantra para la liberación

Es uno de los mantras que uso en mis clases por su significado, de protección que nos aporta salud.

Al ser el mantra de la liberación, nos aporta luz y energía en las zonas oscuras de nuestro cuerpo, mente y emociones.

Puedes formular tu intención o deseo al tiempo que lo escuchas y sientes. Se afirma que es un mantra tan potente que consigue cumplir los deseos de quien lo recita y escucha.

La versión que más escucho es la de Reema Datta. Podemos escucharla en la oficina, puede ser nuestro mantra para iniciar o finalizar la práctica de yoga.

Limpieza de la lengua

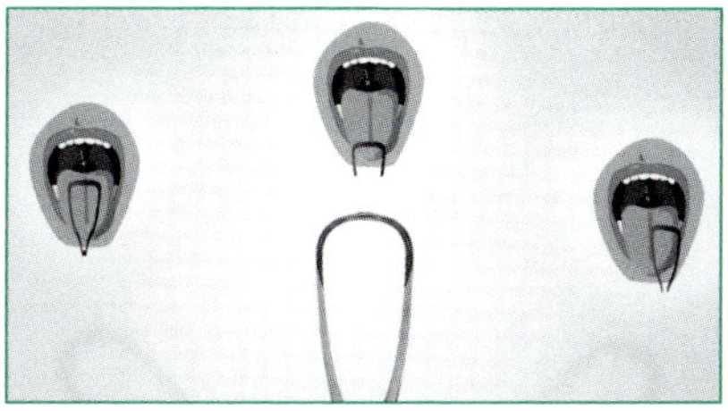

Una de las técnicas que practico hace años es la de la limpieza de la lengua. Como vimos en el dibujo de los órganos que participan en la digestión, ya sabes que la lengua participa de manera activa en la digestión de los alimentos. Esta técnica de yoga proviene del ayurveda, y consiste en limpiar la lengua de toxinas que se alojan en nuestra lengua cada noche y que debemos retirar antes de ingerir líquido o cualquier alimento por la mañana al despertar.

- Podemos limpiarnos con un raspa-lenguas de acero, que, además de una limpieza muy recomendable, ayuda a activar diferentes puntos de acupresión en la lengua.
- Con una cuchara grande de metal de las que tenemos todos en casa.

Puedes colocar la cuchara en el vaso donde colocas tu cepillo de dientes, y por las mañanas, al vaciar tu vejiga, puedes usar la cuchara o el raspalenguas y retirar la capa blanquecina. Son toxinas que se generan durante la noche. Si no limpiamos la lengua entonces al desayunar, esas toxinas que nuestra digestión ha intentado eliminar vuelven al organismo. No es suficiente ni con los cepillos de dientes que tienen limpialenguas, ni enjuagando con agua. La mejor manera de limpiar las toxinas es con uno de estos utensilios, que ha de ser lavado tras su uso, y será de uso individual.

Kriya Shankpraksalana

En yoga desde hace miles de años, se da mucha importancia a la limpieza de toxinas del intestino y su desintoxicación. A través de la alimentación, la contaminación y el aire impuro que respiramos, medicamentos, etc., afectan directamente a nuestro cuerpo y mente.

> *Kriya shankpraksalana* es un kriya o limpieza, limpiezas o *sauchas* que nos proporcionan pureza, que está relacionado con las conductas morales interiores o niyama, de las que hablamos en el inicio del libro. Somos responsables de limpiar nuestro cuerpo por fuera y por dentro.

BENEFICIOS DE LA KRIYA SHANKPRAKSALANA

- Realiza una limpieza profunda a nivel de intestinos, piel ayudando a la eliminación de toxinas.
- Mejora nuestras capacidades mentales.
- Higieniza el intestino, limpiando todo el recorrido incluido el ano.
- Refresca nuestro aliento.
- Limpia nuestra piel de impurezas y granos.

Recuerdo la primera vez que escuché hablar sobre esta limpieza en mi primera formación de yoga con Cristina Aguirre, maestra de yoga a la que recuerdo con mucho cariño por sus enseñanzas y formación con la que sigo teniendo contacto. Nos explicó esta manera

Limpieza intestinal

Se debe hacer en ayunas, y consiste en calentar dos litros de agua y añadir una cucharita de café de sal.

1. Beber un vaso completo, no a sorbos, caliente, a la temperatura de una sopa.
2. Realización de asanas, sin saltar el orden ni modificar su duración.
3. Beber otro vaso de agua y volver a realizar las mismas asanas.
4. De tal manera que, bebamos los dos litros de agua y continuemos con la secuencia de asanas.

Cuando hayas terminado el sexto vaso de agua, vas al baño y normalmente suele salir de manera casi inmediata.

Es recomendable tras acudir varias veces al baño, lubricar con aceite de oliva el ano para mantenerlo hidratado.

Dejaré de realizar la secuencia de beber, asanas y de ir al Wc cuando el agua que expulso esté limpia y clara.

1. Abre el píloro, permitiendo salir del estómago al duodeno con cada inclinación.
2. Entra el líquido al intestino delgado.
3. Pasa el agua del intestino delgado al grueso.
4. Sale el agua en dirección al recto.

La primera comida tras esta gran limpieza debe ser de arroz hervido o pasta «no integral», muy hecha, para que el estómago se asiente y no se irrite o trabaje en exceso. Si tienes curiosidad sobre esta limpieza para realizarla, te recomiendo que investigues antes de realizarla. Solemos practicarla dos veces al año.

para purificar nuestro organismo y nos transmitió la importancia de cuidar el sistema digestivo con este método milenario, al menos dos veces al año. Si te animas a realizarlo, deberías hacerlo en un fin de semana en el que lo tomes como fin de semana de limpieza, en el que no hagas planes fuera de casa y cuando sepas que estarás en casa tranquilamente.

Lo recomendable es practicar esta limpieza siempre y cuando no tengamos un problema de salud que nos lo impida. Se aconseja realizar en unos días de vacaciones o descanso, que te permita estar en casa al menos un día completo.

La voz del experto y otras técnicas - yoga para el intestino

https://yogaesvida.es/yoga-para-el-intestino/

Esencias

Las esencias son muy efectivas y de gran ayuda cuando tenemos malas digestiones, aquí te dejo algunas de mis favoritas y posibles mezclas para cada caso.

Esencias para el intestino

Trastorno	Esencia
Diarrea (podemos ingerir o aplicar directamente realizando un masaje en el vientre)	Jengibre, orégano clavo de olor, limón, albahaca y menta piperita
Para el estreñimiento	Jengibre, menta, hinojo con estragón, semillas de anís
Para gases y flatulencias	Menta, semillas de anís, hinojo.
Para Indigestión	Menta, jengibre menta verde, naranja, nuez moscada
Colitis	Menta
Úlceras estomacales	Canela y mezcla de orégano con tomillo.

EXPERIENCIA DE UN ALUMNO

«Los masajes en el vientre para relajar mis nervios fueron desde el primer momento de gran utilidad. Las esencias las descubrí en las clases de Marta, que cada día nos daba una a probar, y me encantó la esencia de lavanda, por su olor y efectos; fue la que me ayudó en mi proceso de entender que mis nervios y el cómo me tomaba las cosas afectaba directamente a mis digestiones. Así que por las noches uso la esencia en mis pies y en mi vientre, combinando con aceite de almendras. Me gustan tanto las esencias que tengo mi difusor de esencias y también lo uso con mi hijo cada noche, nos dedicamos un rato a hacernos masajes relajantes para prepararnos antes de dormir, lo hacemos como una rutina de sueño mientras respiramos relajadamente».

Ángela

Masajes para relajar la tensión abdominal

Lo masajes relajan el cuerpo y la mente y si los hacemos en la tripa cuando tenemos sensación de mala digestión, nos ayudan a favorecer los movimientos peristálticos y a facilitar el movimiento del material fecal a su camino hacia el ano. Los masajes en el abdomen han de ser suaves cuando tenemos molestias.

Recuerdo cuando mi hija Carla era pequeña y le costaba sacar gases. La pediatra nos recomendó masajes en el sentido de las agujas del reloj, es decir, a favor del recto (para que no te equivoques en la dirección del masaje) y cogerle sus pequeñas y rechonchas piernas, apretando suavemente su tripita con las rodillas y tras ese movimiento, realizar torsiones, dejando caer sus piernas hacia un lado y al otro. Así que nos recomendaron masajes y torsiones, y para ello hacemos un aceite vegetal casero.

Cuando hagamos estos movimientos, evidentemente, cuando tengamos el estómago vacío, antes de ir a dormir es un buen momento para así ayudarnos de la relajación del propio automasaje. Masajearemos en el sentido de las agujas del reloj, ahondando y amasando para sentir el masaje. Las esencias irán penetrando en tu piel y en tus órganos. Mantengo este masaje unos minutos y lo combino con la respiración abdominal.

Aceite vegetal casero con esencias

1. Cogemos un bote o tarro de cristal pequeño, con el que preparar la mezcla.
2. Llenamos el bote de aceite de almendras y añadimos 5 gotas de jengibre, 10 de hinojo, 2 de menta y 5 de estragón.
3. Si no tienes alguna de estas esencias, no pasa nada; puedes combinarlas o usarlas individualmente.
4. Este preparado de aceite vegetal preparado para ayudarnos, podemos aplicarlo combinado con varias esencias y aplicar en el abdomen y en las plantas de los pies.

La piel

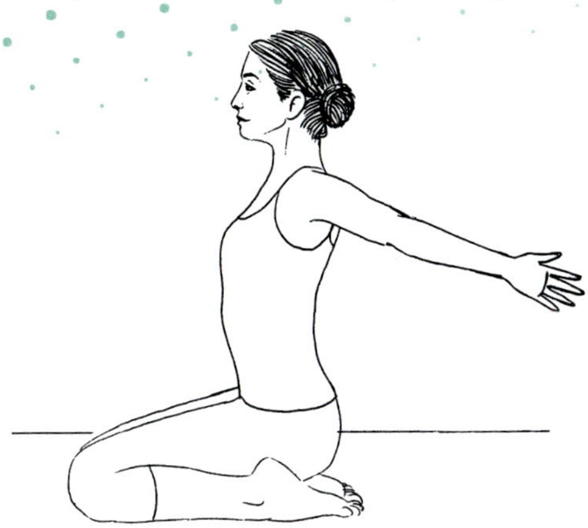

EXPERIENCIA DE UN ALUMNO

> «Con esta situación mi piel estaba apagada, parecía sin fuerza. Además, parecía haber perdido la elasticidad de mi piel, sentís mi cara llena de pequeñas arrugas, los ojos hundidos, las ojeras más marcadas y mi piel pálida».
>
> Ángela

La piel es el órgano más extenso del cuerpo. Es la capa más externa que nos envuelve y nos da forma, nos hace sentir y experimentar las sensaciones.

COMPOSICIÓN DE LA PIEL

- *Epidermis*: capa más superficial, donde aplicamos todo tipo de cremas y sustancias vía tópicalas cremas.
- *Dermis:* capa media, aquí está la matriz extracelular para mejorar el sostén de la piel.
- *Hipodermis:* es la capa más profunda donde podemos llegar con la suplementación.

Estas tres capas se unen a través del sistema conjuntivo, donde se encuentra la fascia, de la que hablamos en otros capítulos y que sirve de unión para la totalidad de nuestro cuerpo y estructuras músculo-esqueléticas. A medida que este tejido es fuerte, también mejorará la calidad de nuestra piel.

FACTORES EXTERNOS QUE AFECTAN A LA PIEL

- Todo lo que se aplica en ella por vía tópica.
- Los alimentos.
- La temperatura
  - El frío la endurece.
  - El calor y sequedad del ambiente la reseca y la hace sudar.
  - La humedad la hace sudar o resecarse, etc.

Nuestra piel, en definitiva, es sensible a todo lo que nos ponemos sobre ella y reacciona ante estímulos. Afecta la alimentación, y las agresiones externas como el exceso de sol, la contaminación, los tejidos de la ropa en el cuerpo que pican, excesos de aire acondicionado o calefacción, etc.

FACTORES INTERNOS EN LA PIEL

La manifestación más clara que siendo algo procedente del interior se manifiesta en la piel es la emoción. La piel expresa la emoción que sentimos en el momento:

- Si estás enfadado, frunces el ceño.
- Si tienes tu cuerpo en tensión, estás con la expresión de miedo.
- Si te sientes débil, las arrugas en tu rostro reflejan el agotamiento interno, etc.

¿Sabías que poner cara de enfado, produce enfado?

Asimismo, como causas o factores internos hay que destacar los nervios, que afectan directamente a la piel y las reacciones químicas que provocan. Por ejemplo, en el estrés y el exceso de cortisol afecta a la piel, porque la envejece provocando brotes o alteraciones cutáneas. Es nuestro escudo protector ante las agresiones externas y tiene su propio pH. Tiene, desde la gestación, la misma procedencia embrionaria que el cerebro y el intestino y está estrechamente relacionada con el sistema endocrino. Siendo la capa que nos envuelve, si nos diésemos la vuelta como lo hacemos con una camiseta, en el otro lado somos mucosas.

Además, cabe señalar los problemas que se manifiestan en la piel o dermatológicos, como consecuencia, casi con toda seguridad, de algún trastorno interno o enfermedad a nivel orgánico. Los principales problemas que encontramos en la piel son: dermatitis, psoriasis, eczemas, picores, descamación, inflamación, etc.

La piel es un órgano ligado al cerebro e intestino y la información que hay entre estos tres cerebros, está íntimamente unida, es la misma.

La piel necesita ayudas internas y externas.

La piel termina por dar forma a la conexión que se establece entre estas tres estructuras básicas en nuestro organismo. Pero precisamente debido a esta conexión con el cerebro y el intestino, la piel también hace las veces de sensor de cómo están las cosas en nuestro interior. Mientras que en la capa más externa, la epidermis, podemos ver el impacto del tiempo, la contaminación o la falta de higiene, en la capa media y profunda es donde se generan los desequilibrios emocionales, de ahí que se hable de enfermedades psicosomáticas y también enfermedades autoinmunes, cada vez más frecuentes en los últimos tiempos: la psoriasis, el acné, el eccema, la rosácea, el vitíligo surgen en la piel como reacción al estrés y a las emociones.

En definitiva, se trata de nuestra primera línea de defensa y debemos protegerla desde dentro hacía fuera. Los nervios, las emociones que se gestan en nuestro interior, terminan por hacer mella en nuestra piel. De hecho, el estrés emocional afecta a la creación de colágeno y elastina, fundamentales para la elasticidad y renovación.

EL YOGA FÍSICO Y LA PIEL

Una vez escuché que si la piel del rostro de la persona es débil, su estómago también es débil, porque el rostro muestra lo que ocurre en nuestro intestino. Cuando realizamos una clase de yoga, nuestra piel se ve profundamente beneficiada y afecta a tres estados: cerebro, intestino y piel.

Físico

Movilizamos la circulación con las diferentes posturas, especialmente con las invertidas, que son las que más beneficios aportan.

Karnapidasana, el arado, el puente o la postura sobre los hombros. Mejora la oxigenación y ayuda al sudar, limpiamos los poros de la piel.

Mental

Relaja y afloja los nervios, tan importante para mantener una piel serena y con aspecto relajado.

Emocional

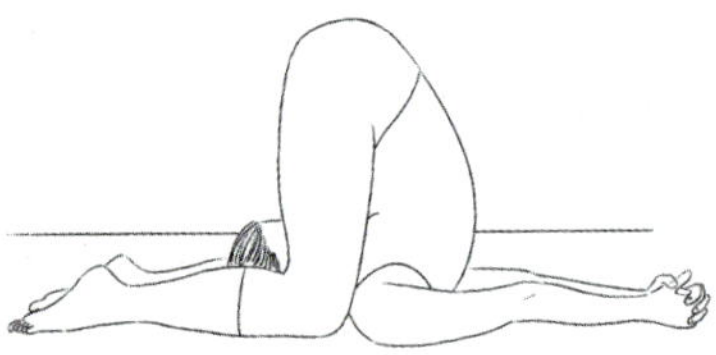

El rostro refleja las emociones. La fatiga que por ejemplo sentía Ángela, se reflejaba en su rostro. Pero cuando nuestro interior se calme, el rostro reflejará luz y armonía.

La mejor postura de yoga para la piel es la Karnapidasana. Es una postura invertida que fomenta el riego sanguíneo hacia el rostro, y hemos activado el sistema linfático además del circulatorio, resulta muy útil para beneficiar de manera directa a la piel.

Gracias a esta postura conseguimos conocer el significado de pratyahara y el control de los sentidos.

YOGA FACIAL

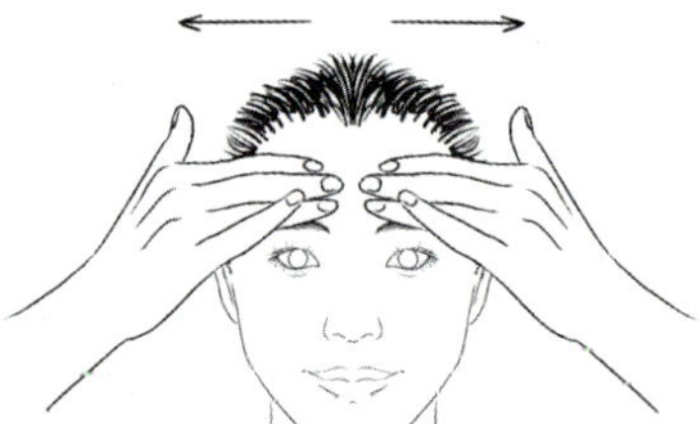

Consiste en realizar en el rostro una serie de ejercicios, principalmente «isométricos» sin olvidar la respiración y la visualización como elementos clave para realizar esos ejercicios. Su principal objetivo es retardar el efecto de descolgamiento de la piel provocado por la ley de la gravedad y el estrés. Algunos de los efectos del yoga facial son:

- Dar fuerza a las estructuras del rostro.
- Relajar el rostro, descontracturarlo (relaja la tensión).
- Mejorar la circulación con la oxigenación; por tanto, sin efecto oxidativo disminuirán arrugas.

El yoga físico y mental (cuerpo y mente) y el yoga facial (para el rostro) se presentan como el mejor antídoto *antiaging*, «antienvejecimiento», para los problemas de la piel, trabajando como lo hacen las arañas en sus telas, de dentro hacia fuera. En las clases podrás disfrutar de yoga facial combinando con esencias y aceite vegetal. En el apartado de vídeos del final del capítulo podrás disfrutar y practicar varios vídeos relacionados con este método. Cuando realicemos esta secuencia de ejercicios, las manos y el rostro han de estar limpios e hidratados con algún aceite vegetal de los que te hablo más adelante.

RESPIRACIÓN

La respiración es un punto clave para nuestra piel. Si nuestra respiración está relajada, nuestra piel cede como un acordeón y fluye. Al contrario también ocurre: si nos sentimos estresados o tensos, nuestra piel tenderá a formar arrugas o expresiones faciales que denotan tensión interna y externa. Cualquiera de las técnicas respiratorias equillibrantes y relajantes ayudarán a mejorar el aspecto de nuestra piel.

Práctica recomendada: Respiración abdominal, completa, Ujjayi, Nadi Shodana, etc.

Cualquier técnica de relajación del libro beneficiará a la piel. Antes de practicar técnicas de relajación, yoga facial o incluso cualquiera de las meditaciones propuestas podemos iniciarlas con respiraciones suaves y calmadas para ir aflojando la capa más externa, la que nos envuelve y protege la piel.

MEDITACIÓN

Los efectos de la meditación en la piel son:

- Despierta los genes que evitan la inflamación.
- Regenera las células y los tejidos de nuestro cuerpo.
- Ayuda a preservar los telómeros, que son las enzimas celulares asociadas el envejecimiento, afirmación apoyada por los estudios de Elisabeth Blackburn, ya comentado, premio nobel de Medicina en 2009.

La meditación podría afectar positivamente a las células, al reducir el estrés cognitivo y la excitación ante el estrés, fomentando los niveles mentales positivos los factores y los factores hormonales que promueven el mantenimiento de los telómeros. Los grandes maestros de meditación y meditadores son muy longevos.

Meditación visualizando luz blanca

Con esta meditación conseguiremos sentir la energía que asciende a los chakras superiores y nos eleva y conecta con nosotros y con el mundo. Sentados en posición de meditación, conectas con la respiración. Y comienzas a sentir una luz blanca que desde tus pies, sube y llena tu cuerpo.

Con la inhalación la luz crece en nuestro interior. En cada exhalación sale por los poros de la piel.

Meditación para la piel: alisar las arrugas

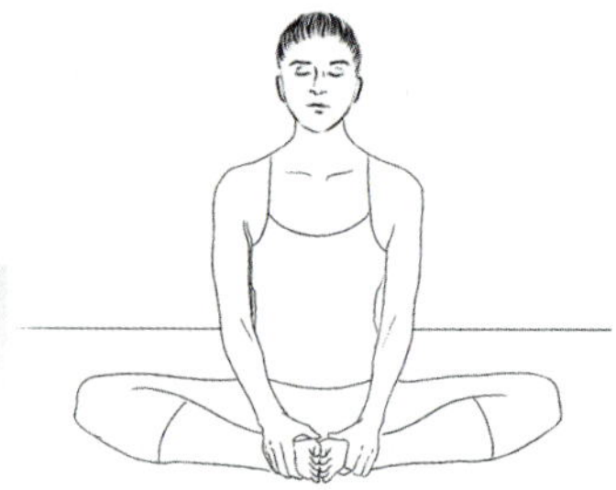

✓ Colócate en una posición cómoda. Cierra los ojos y dirige la atención al rostro.

✓ Imagina que tu piel se alisa.

✓ Suavizando todas y cada una de las líneas de expresión de tu rostro. Comisuras de los labios, lados de la nariz, ojeras, entrecejo. Las cejas se ensanchan y se rellenan de aire.

✓ Y disfruta de esta sensación durante unos minutos. Con la respiración y tu intención, serás capaz de sentir cada vez, más y más relajado todo tu rostro.

La respiración rellena tus arrugas, trayendo una agradable sensación a tu rostro.

La postura que mantiene el entrecejo fruncido es como consecuencia de la amígdala

MINDFULNESS

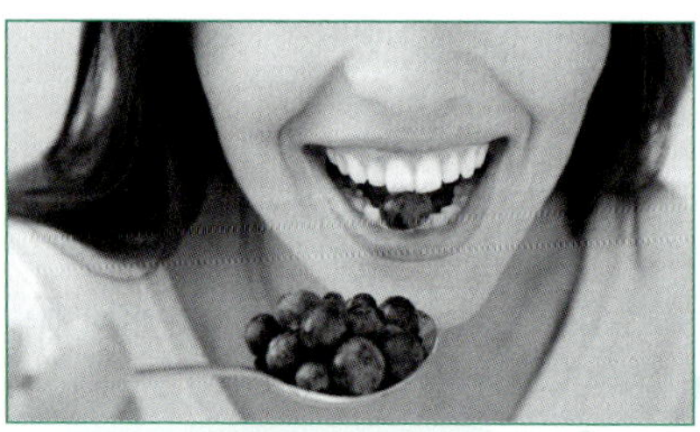

Se puede practicar *eating mindfulness* con arándanos o con cualquier fruta. El *eating mindfulness* se trata de mantener la atención plena en lo que estamos haciendo, comiendo. Conseguimos a través de la lentitud en la ingesta, saborear y a disfrutar, rompiendo los patrones de conducta a la hora de degustar algo.

Según consigas este objetivo, un tentempié a lo largo del día con *mindfulness*, podrás avanzar en tus objetivos hasta que una comida o cena la saborees como es debido, con tiempo y conciencia plena en lo que haces. Si no te gustan los arándanos, puedes hacerlo con uvas o cualquier fruta que sea de tu agrado.

Práctica de *eating mindfulness*

- ✓ Encontrar un sitio cómodo y al menos 5 minutos en los que nada ni nadie te moleste.

  Disfruta de la atención plena de degustar este exquisito fruto, rebosante de vitaminas y antioxidantes. Respirando profundo varias veces, trae tu mente a disfrutar de este momento. A continuación, abre tu caja de arándanos y coge uno.
- ✓ Siente el tacto del fruto entre tus dedos. Observa su forma y color.
- ✓ Respira, y moviendo tu mano y brazo, con tu atención plena en este movimiento, abre tu boca e introdúcelo en la lengua.
- ✓ Cierra la boca, y colocando labio superior e inferior en contacto, mueve de un lado a otro el arándano y nota cómo comienza la lengua a salivar, hasta que decides morderlo.
- ✓ Y aquí surge la explosión entre tus dientes, siente el sabor y la textura. Es donde comienza el proceso digestivo, ensaliva bien el arándano antes de tragar y mastícalo varias veces hasta que notes que es como un puré.
- ✓ Y entonces lo tragas y notas cómo baja por la garganta y llega lentamente a través de los diferentes órganos al estómago.
- ✓ Continúas respirando observando la sensación de cómo pierdes la conexión hacia cómo baja el arándano.
- ✓ Vuelvo a meter el siguiente, y hago lo mismo. No lo mastico de forma ansiosa y lo trago, sino, que aprecio su textura, temperatura, tamaño, etc.

Los arándanos son buenísimos para la piel, por su alto contenido en vitamina C. Ayudan a regenerar el colágeno interno de la piel y tienen un alto poder antioxidante.

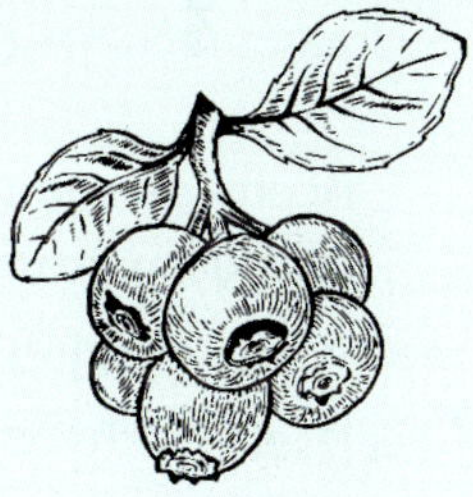

OTRAS HERRAMIENTAS DEL YOGA

Mudra Prithivi-mudra

Ayuda a mejorar el aspecto general de la piel al ser un mudra que trabaja en fomentar nuestro interior.

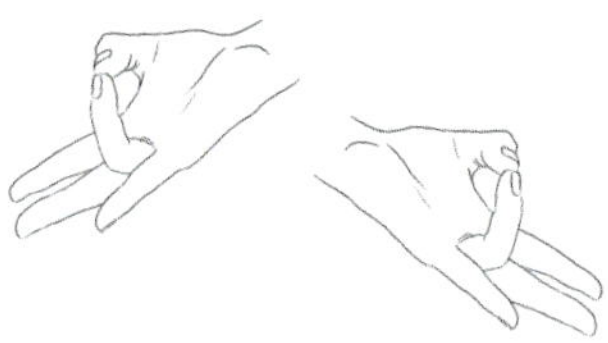

Nos proporciona quietud interior. Nos colocamos en posición cómoda y realizando unas respiraciones profundas para conectar mente-cuerpo realizaremos el mudra durante al menos 5 minutos.

Para mejorar el aspecto y la hidratación de mi piel

Recomiendo hacer tu propia cosmética con productos naturales, que no tengan mezclas o componentes que no conozcas, es una de las cosas que más me gusta hacer, porque siento que realmente lo hago bien. Puedes hacerlos en casa tú u optar por comprar una gama facial lo más limpia y natural posible.

Aceites vegetales para la piel

Algunos recomendados son:

- **Aceite de aguacate**, es muy hidratante y regenera las pieles con cicatrices, ya sean de marcas de granos o cicatrices varias.
- **Aceite de jojoba**, es hidratante, se absorbe con facilidad. Aporta flexibilidad en la piel y firmeza. Este aceite se suele recomendar para pieles jóvenes.
- **Aceite de coco**, beneficioso para la piel, el pelo, como desmaquillante para los ojos, y con el con el que podemos hacer nuestro desodorante natural que puedes ver en uno de mis vídeos. Puedes aplicarlo antes de usar maquillarte, incluso para después del sol. Es uno de los aceites que uso cada día, y no solo para el rostro si no para el cabello.
  Esta misma mezcla la uso en mi rostro. Primero, aplico aceite de coco y a continuación aplíco aloe vera; es una auténtica maravilla.

- **Aceite de argán**, recomendable para pieles maduras. Es una aceite muy hidratante y antioxidante para la piel.
- **Aceite de almendras dulces**, que, mezclado con unas gotas de esencia de lima, cedro, naranja, limón etc es maravillosamente hidratante para la piel del cuerpo. Ayuda a drenar y a mejorar en caso de tener celulitis.

Recuerda

Los aceites cítricos no deben aplicarse si vas a exponerte al sol porque pueden generar fotosensibilidad (en ese caso opta por cedro).

¿Y para el contorno de los ojos?

Personalmente uso aceite de rosa mosqueta, es muy hidratante, regenera y ayuda a suavizar las arrugas o líneas de expresión. Es el aceite que aplico día y noche en la zona de mi ojera realizando un masaje drenante. Percibo que da luz a mi piel y me encanta la sensación que aporta a esta zona delicada, la suelo usar por las noches; sin embargo, por el día suelo usar aceite de coco.

El dedo anular es el que menos fuerza tiene, por eso cuando apliquemos crema en el contorno lo debemos hacer con el anular.

La voz del experto y otras técnicas - yoga para la piel

https://yogaesvida.es/yoga-para-la-piel/

LAS ESENCIAS

Que podemos aplicar en nuestras cremas o usarlas directamente aplicadas en el rostro o piel serían:

Lavandula angustifolia

Es una esencia muy versátil, con aroma dulce y floral, que tiene un efecto calmante. Es efectiva ante:

- Irritaciones en la piel (dermatitis, erupciones...).
- Hematomas.

- Pequeñas heridas (herpes, quemaduras provocadas por el sol o al cocinar).
- Podemos usarla como desodorante.
- Favorece la calma y ayuda a conciliar el sueño.
- Como astringente en piel grasa, seca, envejecida, etc.

Personalmente siempre llevo esta esencia conmigo en los viajes y en mis clases. La uso en mis labios y en mis pestañas (aplico una gota en mi rímmel para hidratar mis pestañas) e incluso como aroma en mi habitación y armarios. Cuando escribo en el ordenador durante muchas horas, lo aplico en el contorno de los ojos. O en mi cabeza para activar la circulación del cuero cabelludo, haciendo mascarilla natural de aceite de ricino y unas gotas de lavanda.

Incienso

Es la esencia que más propiedades positivas aporta a la piel, muy efectiva en pieles maduras, ayuda a suavizar las arrugas.

- Aumenta la oxigenación, la fuerza y la luminosidad a la piel.
- Consigue calmar la mente para llegar a estados meditativos y disminuye la respiración rápida y desasosegada.

Puedes agregar unas gotas a tu hidratante facial, o comprar un bote con dosificador y aplicar unas gotas en el rostro por la noche a modo de sérum facial o aplicar una gotita junto a tu sérum de noche.

✓ Agregas 10 gotas de incienso y 5 de lavanda en aceite de Jojoba o el que mejor se adecúe a tu piel. Es una esencia cara, pero que le puedes sacar mucho partido.

Limoncillo

Combate el acné y ayuda a las pieles con exceso de sebo, especialmente en pieles jóvenes. Esta esencia mancha ligeramente de amarillo, te recomiendo aplicar muy poquito en la piel y distribuir bien.

Árbol de té (*Malaleuca alternofilia*)

- Destaca por su apoyo en la piel.
- Calma las picaduras y granos.
- Desinfecta heridas y cortes (superficiales y profundos) y seca granitos.
- Antipiojos.

Poniendo una gota en la zona y casi automáticamente comienzas a sentir que tu piel se regenera (al final). Personalmente, lo comprobé con una verruga que le salió a mi hija, y mejoró con esta esencia de forma considerable.

También podemos usarla como limpiador de suelo agregando una gota al agua de fregar, cuando hemos estado acatarrados o hemos tenido la visita de un animal en casa y tenemos un bebé en edad de gatear, es una buena manera de desinfectar nuestro hogar.

Puedes difundirla en el aire a través de difusores. Esta esencia, personalmente y por lo que sé en mis alumnas y familiares, no tiene un olor muy agradable para ambientar, pero si lo combinamos con esencia de naranja o limón resulta mucho más agradable.

Cedro o *Cedrus atlantica*

Desde la antigüedad se usa esta esencia en cosmética (perfumes y cremas) e incluso en medicinas. Tiene propiedades calmantes para la piel y para los tejidos profundos.

Truco tónico facial día y noche

Puedes coger un bote de vidrio con difusor y agregar agua destilada de farmacia:

- ✓ 10 gotas de esencia de lavanda y 5 de incienso o cedro. Lo aplicas con la cara lavada y es una maravilla. Puedes dedicar unas sonrisas mientras lo esparces por la piel de tu rostro sintiendo los beneficios que le aportas. Si es verano, o vives en climas cálidos, mantenlo un ratito antes en la nevera y verás qué sensación tan refrescante.

«La sonrisa es un gesto de apertura interior»

Recomendaciones para tu tipo de piel

Hay unos beneficios concretos de algunas esencias, entre las que citamos:

- ✓ Para mejorar el aspecto general de la piel: esencia de palisandro.
- ✓ Para devolver la elasticidad: lavanda, ylang-ylang.
- ✓ Para hidratar, suavizar y calmar la piel: aceite de almendra, esencia de incienso,

Y con relación a los tipos de piel:

- ✓ *Para la piel seca*: en pieles resecas, hay que aumentar la grasa más que la hidratación. Es decir, que para que se humedezca la piel, es necesaria la grasa. Mejorando la proporción del manto hidrolipídico, mejoraremos la hidratación de la piel; la esencia de cedro es la más recomendable.
- ✓ *Para piel grasa o con acné*: árbol de té, vetiver, ciprés, lavanda, naranja.
- ✓ *Para prevenir retrasar las arrugas*: lavanda.

Las esencias cítricas tienen multitud de beneficios para la piel, pero hemos de recordar que crean sensibilidad en la piel en caso de exponernos al sol 48 h después de su aplicación; por eso y para evitar problemas, he optado por recomendar otras en este apartado de la piel. Recuerda que en caso de presentar reacción alérgica, deberás aplicar esencia de lavanda para calmarla.

Bibliografía

- Bowe, Whitney, *Piel radiante intestino sano,* Urano, Barcelona, 2019.
- Coleridge, Georgia, *La increíble conexión intestino-cerebro,* Sirio, Barcelona, 2017.
- —, *El proyecto chakra,* Editorial Blume, Barcelona, 2018.
- Fung, James, *La guía completa del ayuno,* Edaf, Madrid, 2018.
- Pallardy, P., *La sabiduría del vientre,* Kairós, Barcelona, 2003.
- Punset, E., *El alma está en el cerebro,* Planeta, Barcelona, 2006.
- Sala Grau, G., y Morena, A. de la, *Secretos de tu cerebro,* Kairós, Barcelona, 2020.

Resumen

Aspectos importantes de la conexión intestino-cerebro y piel

- ✓ Respira de manera consciente durante el día. Puedes programar tu alarma cada dos horas y cada vez que suene, puedes respirar hacia el abdomen buscando la amplitud en la zona abdominal. La alarma sonará en el metro, en el médico, en casa, con tus hijos.

  Nada nos impide dedicar unas respiraciones al día a mejorar nuestra salud intestinal.
- ✓ Agrega tentempiés saludables y las infusiones para sentirte mejor. Cuando vayas a comprar, coge algunos y así los tienes disponibles en casa.
- ✓ Para la piel: prepara el exfoliante y date un capricho y un momento de disfrute; si no tienes tanto tiempo, puedes usar las esencias y darte un masaje en el abdomen antes de dormir, mientras lees o ves algo relajado en la tele.
- ✓ Practica *mindfulness* en tus comidas, al menos una vez al día. Disfruta de la atención plena de comer.
- ✓ Dormir y tener un descanso reparador.

DETALLES EN CASO DE GASES

Puede ser de gran utilidad: Que tu primera comida del día en ayunas no sea un café o un té.

- ✓ Controlar y aflojar los nervios y el estrés.
- ✓ Morder las uñas es un síntoma de nerviosismo y masticar chicle, que favorece la creación de gases.
- ✓ Mantener una posición corporal correcta cuando comemos. No conviene beber bebidas gaseosas ni mucho líquido durante las comidas.
- ✓ Evitar hablar, para disminuir la entrada de aire hacia nuestro intestino.
- ✓ Disminuir alimentos en nuestra dieta que provocan gases como: Judías blancas, lentejas, quesos fermentados, miel, mermelada, etc., podemos realizar automasajes en el plexo solar aplicando alguna de las esencias que combinándolo con un aceite vegetal, masajeando en el sentido de las agujas del reloj, incluso puede ayudar a aliviar la sensación de gases.

Resumen

Detalles para mejorar en caso de diarreas frecuentes

- ✓ Acudir al especialista de digestivo y someterse a las pruebas pertinentes.
- ✓ Hidratación correcta.
- ✓ Alimentación. Realizar cambio en nuestra dieta, optando por una alimentación rica en nutrientes; incorporar alimentos como la papaya, rica en nutrientes, vitamina C y suaviza las digestiones; y yogures, manzanas asadas más sencillas para digerir que si las comemos crudas), etc.
- ✓ Fomentar la tranquilidad y aliviar el nerviosismo diario para permitir una correcta digestión.
- ✓ Probióticos al menos 90 días para asegurar su eficacia.
- ✓ Descanso y sueño reparador, muy importante para relajar los nervios.
- ✓ Meditaciones y respiraciones relajantes para aflojar los nervios.

Detalles para ayudar en caso de problemas de estreñimiento

- ✓ Dieta rica en fibra, verdura y frutas de temporada. Beber abundante agua.
- ✓ Paciencia y crear el hábito para ir al baño todos los días, media hora después de despertar.
- ✓ Posición correcta, con las piernas a 45º.
- ✓ Vida activa y movimientos intestinales haciendo yoga.
- ✓ Suplementación para hidratar mucosas y probióticos.
- ✓ Podemos ayudar a la movilidad intestinal si por las mañanas tomamos un vaso de agua caliente, en caso de ser estreñidos.
- ✓ Atender a la forma de las heces y al olor de los gases que nos dirán mucho acerca de nuesta digestión.

Vídeos sobre la importancia de la conexión cerebro-intestino-piel
www.yogaesvida.es

Alivia tu indigestión

https://youtu.be/_qt_LE5Pr6A

Contra el estreñimiento

https://youtu.be/J4__KxWv0Yk

Sat kriya y elimina tensiones

https://youtu.be/J7qpC75adN8

Posturas de yoga para activar el abdomen

https://youtu.be/_3eWQ1feFgM

Las emociones alteran nuestras digestiones

https://youtu.be/VXhlhOMSDnw

Yoga facial

https://youtu.be/-cp_pv08yZY

Mudra Vayu
para gases y digestiones

https://youtu.be/SSjRUY-PITY

Cómo mejorar la ansiedad
a través del nervio vago y el yoga

https://youtu.be/_U107iAD8Ak

Aceite de coco, desodorante natural

https://youtu.be/aOrtA5qmGr0

Efecto nocivo del estrés en la piel

https://youtu.be/73f0NijUR8A

Lista de reproducción capítulo intestino-cerebro-piel

https://www.youtube.com/watch?v=_qt_LE5Pr6A&list=PLufI7P7JZZh162LSSOXaEoI88W7CMxJAC&index=1

CLASE 1

Yoga para intestino irritable

Esta secuencia de «yoga suave» está pensada para personas con intestino irritable o que focalizan el estrés y los nervios en el intestino, como el caso de Ángela. La alumna que introduce el capítulo.

Lo que pretenderemos en esta secuencia es dar espacio al abdomen y relajarlo a través de la respiración abdominal. Realizaremos un mínimo entre 5 y 10 respiraciones por postura, respira lenta y profundamente para proporcionar calma a tu intestino Que sea la respiración la que inicie el movimiento.

Herramientas del libro

- ✓ Respiración abdominal.
- ✓ *Mindfulness* del globo.
- ✓ Meditación del nervio vago (Vídeo QR).
- ✓ Visualización de energía amable.

❶ INICIO Y ENFOQUE DE LA CLASE

✓ Relajar la tensión del estrés que focalizamos en el intestino.

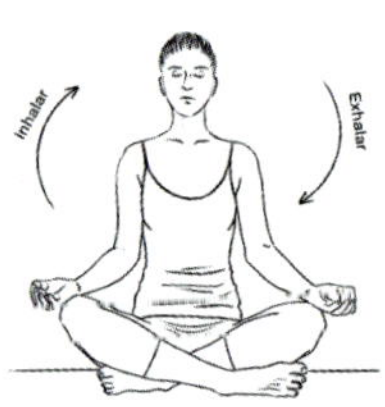

(conecta con la respiración abdominal)
+ *Mindfulness* del globo
5 minutos

❷ CALENTAMIENTO Y MOVILIZACIÓN

x10 veces

inhala (arquea) — exhala (redondea)

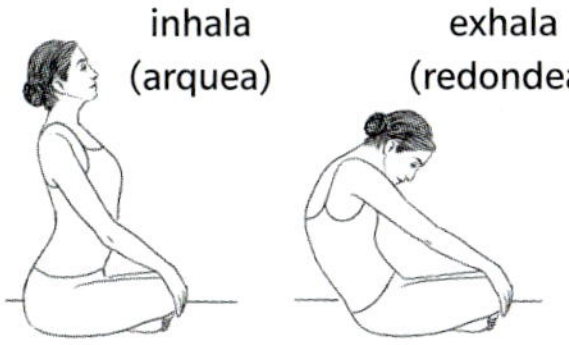

Upavistha Konasana

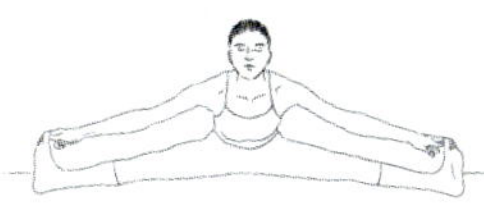

Gomukasana

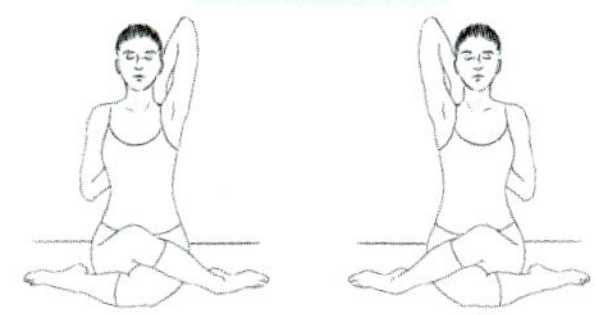

x10 veces

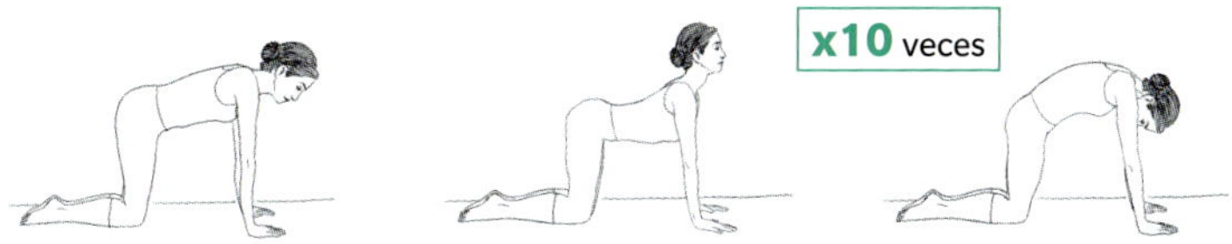

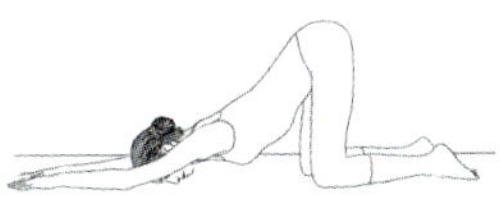

mantén la postura de Anahatasana 5 respiraciones para invertir la sangre en el estómago

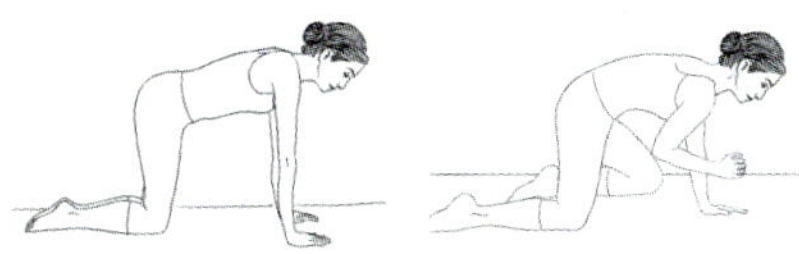

5 respiraciones para dar espacio al intestino

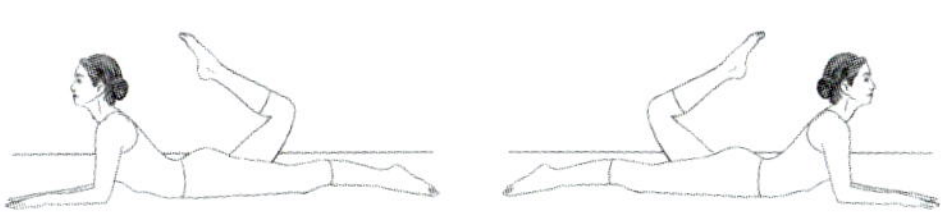

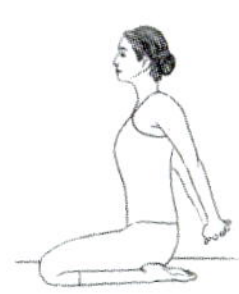

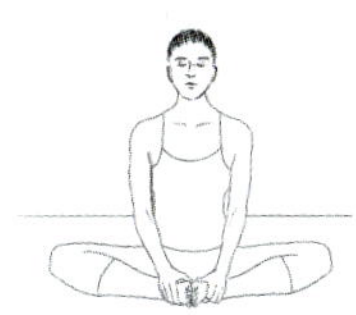

baddha konasana

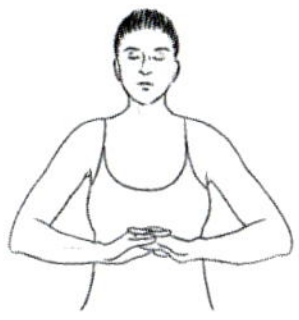

Meditación del nervio vago
5 minutos

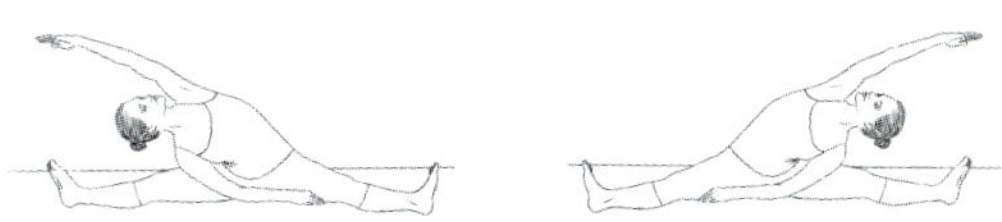

Alargamos costados

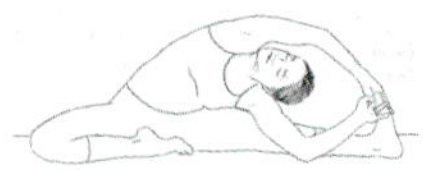

y cambia de pierna

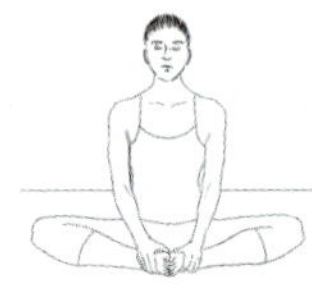

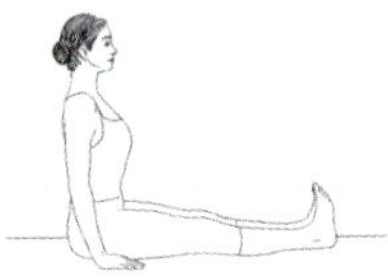

Dandasana

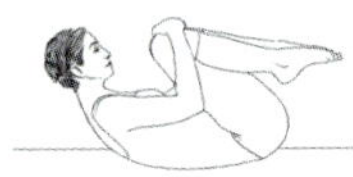

Apanasana
favorece la eliminación
de gases

redondeo y me tumbo

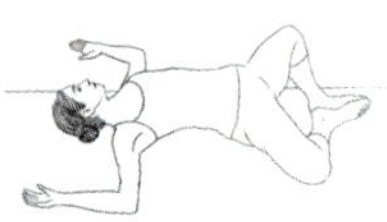

Respiración completa
para relajar el intestino

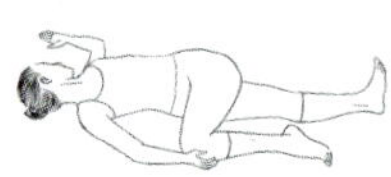

torsión 5 respiraciones por lado. Comienza hacia el lado izquierdo para ralentizar el fuego gástrico. Y cambias para hacer otras 5 respiraciones en el otro lado

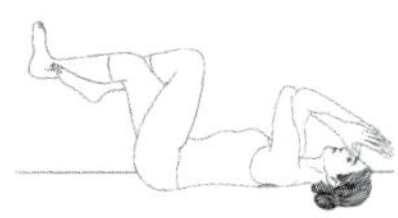

Garudasana tumbado

y cambia piernas
y brazos

❸ FINAL

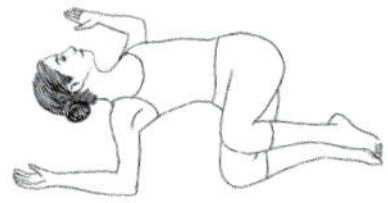

Torsión con brazos en cactus.
5 respiraciones y cambia
de lado.

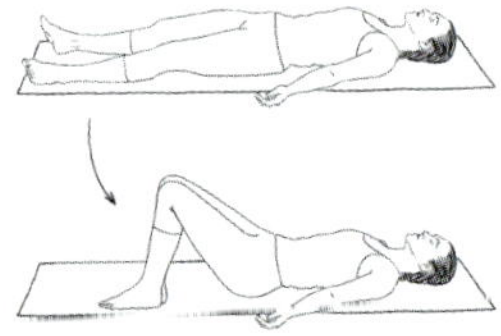

Savasana.
Visualización de energía
amable

CLASE 2

Yoga para aliviar el estreñimiento

Beneficios de esta secuencia. Es ideal para personas con estreñimiento. Podemos hacer la clase corta o larga en función del tiempo del que dispongamos. Para ello podrás aumentar o disminuir las vueltas del saludo al sol.

- Favorece el proceso de eliminación del colon mejorando el tránsito intestinal. Las posturas sobre las que enfatizaremos serán:
  - Torsiones (mejoran el fuego gástrico) siempre comenzarán hacia el lado derecho.
  - Con flexiones hacia delante (comprimimos el intestino).
  - Extensiones (para crear espacio).
  - Invertidas (que oxigena los órganos internos).

Herramientas del libro

✓ Meditación alivio intestinal.
✓ Respiración Ujjayi durante toda la práctica para generar movimiento intestinal.
✓ Visualización de la energía amarilla.

1 INICIO Y ENFOQUE DE LA PRÁCTICA

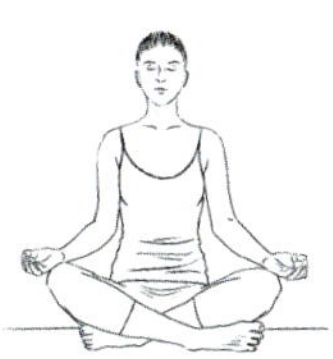

Meditacion alivio intestinal, 5 minutos

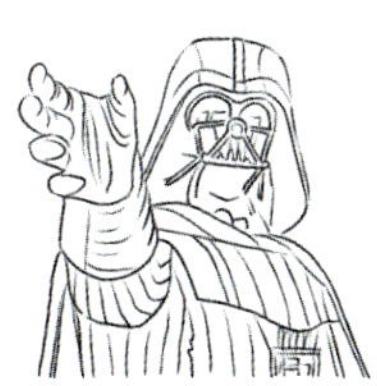

Respiración Ujjayi para toda la práctica

❷ SECUENCIAS DE CALENTAMIENTO, 10 RESPIRACIONES POR ASANA

✓ Movilización del intestino

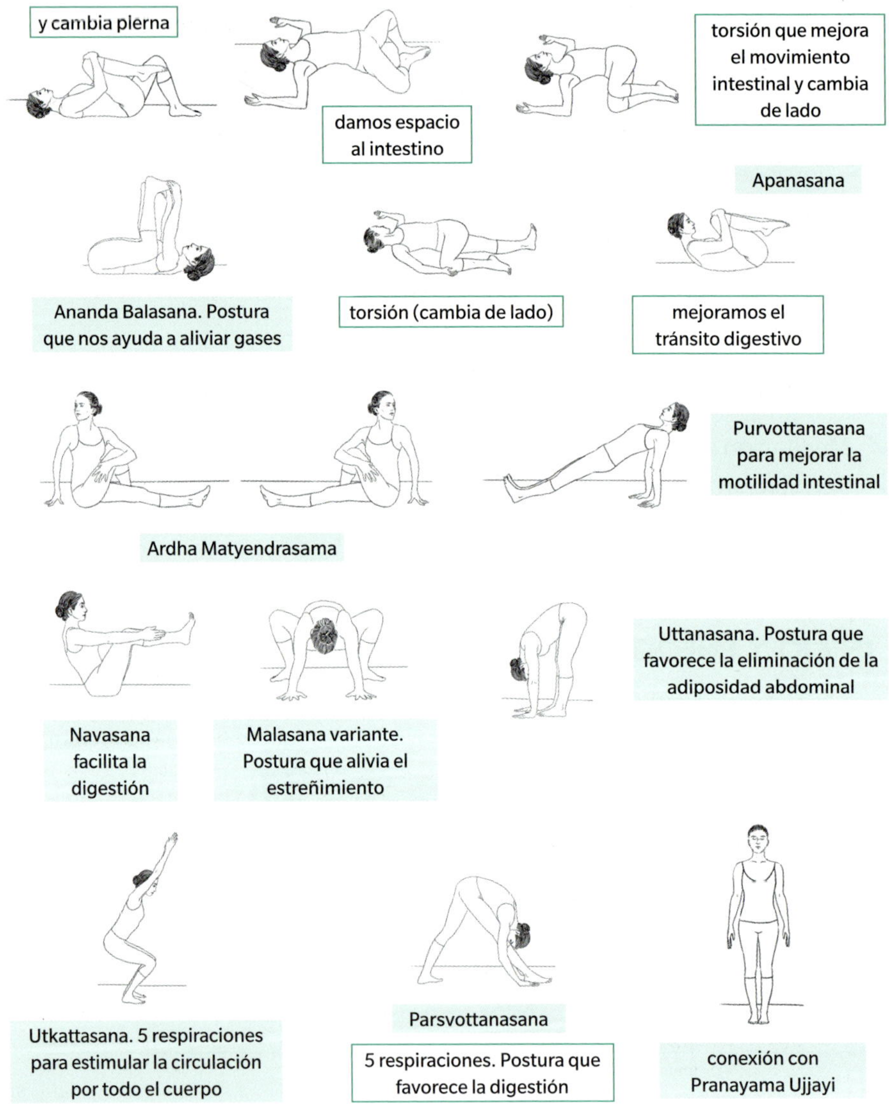

3 CALENTAMIENTO COMPLETO Y PUESTA A PUNTO

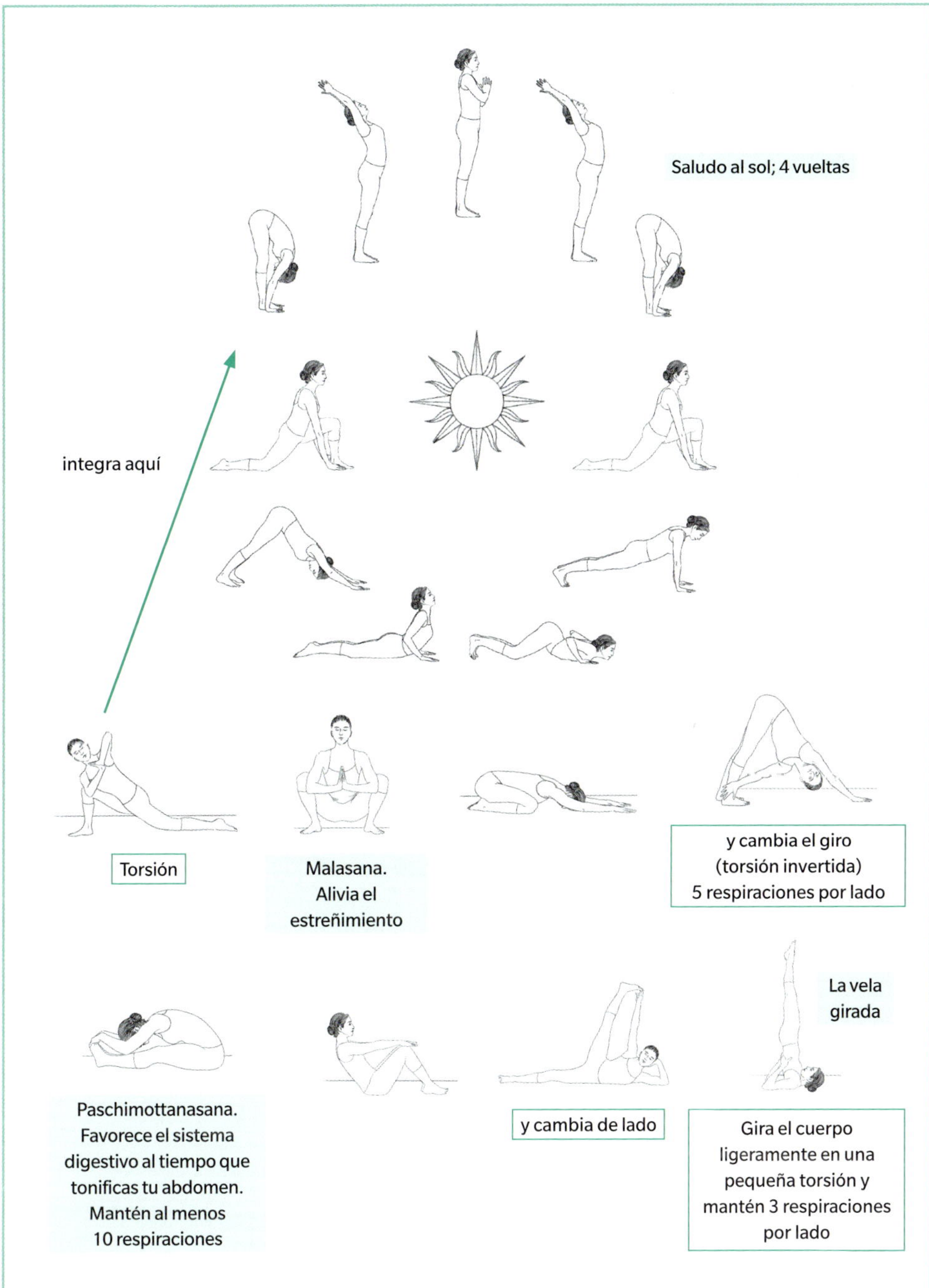
Saludo al sol; 4 vueltas
integra aquí
Torsión
Malasana.
Alivia el
estreñimiento
y cambia el giro
(torsión invertida)
5 respiraciones por lado
La vela
girada
Paschimottanasana.
Favorece el sistema
digestivo al tiempo que
tonificas tu abdomen.
Mantén al menos
10 respiraciones
y cambia de lado
Gira el cuerpo
ligeramente en una
pequeña torsión y
mantén 3 respiraciones
por lado

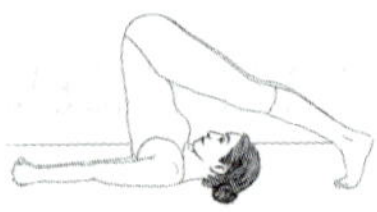

El arado

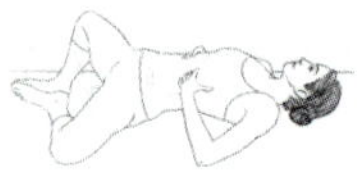

5 respiraciones completas

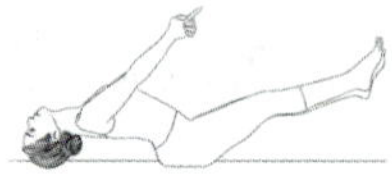

«El pez» variante avanzada. Matyasana. Mejora la digestión mantén por 5 respiraciones

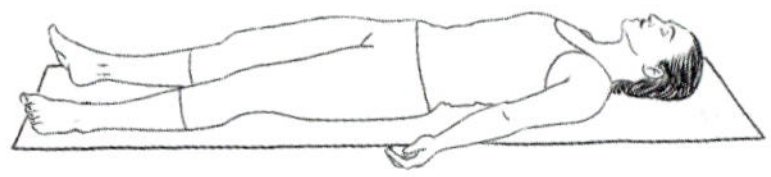

Savasana

Relaja el cuerpo y visualización de energía amarilla

CLASE 3

Desintoxica tu cuerpo y limpia tu intestino

- Clase con diferentes torsiones que ayudarán a desintoxicar el cuerpo.
  Las torsiones benefician a los órganos internos, especialmente el hígado y el intestino y ayudan a eliminar las molestias que sentimos en la columna y en los músculos de la espalda.
- Es muy importante que antes de realizar torsiones estires la espalda, buscando el alargamiento axial, alargando los músculos paravertebrales y a continuación realizamos la torsión o giro a través de la respiración.

Herramientas del libro

✓ Meditación intestino-cerebro.

✓ Respiración Ujjayi para toda la práctica, realiza al menos 5 respiraciones por postura.

✓ Pranayama Kapalabhati (15 respiraciones x 3 vueltas).

✓ Savasana final con Mantra Mahamrtyunjaya.

❶ INICIO DE LA PRÁCTICA

✓ Enfoque de la práctica «desintoxicar»

damos espacio al cuerpo

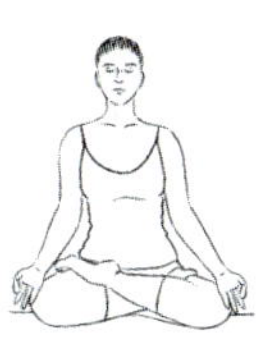

Meditacion Agni, 5 minutos

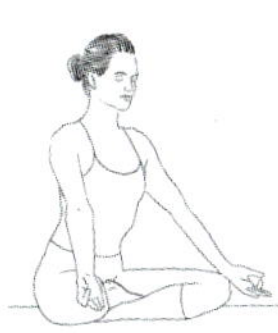

Kapalabhati pranayama

15 respiraciones x 3 vueltas

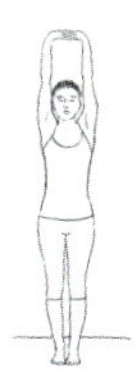

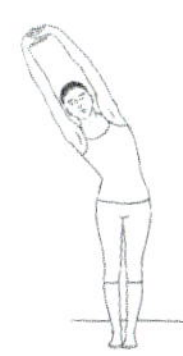

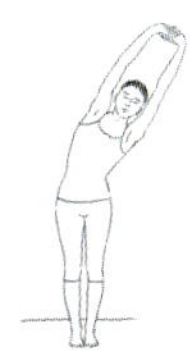

extensiones

❷ CALENTAMIENTO Y RESPIRACION UJJAYI

✓ Secuencia con pierna derecha y cambia de pierna

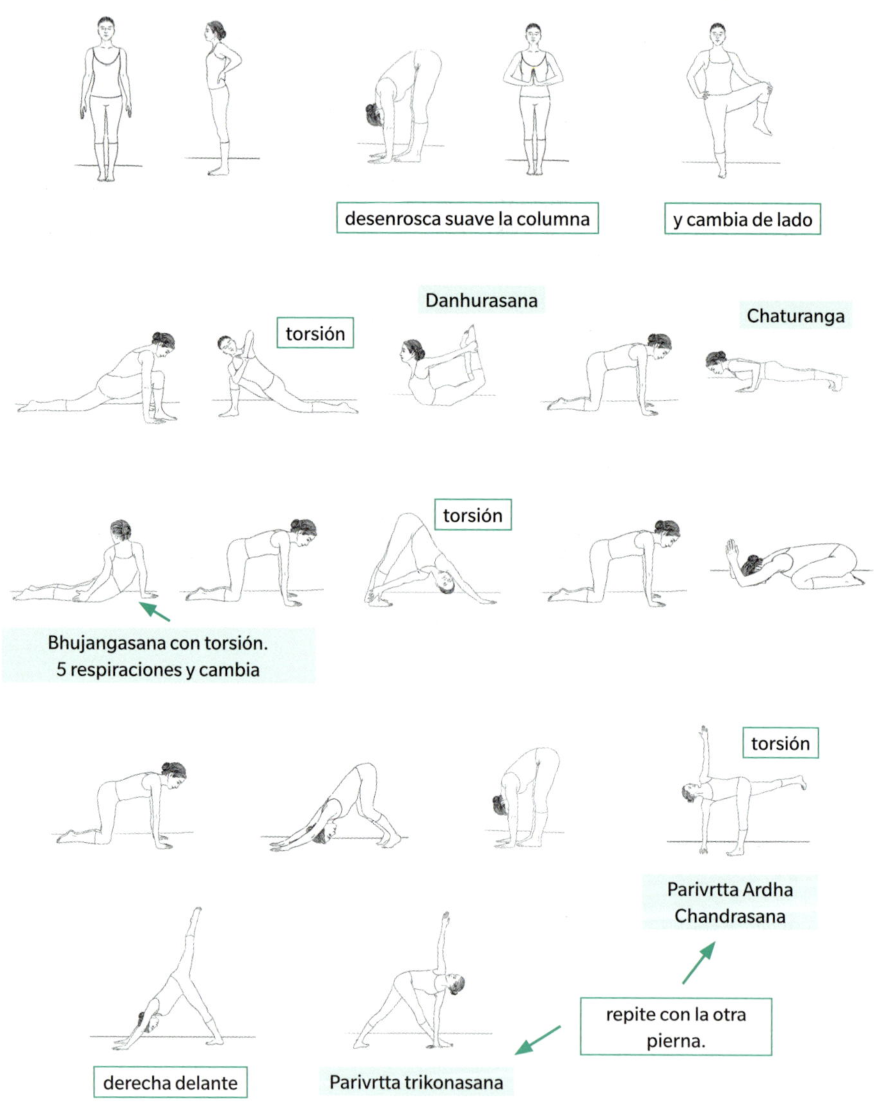

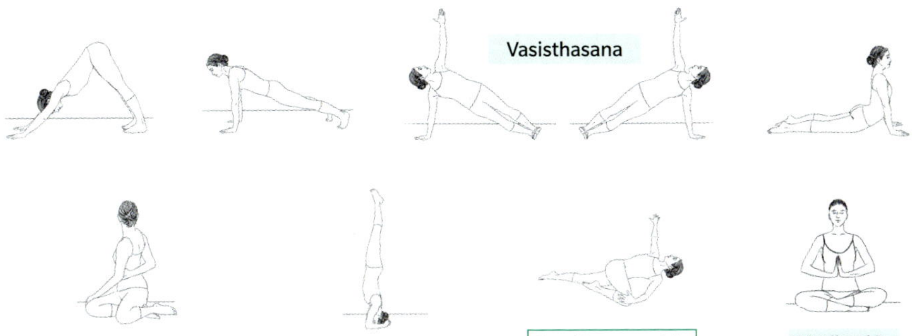

3 RELAX FINAL

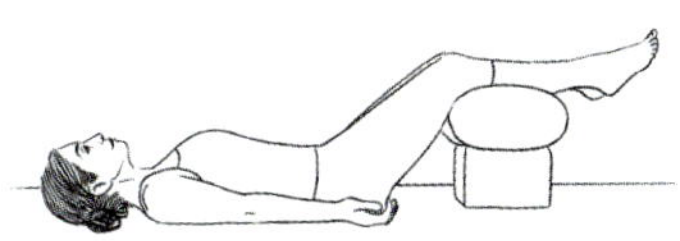

CLASE 4

Alivia los gases en 10 minutos

- Los gases son muy molestos y nos indican que nuestra flora no funciona de la manera correcta. Existen diferentes secuencias de yoga que si combinamos con herramientas como el uso de esencias nos ayudan a aliviar esta molestia.
- Esta secuencia es corta y puedes realizarla varias veces, al menos 3 veces, con 5 respiraciones por postura.

Herramientas del libro

✓ Masajes en el abdomen con esencia de Hinojo.
Repartiremos 1 gota en el abdomen y tras la clase puedes tomar una infusión de Hinojo o colocar una gotita de esencia en un vaso de agua y beberlo al finalizar la práctica.

✓ Respiración abdominal para toda la secuencia (15 respiraciones por postura).

✓ *Mindfulness* de enfoque y desenfoque.

❶ INICIO CON RESPIRACIÓN ABDOMINAL

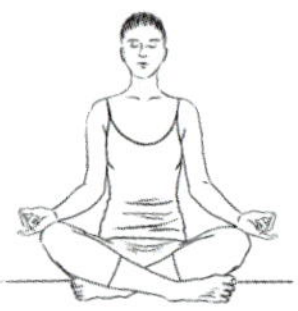

Masaje de abdomen con esencia de Hinojo

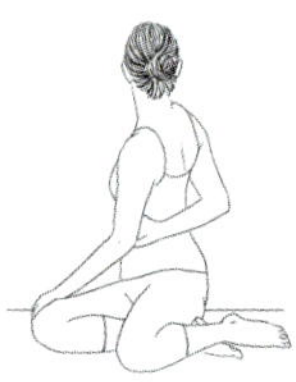

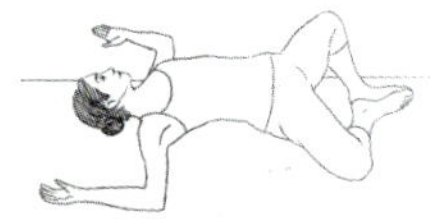

damos espacio al intestino

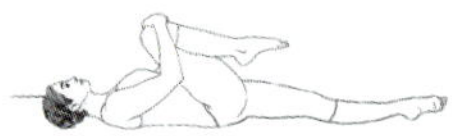

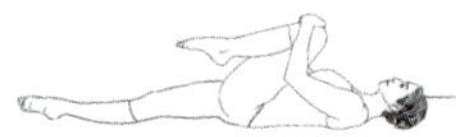

el muslo comprime el abdomen generando movimiento intestinal

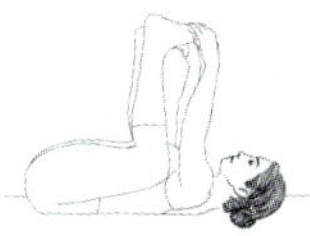

Ananda Balasana. Favorece la eliminacion de gases

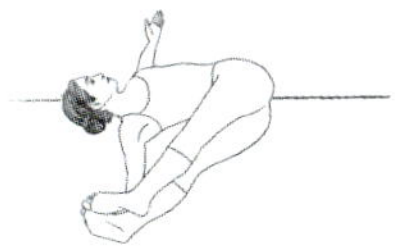

Jatrhara Paravrittasana (cambia de lado) ; genera rotación vertebral y movimiento intestinal

❷ FINAL

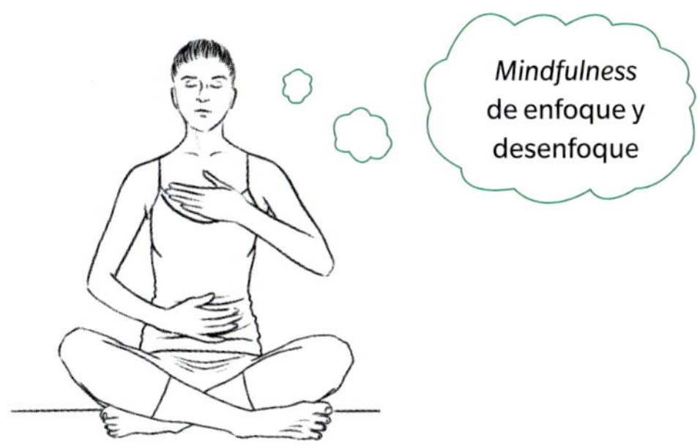

Respiración completa en la que damos espacio al intestino

CLASE 5

Core Express. Para fortalecer el abdomen

Con esta secuencia de 3 posturas, obtendrás unos magníficos resultados para fortalecer el abdomen. Recuerda que un Core fuerte, nos evita dolores de espalda y mejora la autoestima, además de despertamos la conexión intestino-cerebro-piel. Puedes realizar 10 respiraciones en cada postura o puedes pasar de una a otra a través de la respiración.

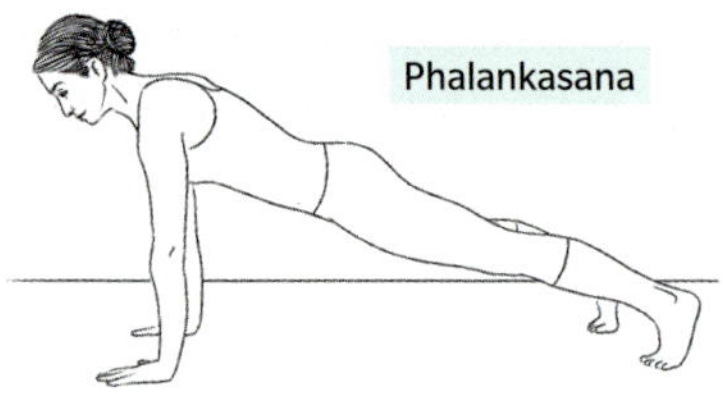

Phalankasana

Tonifica el abdomen

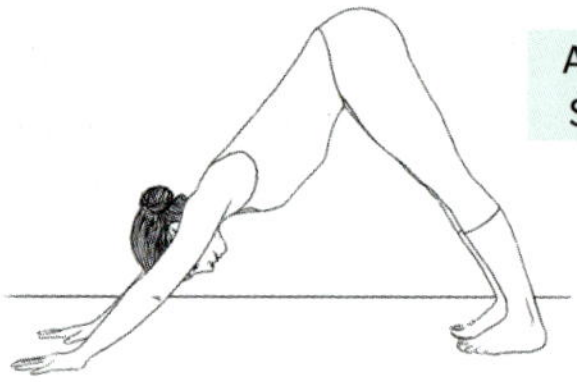

Adho Muka Svanasana

Estimula y revitaliza todo el cuerpo. Conecta el ombligo hacia adentro en la subida y bajada de la postura

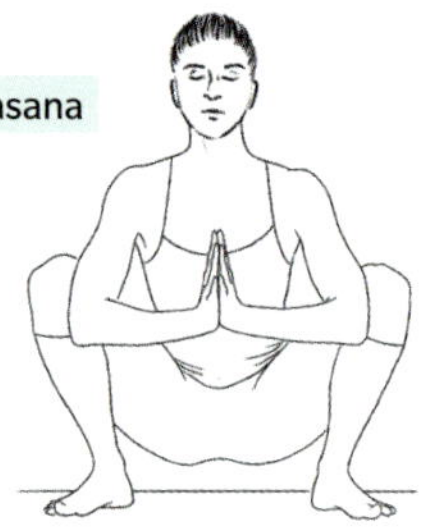

Malasana

Activa el abdomen, mejorando el trabajo de expulsión de deshechos a través del colon

Estas asanas activan Manipura Chakra, nuestro «poder personal» damos espacio a la mente y favorecemos la inteligencia emocional.

Descubre en este QR cuál es la postura más potente para trabajar el intestino.

Postura avanzada Mayurasana

https://yogaesvida.es/yoga-mayurasana/

CLASE 6

Refresca y oxigena el cerebro

Cuando nos sentimos estresados, notamos que nuestro cerebro se calienta. Esto mismo ocurre cuando estamos enfadados, por ello esta secuencia que te propongo te ayudará a refrescar tu cerebro para que se oxigene de manera adecuada.
*Material: pared
Usaremos la pared para realizar variaciones de una postura invertida. Para conseguir ejecutarlo de la manera correcta, necesitamos estabilizar la cintura escapular y el abdomen para que no se nos vaya la cadera en el momento de la ejecución de las posturas en pared. El enfado nos hace sentir calor en el cerebro, lo calienta. Vamos a intentar disminuir su temperatura.

Herramientas del libro

- ✓ Inicio de la práctica con frase relajante.
- ✓ Lista de música de Mozart.
- ✓ Respiración completa y Pranayama Anuloma Viloma.
- ✓ Esencia de cedro.
- ✓ Relajación final con cuencos tibetanos.

1 INICIO Y ENFOQUE DE LA PRÁCTICA

✓ Cantamos 3 veces el mantra Om que resuena en la mente y hace vibrar el cerebro.

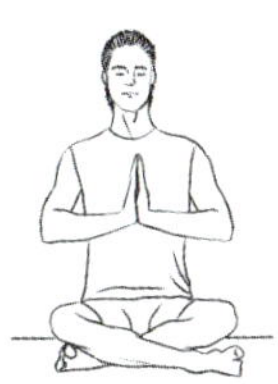

Respira e integra: «soy capaz de vencer mi enfado».

❷ MOVILIZACIÓN

✓ Pranayama

x10 veces

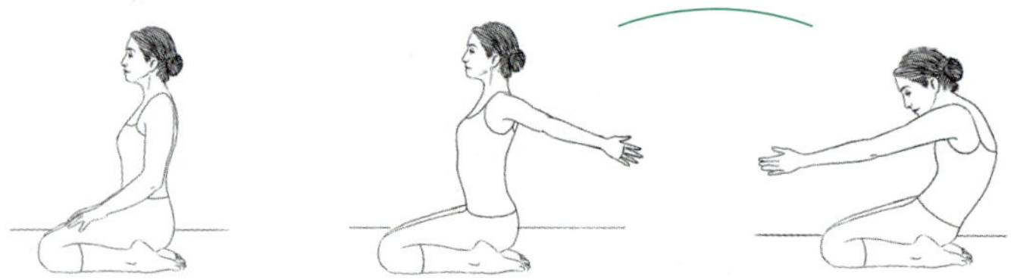

Abre el tórax inhalando y exhalando redondea la columna, sentado en los talones

✓ Pranayama Anuloma Viloma

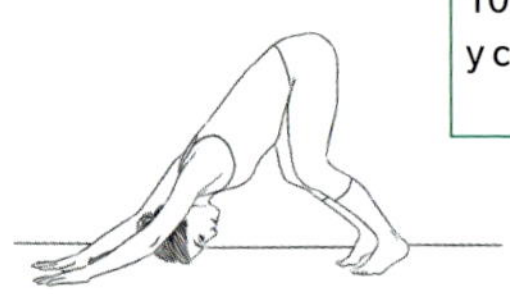

10 respiraciones y cambia pierna, en pared

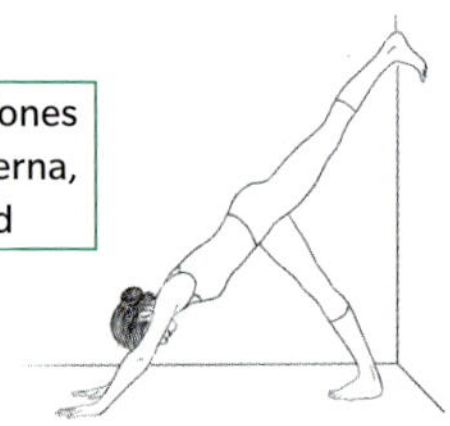

Adho mukha svanasana: disminuye la fatiga

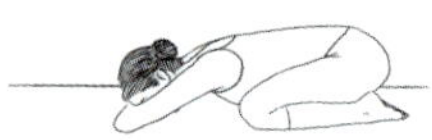

Un puño sobre otro y frente descansa por 10 respiraciones

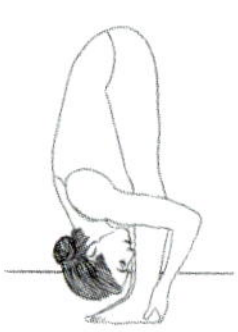

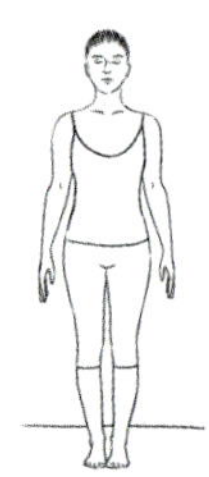

❸ CALENTAMIENTO COMPLETO, BÁSICO O EN SILLA

SALUDO AL SOL

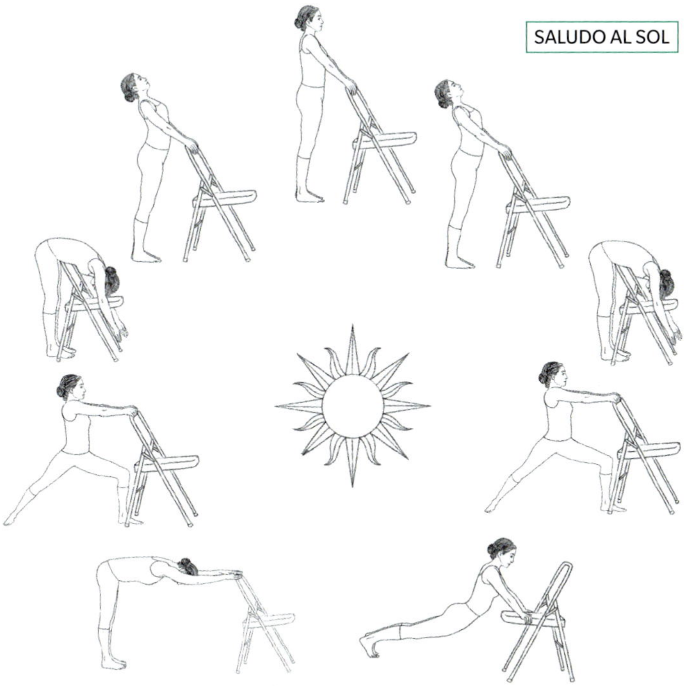

Aplica esencia de cedro «1 gota» en sienes y debajo de la narlz

❹ SECUENCIA DE INVERTIDAS EN PARED

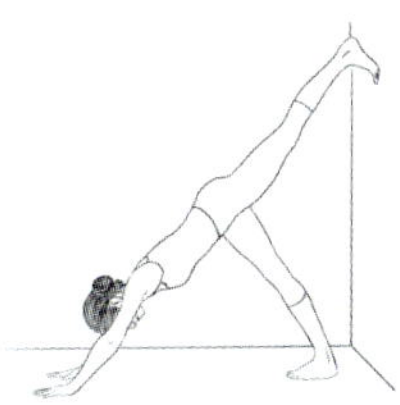

5 respiraciones

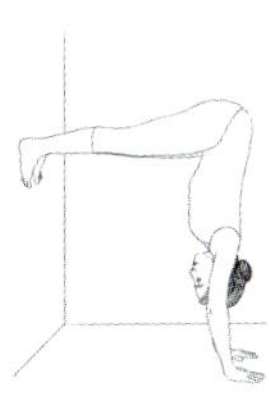

3 respiraciones

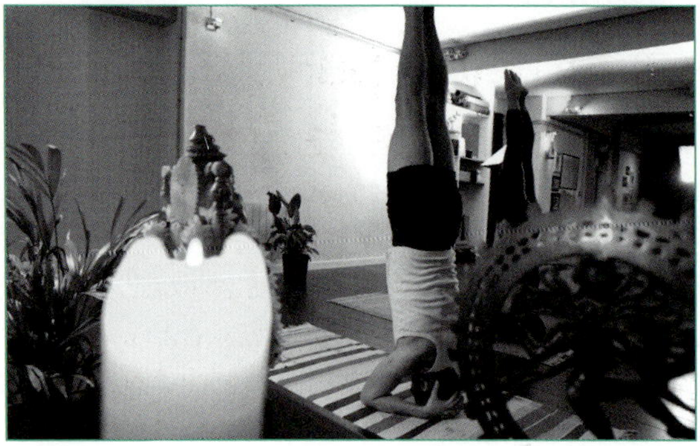

Sirsasana refresca y oxigena el cerebro

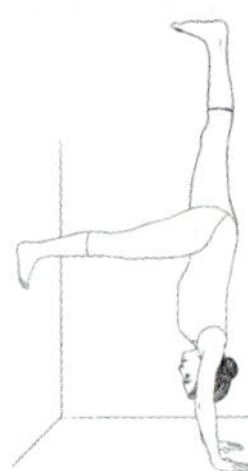

mantengo 3 respiraciones

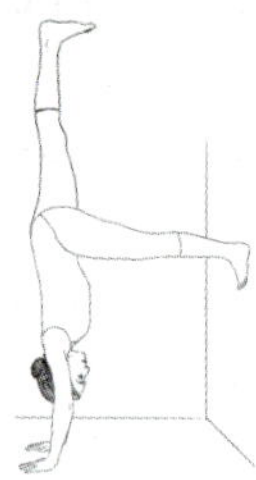

con la otra pierna

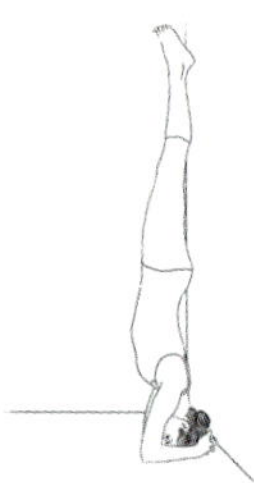

Sirsasana se considera «el rey de las asanas»

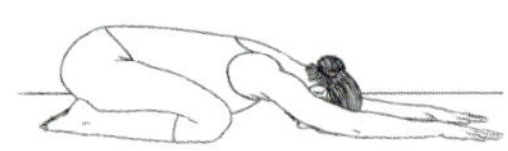

Descansa el cerebro y afloja el sistema nervioso 15 respiraciones

Beneficios

- ✓ Se elimina la fatiga cerebral y se obtiene una gran vitalidad.
- ✓ Riega de sangre la pineal y pituitaria.
- ✓ Rejuvenece las células cerebrales.

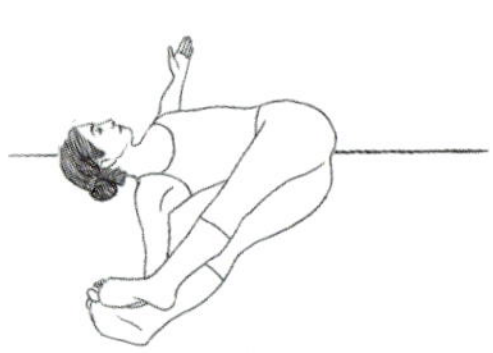

Torsión de vientre girado y cambia de lado

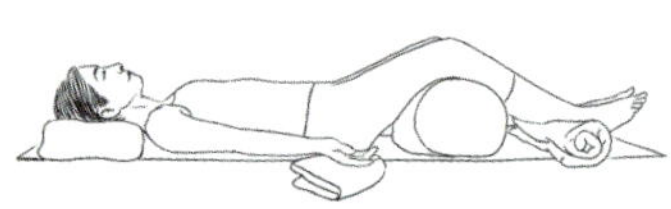

Savasana con apoyos (Induce a la relajación en mente y cuerpo) + Meditación del sonido (cuencos tibetanos)

CLASE 7

Postura avanzada para mejorar el aspecto de la piel

Cuando realizamos ejercicio generamos en la piel del rostro una vasoconstricción; es el momento en que nos ponemos rojos al realizar esfuerzos, o cuando nos enfadamos que nos ponemos rojos. Al rato, cuando pasan unos minutos, ocurre una vasodilatación, y esto supone que aumente gradualmente la sangre en las capas de la piel.
El ejercicio ayuda a las mitocondrias que tenemos en la piel, es decir, a las células de la piel a limpiarse y a regenerarse. Por eso decimos que el yoga es el mejor antioxidante.
A través de la práctica de yoga y las posturas invertidas conseguiremos traer más sangre al rostro y por ello lograremos activar la cirulación del rostro.
Probablemente una de las mejores posturas para la piel en yoga sea Setu bhanda Sarvangasana. Es una extensión suave con grandes beneficios para la piel del rostro. Nos generará calor y activación de la sangre en la piel para ayudar a su reparación y regeneración.

✓ Realizaremos al menos 10 respiraciones.

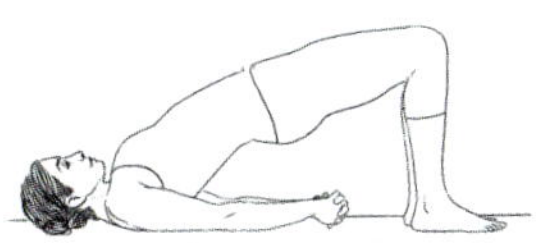

Setu Bandha Sarvangasana

✓ Secuencia del puente que podemos integrar en una clase de yoga pasando por estas tres posturas. 5 Respiraciones por postura y repetimos para cambiar de pierna en la última postura.

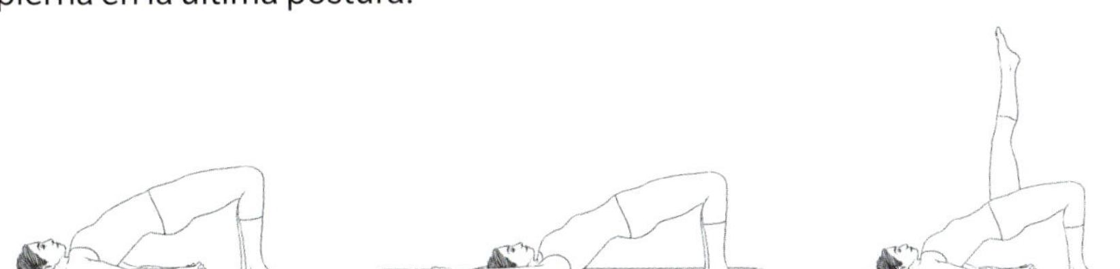

- ✓ Es una postura que eleva la sangre en el rostro. Si estamos unos minutos en esta postura, la cara comienza a ponerse roja. Esto genera un aporte de sangre extra al rostro, sumamente beneficioso para la piel.
- ✓ Es una buena postura para cuando nos sentimos nerviosos, incluso cuando padecemos hipertensión arterial, estrés y ansiedad. Pero también se recomienda por la apertura de pecho a personas que padecen depresión y a personas con problemas intestinales.

No es conveniente girar el cuello cuando la realizamos para no dañarnos la zona cervical.

Esta postura podemos incluirla dentro de nuestra práctica diaria, tanto al inicio de la práctica, porque nos ayuda a calentar las piernas y la columna, como entre medias de la clase, porque ayuda a desentumecer el cuerpo, como al final, ya que al ser una postura invertida conseguiremos elevar nuestra energía hacia los chakras superiores. Es una postura que practicarás en muchas de las clases propuestas en este libro. Recuerda que cada vez que la hagas, estarás trabajando la piel de tu rostro, aportando más sangre al rostro.

Para finalizar esta secuencia propuesta puedes realizar el mudra y realizar una meditación de 10 minutos para finalizar.

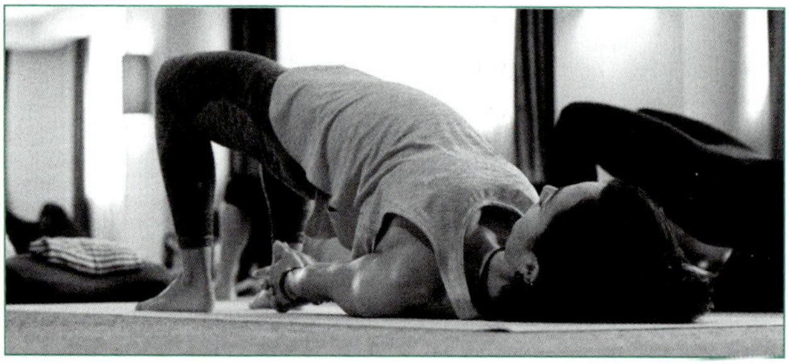

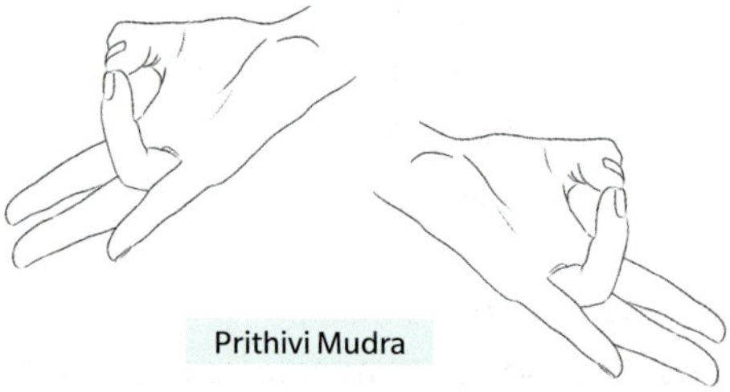

Prithivi Mudra

Epílogo

Estrés, ansiedad, insomnio y depresión empiezan a parecer, «casi», una pandemia, que de forma silenciosa se está expandiendo por todo el mundo. El modo de vida, la alimentación, y el ritmo que le hemos impreso a nuestro día a día está provocando que todo en nuestro interior se acelere y se desequilibre. Es una de las razones por lo que la gente empieza a buscar vías de escape, herramientas que le ayuden a bajar el ritmo, a resolver los desequilibrios emocionales y nerviosos.

En este libro no solo podemos encontrar la forma en el que el yoga puede ayudarnos a través de las asanas, pranayamas y meditaciones a ir calmando el ritmo y encontrar serenidad y equilibrio. Conozco a Marta desde hace más de diez años y desde entonces he podido aprender mucho de cómo el conocimiento de nuestro cuerpo a nivel físico y mental nos permite llevar el yoga a un estadio superior, más funcional y profundo. Cuando conocemos, como lo hace Marta, cómo funcionan los nervios, las conexiones nerviosas, o la conexiones del mismo sistema nervioso, somos capaces de usar las posturas, las respiraciones o las meditaciones para activar, tonificar y actuar de forma plena sobre ellas y hacerlo, además, de una forma consciente.

El yoga puede ser terapéutico en lo físico y, como podrás ver en estas páginas, también en lo mental. La mente, el sistema nervioso, rige nuestra forma de percibir las emociones, nuestro entorno y puede ser un detonante de otras patologías y enfermedades. Es por eso que me parece fundamental el recorrido anatómico y teórico que se expone en el libro para entender de forma plena cómo el yoga nos ayuda en este camino, cómo las respiraciones pueden hacer cambiar nuestro ánimo y la meditación profundizar en nuestra capacidad intelectual y proyectarla. Además, Marta consigue integrar con sencillez y naturalidad otras disciplinas que complementan al yoga en la persecución de sus objetivos como son el *mindfulness*, la nutrición o la aromaterapia.

Todo va cobrando sentido, desde lo teórico hasta la práctica que se materializa en clases sencillas, dinámicas y eficaces para lograr el bienestar físico y mental. Desde que hago yoga he podido experimentar como alumna y como profesora cómo el yoga consigue transformarte. Solo quien lo practica conoce la sensación tras una relajación, la felicidad de una secuencia que activa el chakra del corazón, o la serenidad que da el pranayama o la meditación.

Todo tiene sentido y lógica en el yoga y hay pocos profesores que conozcan cómo colocar una secuencia, de qué asanas se deben componer y cuál es la respiración más adecuada para cada patología. Marta es una de esas profesoras que no ha parado nunca de formarse, que estudia cada secuencia, su orden, la energía que aquieta o la que quiere despertar.

Yoga es vida es un auténtico manual y un regalo para los que nos dedicamos al yoga y buscamos referencias escritas. En su forma, su estructura, se nota el cariño, la serenidad y el amor con el que ha sido escrito, y se siente todo el bagaje, que, pese a su juventud, ya tiene Marta. Una gran maestra, una magnífica madre y una mejor amiga.

Gracias Marta. por este libro y por demostrarnos que el yoga es para todos, no solo para los que presumen en las redes sociales de posturas imposibles, y que debe ser para todos. Gracias, por seguir difundiendo este lenguaje del cuerpo y la mente, todo un estilo de vida, una revelación para quien tiene la suerte de experimentarlo y probarlo. Para los que llevan años buscando en su interior y escuchando su silencio, o para aquellos que acaban de empezar a cerrar los ojos y observar la respiración, para todos ellos está hecho este libro que merece más de un lectura. Es un libro de consulta, es un libro de práctica, de ayuda, de emociones, es, en definitiva, un libro inédito en su especie, porque es difícil encontrar referencias tan completas y con una mirada tan amplia sin perder lo importante, sin alejarse del purismo y el origen del yoga.

Lucía Prieto

Anexos

ANEXO 1. Relación de clases

Capítulo 2. El estrés

Capítulo 3. La ansiedad

CAPÍTULO 4. La depresión

CAPÍTULO 5. El insomnio

CAPÍTULO 6. Losproblemas digestivos

ANEXO 2. Relación de material en formato código QR

Capítulo 2. El estrés

Capítulo 3. La ansiedad

Capítulo 4. La depresión

Capítulo 5. El insomnio

Capítulo 6. Los problemas digestivos

ANEXO 3. Códigos QR con meditaciones, visualizaciones y relajaciones

Enlaces de audio
www.yogaesvida.es

https://yogaesvida.es/yoga-nidra/

https://yogaesvida.es/relajacion-anti-estres-relajacion-muscular-progresiva/

https://yogaesvida.es/alivia-tu-estado-de-ansiedad-meditacion-del-corazon/

https://yogaesvida.es/relajacion-anti-estres-relajacion-autogena-schulz/

https://yogaesvida.es/ayuda-a-aliviar-tu-depresion-meditacion-de-la-gratitud/

Mandala para relajar

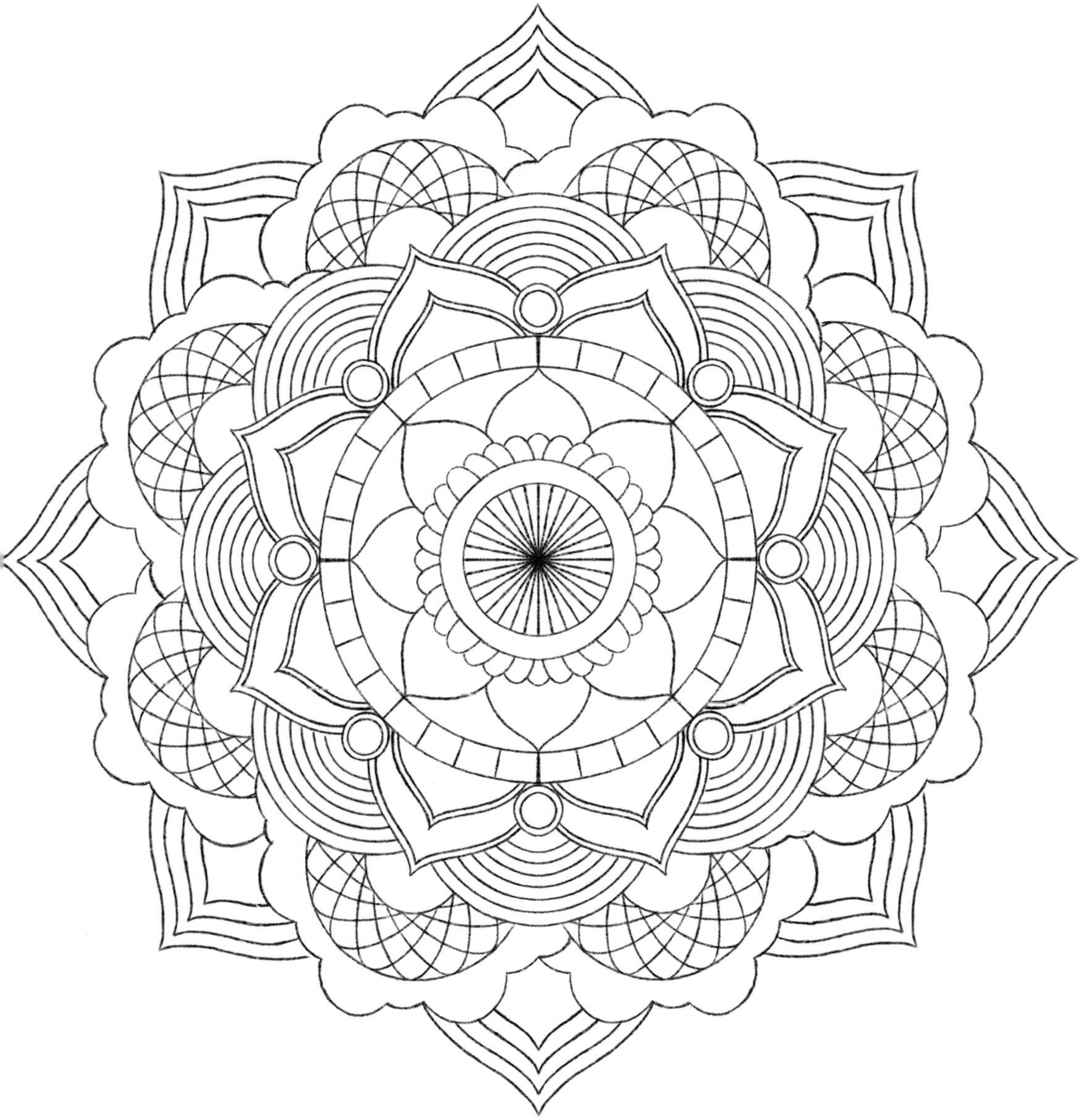